新编常见疾病护理常规

主编　叶春春 韩玲 张琨 龙电玲 时均梅 陈艳

天津出版传媒集团

天津科学技术出版社

图书在版编目（CIP）数据

新编常见疾病护理常规 / 叶春春等主编. -- 天津：
天津科学技术出版社，2023.7
ISBN 978-7-5742-1413-2

Ⅰ．①新… Ⅱ．①叶… Ⅲ．①常见病－护理 Ⅳ.
①R47

中国国家版本馆CIP数据核字(2023)第127288号

新编常见疾病护理常规
XINBIAN CHANGJIAN JIBING HULI CHANGGUI
责任编辑：梁　旭

出　　版：天津出版传媒集团
　　　　　天津科学技术出版社
地　　址：天津市和平区西康路35号
邮　　编：300051
电　　话：（022）23332369（编辑部）
网　　址：www.tjkjcbs.com.cn
发　　行：新华书店经销
印　　刷：天津印艺通制版印刷股份有限公司

开本 787×1092　1/16　印张 23.5　字数 488 000
2023年7月第1版第1次印刷
定价：70.00元

编委会名单

主　编

叶春春　枣庄市立医院
韩　玲　枣庄市立医院
张　琨　枣庄市妇幼保健院
龙电玲　枣庄市立医院
时均梅　枣庄市立医院
陈　艳　枣庄市立医院

副主编

曹翠君　山东中医药大学第二附属医院
侯　艳　枣庄市中医医院
孙　宁　山东中医药大学第二附属医院
赵　媛　枣庄市立医院
郭　鸿　枣庄市立医院
高　磊　枣庄市立医院
洪　芬　山东国欣颐养集团枣庄中心医院
阚云霄　山东国欣颐养集团枣庄中心医院
马　琳　山东国欣颐养集团枣庄中心医院
张萍萍　山东国欣颐养集团枣庄中心医院

目　录

第一章 呼吸内科疾病护理常规

第一节 肺炎病人护理常规

一、一般护理

1.环境保持舒适、洁净，空气流通，室温保持在18~20度，湿度50%~60%。

2.急性期应卧床休息，体位要保持舒适。

3.给予高营养物质，病情危重、高热者可给予清淡易消化的流质或半流质饮食。如无心、肝及肾功能障碍，应给予充足的水分及热量，每日饮水量应在1.5~2升，并适当增加蛋白质和维生素，尤其是维生素C及维生素E的摄入。

二、对症护理

1.高热者头部放置冰袋，用温水或酒精擦浴，尽量不使用退热剂。鼓励病人多饮水，并做好口腔护理。

2.咳嗽、咳痰者按医嘱给予抗炎、祛痰治疗，并指导病人进行有效咳嗽排痰。

3.剧烈咳嗽、胸痛者可取患侧卧位，或用胶布固定胸壁。

4.保证静脉输液畅通无外渗。

三、病情观察

1.定时测量体温、脉搏、呼吸、血压，并做好记录。

2.高热病人行物理降温半小时后复查体温并及时绘制于体温单上。

3.观察痰液的颜色、量、性状、气味等，必要时留取痰标本送检，并指导病人正确留取痰标本的方法。

4.注意有无并发症发生，如病程延长或经治疗后体温发热不退，或体温下降后又上升者，多表示有并发症存在。

5.密切观察各种药物疗效和副作用。

四、心理护理

及时向病人和家属说明病情和治疗，了解病人的心理活动及需求并予以满足；鼓励病人表达自己的担心和不安，及时向病人说明病情、治疗和应注意的相关事项。

五、健康指导

1.向病人宣传疾病的有关知识，自觉戒烟，控制各种诱发因素。

2.锻炼身体，增强机体抵抗力。

3.季节交替时节应避免受凉。

4.避免过度疲劳，感冒流行时少去公共场所。

5.尽早防治上呼吸道感染。

6.做好出院病人用药指导、交代复诊时间及应准备的相关资料。

第二节　结核性胸膜炎病人护理常规

一、补充营养，促进身心健康

1.结核是一种慢性消耗性疾病，饮食宜高热量、高维生素、高蛋白，多食牛奶、豆浆、鸡蛋、鱼肉、水果及蔬菜。

2.注意休息：病人易疲乏，应适当减少体力活动，轻症及恢复期病人，可不限制活动，有高热等明显中毒症状者应卧床休息。

3.心理护理：该病病程长，恢复慢，且病情易反复，使病人产生急躁、惧怕的心理，护士应耐心向病人讲解疾病的相关知识，并给予病人帮助与支持，使其坚持正规治疗，建立良好的休养心境，配合治疗，早日康复。

二、对症护理

1.高热、盗汗的病人，及时用毛巾擦干身体，更换衣被。

2.胸腔穿刺的配合及护理：由于结核性胸膜炎的胸水蛋白含量高，易引起胸膜粘连，原则上应尽快抽尽积液。大量胸水者每周抽液 2~3 次至胸水完全消失，首次抽液不超过 700ml，以后每次不超过 1 000ml。若抽液时病人出现头晕、出汗、面色苍白、心悸、脉细、四肢发凉等"胸膜反应"时，应停止抽液，卧床休息。

三、督导化疗

向病人及其家属解释化疗的意义，用药时的注意事项，观察病人服药情况，及时发现药物副作用。如利福平可出现黄疸、转氨酶升高及过敏反应；链霉素可出现耳聋和肾功能损害；对氨水杨酸可有胃肠道刺激、过敏反应；异烟肼偶有周围神经炎，中毒性反应；乙胺丁醇可出现球后视神经炎，故用药后应定期复查肝肾功能，出现不良反应应及时报告医生，调整用药。

四、预防感染

因病人体质差，易感染，应增强体质，加强营养，适宜锻炼，加强卫生宣教，定期进行病房消毒。

五、健康教育

注意休息，避免疲劳，戒烟、酒。均衡膳食，督促病人坚持规则、全程化疗。

不规则用药或过早停药是治疗失败的主要原因，注意观察药物副作用，定期复查，以期彻底治愈。

第三节　慢性肺心病病人护理常规

一、心理护理

慢性肺心病病人常见的心理变化有恐惧、焦虑、埋怨、悲观等，应加强巡视，进行各种形式的健康教育，使他们思想开朗，重新树立战胜疾病的信心。

二、做好危重期护理，确保病人舒适

1.解除病人口鼻干燥问题

（1）给予加温湿化氧疗，使氧气的湿度加大，湿润呼吸道。

（2）室内湿度保持在60%。

2.保持病人的体位舒适

（1）采用静脉留置针穿刺，既便于固定，保护血管，又可增加病人肢体活动度。

（2）避免血压计袖带长时间捆绑在病人四肢，做到随测随绑。

（3）使用床上桌、海绵垫、软枕、靠垫、气圈等器具，协助变换体位，抬高患肢，减轻局部受压及肿胀。

（4）定时给病人做肌肉按摩及肢体各关节被动运动，如左右活动，屈曲活动等。指导并教会病人家属。

3.提供舒适的休养环境

（1）消除报警，减少监护设备干扰。

（2）病床之间用布帘分隔遮挡，减少相互间的影响。

（3）治疗护理尽可能集中进行，做到动作轻柔准确，避免反复干扰病人。

（4）室温保持在20%，湿度60%。

4.促进排痰，鼓励排便，满足病人的生理需要

（1）湿化呼吸道，包括雾化吸入，超声雾化。

（2）更换体位，叩击背部，空心掌由下至上，由边缘到中央，有节律地叩拍病人背部。切忌用力过猛，防肋骨骨折、肺泡破裂等意外发生。

（3）有效咳嗽：病人取坐位，嘱其在呼气末咳嗽，重复数次，或用双手压迫病人的上腹部，嘱病人用力咳嗽。

（4）吸痰：可采用大口径吸痰管刺激咳嗽反射，吸出深部痰液。

（5）护士应经常检查病人进食、排便等情况，鼓励病人床上排便。

三、病情观察与护理

1.保持呼吸道通畅。

2.氧疗的护理观察：予以持续低流量吸氧，夜间病人处于睡眠状态，吸氧管或

鼻塞容易脱落、阻塞。应经常检查，保持其通畅，同时做好病人家属的宣教工作，说明低流量吸氧的治疗意义，不可随意调节氧流量，以保证氧疗的正常进行。在氧疗过程中，应密切观察病人的生命体征、发绀等情况变化，定期进行血气分析，以便更好地调节氧浓度或流量。

3.严密观察病人的神志及精神状态变化：如发现病人嗜睡或烦躁、神志恍惚、夜间失眠、兴奋等，为肺性脑病的早期临床表现，应及时向医生汇报病情。

4.做好危重病人的抢救准备工作：如吸痰器、气管插管、呼吸机等，以便及时抢救病人。

5.慎用镇静剂、安眠药。

第四节　气管切开病人护理常规

一、术后护理

1.将病人安置于安静、清洁、空气新鲜的病室内，室温保持在 21℃，湿度保持在 60%，气管套管覆盖 2~4 层温湿纱布，室内经常洒水或使用加湿器，定时对室内空气进行消毒。

2.手术初期病人一般取侧卧位，以利于气管内分泌物排出，但要经常更换体位，防止压疮。

3.备齐急救药品和物品。同号气管套管、气管扩张器、外科手术剪、止血钳、换药用具与敷料、生理盐水和导尿包、吸引器、氧气筒、呼吸机、手电筒等都应备齐，并妥善存放，以备急需。

4.谨防气管导管引起阻塞：阻塞原因一是气囊滑脱堵塞，二是分泌物结成痰痂阻塞，如突然发生呼吸困难、发绀、病人烦躁不安、应立即检查气管套管，及时清除结痂。

5.及时吸痰，随时清除气道中的痰液，严格遵守无菌技术操作原则。

6.充分湿化：用生理盐水 20ml 加糜蛋白酶 4000u，每次吸痰后滴入或用雾化器做湿化。

7.预防局部感染：气管内套管每日取出清洗消毒，外套管一般在手术一周后气管切口形成窦道之后可拔出更换消毒。气管切口处纱布应保持清洁干燥，随时更换。经常检查创口周围皮肤有无感染或湿疹。

8.关心体贴病人，给予心理安慰。

9.预防并发症，如：脱管、出血、皮下气肿、感染、气管壁溃疡及穿孔、声门下肉芽肿、瘢痕和狭窄等。

二、吸痰时的注意事项

1.吸痰动作轻柔迅速，减少对气管壁的损伤。

2.吸痰时注意无菌操作，操作前洗手，导管严格消毒，一根导管只用 1 次，吸痰时坚持由内向外的原则，先吸气管内分泌物，然后再吸鼻、口腔内分泌物。

3.吸痰前应深呼吸 3~5 次，使用呼吸机者，需过度通气 2~3 分钟，以提高肺泡内氧分压，然后快速、准确、轻柔地用吸痰管抽吸分泌物。禁将吸痰管上下提插。一次吸痰时间不超过 15 秒钟，尤其是呼吸衰竭病人，较长时间的负压吸引，可引起缺氧、呼吸困难而窒息。如分泌物过多，一次吸不净，应再次行过度换气或深呼吸再吸引。

4.吸痰管一定要达到气管深度才能启动吸引器或者启动吸引器时，用手将吸痰管与玻璃接头处反折，使之不漏气，将吸痰管伸入气管达一定深度再放开吸痰，吸引负压以 6.7Kpa（50mm/小时 g）左右为宜。

三、拔管的护理

拔管应在病情稳定、呼吸肌功能恢复，咳嗽有力，能自行排痰，解除对气管切口的依赖心理时，才能进行堵塞试验。堵管 24~48 小时后无呼吸困难，能入睡、进食、咳嗽即可拔管。拔管后的切口用 75% 酒精消毒后，用蝶形胶布拉拢 2~3 天即可愈合，愈合不良时可以缝合。早期拔管可降低气管感染、溃疡等并发症的发生。

第五节　气胸病人护理常规

一、卧床休息，提供安静的环境。

二、调整舒适的体位，遵医嘱给予氧气吸入。

三、胸腔闭式引流的护理

1.引流瓶应放在低于病人胸部的地方，其液平面低于引流管胸腔出口平面 60cm，妥善放置引流瓶，防止被倾倒或破损。

2.保持引流管通畅，密切观察引流管的水柱是否随呼吸上下波动及有无气体自液面溢出。

3.根据病情定期挤捏引流管。

4.妥善固定引流管于床旁。

5.注意观察引流液的量、色、性状和水柱波动范围，并准确记录。

6.在插管、引流排气和伤口护理时，要严格执行无菌操作。

7.搬动病人时需要用两把止血钳将引流管双重夹紧，更换引流瓶时应先将近心端引流管用双钳夹闭。

8.鼓励病人每 2 小时进行深呼吸和咳嗽练习，尽量避免用力咳嗽。

9.拔管后注意观察有无胸闷、呼吸困难、切口漏气、渗血、皮下气肿等情况，发现异常及时处理。

四、心理护理

教会病人自我放松技巧，如听音乐、看书、看报，分散注意力，以减轻疼痛。

第六节　无创呼吸机使用护理常规

一、将呼吸机放在床边，最好是床边稳定平坦的床头柜上，以防机器摔落，不要将呼吸机放于加热或放热器旁边，应保持空气流通，注意不要堵塞机器的散热部位。

二、病人使用呼吸机前应洗脸，清除面部油脂和化妆品，这样不仅可延长面罩的使用寿命，也可有效地避免刺激皮肤。

三、当呼吸机放置好后，先用电源线使它与接地电源连接好，打开主电源开关，正确连接好呼吸管道，进行面罩漏气测定，保证不出现漏气现象，并调整参数。

四、取得病人的配合后为病人试用机器，鼓励病人积极配合呼吸机以达到同步呼吸，若有需要，及时通知医生改变参数。

五、切记在病人戴好面罩后方可启动控制键，在取下面罩前一定要先关闭控制键，以防损坏呼吸机。

六、正确使用湿化器，避免皮肤黏膜受刺激并增加舒适性，用前应先预热，注意添加湿化器内的用水（蒸馏水或消毒过的水），注意水面低于 max 标线。

七、使用呼吸机时如需吸氧应保证无油、无烟火，氧气管道通畅。

八、注意呼吸面罩的日常清洗，每周呼吸管道应清洗消毒，每周清洗过滤器，呼吸机外壳每周也应清洗 1 次，注意清洗呼吸机时关闭主电源开关。

九、病人在使用呼吸机过程中若发生鼻部、咽喉部干燥，有刺激症状，疼痛，感觉气压过大，难以承受，憋闷不适等及时与医生联系，暂停使用。

十、使用过程中注意观察病人神志的改变，面罩是否漏气，及时解决各种可能出现的问题或与医生联系，保证病人安全使用呼吸机。

第七节　支气管扩张病人护理常规

一、病情观察

1.观察痰液的颜色、性状、气味和量的变化，必要时留取痰标本送检。

2.观察病情变化，有无感染与咯血等。

3.观察体温变化。

4.观察有无窒息的先兆症状，根据情况及时采取相应措施。

5.观察各种药物疗效和副作用。

二、对症护理

1.根据病情，合理给氧。

2.体位引流

（1）根据不同部位的病变作体位引流。

（2）引流时间每次为 15 分钟，鼓励病人咳嗽，引流完毕后漱口。

（3）每日 1~2 次（清晨、入睡前）作体位引流，记录痰量及性质。

3.清除痰液，保持呼吸道通畅，每日进行雾化吸入 2 次。

4.咯血病人按咯血护理常规护理

（1）给予心理安慰，鼓励病人将血轻轻咯出。

（2）给予温凉、易消化半流质饮食，大咯血时禁食。

（3）密切观察止血药物的疗效及副作用。

（4）密切观察咯血颜色和量，并做好记录。

（5）保证静脉通路通畅。

（6）对大咯血病人给予患侧卧位，头侧向一侧。

（7）准备好抢救物品和吸引器等。

第八节　支气管哮喘护理常规

一、心理护理

让病人了解哮喘虽不能根治但通过适当的、长期的治疗是可以控制的，树立病人的信心，使之主动参与控制哮喘。

二、正确使用医生处方的止喘吸入器

如需同时使用几种气雾剂，应标明使用顺序，通常先用支气管扩张剂，后用抗炎气雾剂。

1.仔细评估病人使用吸入器的情况，找出使用中存在的问题及其相关因素，纠正不足。

2.医护人员演示吸入器的正确使用方法。

（1）打开盖子，用力摇匀。

（2）缓慢呼气至没有气体从肺内呼出。

（3）将喷口放入口内，双唇含住喷口，经口缓慢吸气，在深吸气过程中按压驱动器，继续吸气至 TLC 位。

（4）屏气 5~10 秒钟，最好更长一些，然后再缓慢呼气，若需要再次吸入应等待至少 1 分钟后再吸入药液，间隔一定时间是为了第一喷吸入的药物扩张狭窄的气道后，再次吸入的药物很容易到达远端受累的支气管。

3.指导病人学习有关吸入器的清洗、保存、更换等知识和技能。

三、帮助病人识别过敏因素

1.对花粉过敏者，避免接触。

2.保持居住环境干净、无尘、无烟，不用塑料家具和食具；不用加湿器、除臭剂；房间不铺设地毯；有条件的在卧室安装空调；应及时清洁、更换窗帘、床单、枕头。

3.避免使用香水、含香料的化妆品及发胶等可能的过敏源。

4.回避宠物，过敏源可能存在于狗、猫和鸟等宠物的唾液、皮屑、羽毛和尿中，不用皮毛制成的衣物或被褥。

四、按医嘱合理用药

1.与医生共同制定一个有效的、可行的治疗计划。

2.哮喘病人应了解自己可以使用的每一种药物名称及注意事项，制定简明的用药表，使定期用药成为病人日常生活的常规，了解药物的主要副作用及处理原则。

3.积极控制感染，准确及时留取痰培养物及药敏标本送检，为医生提供选择有效抗生素的依据。

4.对使用激素的病人，因激素吸入的主要不良反应是口腔真菌感染和引起咳嗽，可使用储物器或用药后漱口，可以有效地减少不良反应。

五、保持呼吸道通畅

1.哮喘急性发作或持续状态时，应给予氧疗或机械通气，纠正缺氧。一般情况下鼻导管给氧2~3L/分钟，可维持适当的血氧水平。

2.鼓励多饮水，以免脱水致痰液干结不易咳出，痰量多且黏稠者，可用药物祛痰、雾化吸入、湿化呼吸道、翻身、拍背，帮助痰液排出。若重症病人呼吸困难且不能缓解，应通知医生，做好气管插管的准备。

六、病情观察

1.哮喘持续状态者在静脉输液时，应观察输液滴速、输液量、准确记录24小时出入液量。

2.严密观察体温、脉搏、呼吸、血压及神志变化，遵医嘱进行血气分析监测，以掌握病情发展，纠正呼衰和机体代谓}紊乱。

3.自我监测病情，做好哮喘日记（记录每日症状、用药种类、剂量及其效果）。

七、预防发作

避免剧烈的体力劳动，适当进行体育锻炼，增强体质，放松情绪，预防感冒。

八、了解哮喘发作的症状，及时控制急性发作

嘱病人随身携带止喘气雾剂，强调出现哮喘发作先兆时，即吸入气雾剂，同时使病人保持平静，以迅速控制症状，防止严重哮喘发作。

（叶春春　韩玲　张琨　时均梅　陈艳　侯艳　阚云霄　马琳）

第二章 心血管内科疾病护理常规

第一节 一般护理常规

一、按内科一般病人护理常规。

二、保持病室安静、清洁和空气流通，病情较重者应减少探视。

三、活动原则：心功能Ⅰ级：避免重体力活动，一般体力活动不受限制；心功能Ⅱ级：避免较重体力活动，一般体力活动适当限制；心功能Ⅲ级：严格限制体力活动；心功能Ⅳ级：绝对卧床休息。随着病情的好转，逐渐增加活动量，以活动后不出现症状为宜。做好心理护理，避免病人激动和烦躁，保证足够的睡眠。

四、心功能不全，出现呼吸困难者，应予半卧位或坐位，两腿下垂，必要时给予氧气吸入。

五、饮食应清淡、易消化；适当控制钠盐及热量的摄入；少食多餐，进食不宜过饱；伴有水肿者适当限制水分摄入，禁烟酒、咖啡、浓茶等刺激性食物；多食蔬菜，以保持大便通畅，切勿用力排便，以防意外；凡三天未解大便者，应给予缓泻剂或开塞露等。

六、有水肿、心力衰竭或使用利尿剂时，应记录24小时出入液量。

七、每周测量体重1次（同一时间，穿相同衣物，同一体重计），必要时每天1次。原则上每日测量血压1次，可根据病情变化酌情增加。

八、使用洋地黄、奎尼丁等药物时，注意其毒性反应。每次给药前应了解上次用药后的反应并测量脉搏（房颤者应同时测心率）。如出现中毒症状或心率少于60次/分钟，应停止给药，并立即报告医生处理。静脉注射洋地黄制剂，应缓慢推注（10~20分钟注完），注射前及注射后30分钟~1小时均应测量脉搏，并做好记录。

九、使用抗心律失常的药物，如奎尼丁等，应严格遵照医嘱，要注意胃肠道反应及心律的变化，并做好交接班。

十、使用扩张血管药物如硝普钠（注意避光）等，应严密观察血压，严格控制滴速，有条件者应使用输液泵或微量泵控制滴速，并做好记录。

十一、严密观察病情，注意心率、心律、呼吸及血压的变化；测量脉搏、心率时应计数1分钟；如脉搏短绌，应由2名护士同时测量脉搏与心率，并记录。

十二、注意保暖，避免受凉；做好皮肤护理，以防压疮。

十三、备齐及定期检查抢救物品及药品，必要时行胸外心脏按压术、人工呼吸、电击除颤等。

十四、做好出院指导：嘱咐病人出院后按时服药，注意饮食，避免过劳，预防感冒，定期门诊复查等。

第二节　心力衰竭护理常规

一、按心血管内科疾病一般护理常规。

二、保证病人充分休息，轻度心衰病人可起床轻微活动，但需增加睡眠时间；中度心衰者，以卧床休息限制活动量为宜；严重心衰病人必须严格卧床休息。

三、有心慌、气短、呼吸困难病人取半坐卧位或坐位。

四、给予低钠、易消化饮食，慢性心衰者易出现消化道症状，应调节饮食的色、香、味，鼓励进食，但应避免过饱，遵医嘱给予调节胃肠道功能的药物。

五、严密观察病情变化，及时发现心律失常、电解质紊乱、洋地黄中毒、心跳骤停等先兆，以便及时抢救。

六、观察及处理急性左心衰：如发现病人突然极度呼吸困难、面色发绀、恐惧、极度烦躁、大汗淋漓、咳嗽伴哮鸣音、咳大量粉红色泡沫样痰时，提示出现急性左心衰，应迅速将病人取端坐卧位，双腿下垂，给予高流量吸氧，每分钟 6~8 升，严重者面罩加压吸氧，氧气经过 20%~30%酒精湿化。必要时用四肢加压带（或用血压计袖带、止血带代替），进行四肢轮扎，每 15 分钟轮换放松其中一个，压力比舒张压略高即可，以减少静脉血液回流，减轻心脏前负荷，改善心衰。使用血管扩张剂时应专人观察，密切注意血压变化，调节输液滴速。如心率增快，在原有基础上超过 20 次/分钟；血压下降，在原有基础上下降超过 20mmHg 应立即报告医生进行处理。

七、长期使用利尿剂者，应注意低钠、低钾症状的出现，如全身无力，反应差，腹胀，尿潴留等，若出现低钠低钾征象，应按医嘱补充钾盐及放宽饮食中钠盐的限制。

八、严格控制输液量和输液速度，一般为每分钟 20~30 滴，以防加重心衰及诱发急性肺水肿发生。

九、伴有水肿时应加强皮肤护理，以防发生压疮及感染。

十、加强健康教育，做好心理护理，提高患者战胜疾病的信心；做好出院指导，避免情绪激动和过度劳累，合理调节饮食；保持大便通畅和充足睡眠；育龄妇女注意避孕，以防心衰复发。

第三节　心源性休克护理常规

一、按心血管内科疾病一般护理常规。

二、将头部与下肢分别抬高 30 度，以防止膈肌及腹腔脏器上移，影响心肺功能。

三、做好心理护理，安慰病人，解除紧张及顾虑，必要时遵医嘱给予镇静剂。

四、给予氧气吸入（3~4升/分钟），改善组织器官缺氧。

五、迅速建立静脉通道，以便给予治疗抢救用药、采集血标本及血流动力学监测。

六、按医嘱给予血管活性药物（如间羟胺、多巴胺、去甲肾上腺素等），以提升血压，保证重要脏器的供血，使收缩压维持恒定，保持在 90~100mmHg，因此应根据血压随时调整药物浓度、滴速，滴速不宜超过 20~30 滴/分钟，以防心力衰竭加重或引起肺水肿。

七、严密观察病情，应将病人置于监护室内进行观察。注意神志、皮肤（湿冷、花斑、发绀）、心前区疼痛、血压、脉搏及呼吸、每小时尿量以及血流动力学等的变化，做好记录并及时通知医生。

八、注意保暖，避免受凉，按时翻身，做好口腔、皮肤护理，预防压疮及肺部并发症的发生。用热水袋保暖时注意避免将热水袋直接置于体表，以防造成局部血管扩张和烫伤。

第四节　心律失常护理常规

一、按心血管内科疾病一般护理常规。

二、有器质性心脏病或药物中毒，电解质紊乱引起的心律失常者需要卧床休息。

三、严密观察心率、心律、血压，观察有无胸闷、心悸、气促、昏厥、抽搐、心衰等症状，注意有无阿斯综合征的表现。一旦发现异常情况立即报告医生，并配合抢救。

四、测量脉搏时，应计数 1 分钟，并记录每分钟早搏的次数，必要时配合心电监护仪或动态心电图进行观察，心房纤颤患者测量脉搏时要同时听心音。

五、熟悉有关抗心律失常药物，观察各种药物的疗效和副作用。

六、如发现室性期前收缩成对出现，或连续三个以上（短阵性心动过速）或出现 R-on-T 等危险性较大的情况，应立即报告医生并配合治疗。

七、对室上性阵发性心动过速的病人，按压颈动脉窦、眼球时应配合医生，注意观察病情，查找引起室上速的原因。

八、必要时做好电复律及电击除颤的准备。

九、严密观察病情变化，定时观察心率、心律、呼吸、血压、尿量的变化，并做好记录。必要时行十二导联心电图检查。心室扑动和颤动是最严重的并发症，应协助医生行除颤、胸外心脏按压及人工呼吸等一系列抢救措施。

十、协助病人做好生活护理。

十一、对功能性早搏的病人，要耐心解释早搏的无害性，消除其紧张和焦虑的心理。

十二、给予易消化食物，少吃多餐，避免刺激性食物，禁烟酒，注意保持大便畅通。

第五节　风湿性心瓣膜病护理常规

一、按心血管内科疾病一般护理常规。

二、风湿活动期需绝对卧床休息，待体温、血沉、心率正常，症状基本消失后，方可逐渐增加活动量。如活动后心率明显增快，仍需卧床休息，必要时可给予镇静剂。

三、给予高蛋白、高维生素、低脂肪及易消化饮食；有心力衰竭者，须限制钠盐摄入。

四、有心力衰竭者，应根据病情给予氧气吸入，或间断吸氧。

五、做好心理护理，经常与病人沟通，进行解释和安慰鼓励，增强战胜疾病的信心。

六、严密观察体温、心率、脉搏、血压、呼吸、咳嗽、咳痰、皮肤病变及有无栓塞症状、肺部啰音及肺水肿等，应用洋地黄或奎尼丁时，应密切观察疗效及副作用。使用利尿剂时准确记录出入量，观察有无低钾或其他电解质紊乱症状。

七、对风湿活动期病人，应向病人及其家属说明应用青霉素治疗的重要性，以利病人配合治疗。病情稳定后可按医嘱改用长效青霉素，每月注射一次。

八、对应用阿司匹林或水杨酸治疗的病人，应严密观察因药物引起的副作用，如耳鸣、头晕、恶心、呕吐、出血倾向、凝血酶原时间延长等。为减少该药对胃肠道的刺激，应于餐后或与食物同服。

九、做好出院前卫生教育工作，注意预防感冒、避免情绪波动与过度疲劳，并按医嘱定时间服药、定期复查。对生育期女性病人，应劝其避免生育或在医生监测同意下才能妊娠。

第六节　冠心病心绞痛护理常规

一、按心血管内科疾病一般护理常规。

二、给予低脂、低热量、低胆固醇易消化饮食，多食蔬菜、水果等清淡食物，戒烟酒。

三、避免劳累、情绪波动、精神紧张、饱餐、感冒等诱发因素，做好心理护理和卫生宣教。

四、心绞痛的典型表现：突然发生的、短暂的（1~5分钟即可缓解）胸骨后或心前区疼痛，并可向左臂放射，伴四肢冰冷、面色苍白等。处理要点：

1.立即让病人静坐或卧床休息，停止一切活动。

2.使用作用快的血管扩张药，如硝酸甘油喷雾剂吸入，或硝酸甘油片0.3~0.6毫克舌下含化，但注意严格掌握剂量，每次不应超过 0.6 毫克，间隔 5 分钟后可再次用药，避免血压下降。

3.给予氧气吸入，3~4 升/分钟。

4.对诊断尚未明确或对病情需作进一步估计者，应在心绞痛发作时记录心电图，并密切观察其神志、脉搏、血压的变化。

5.若病人疼痛持续 15 分钟以上或服药不缓解，要注意与心肌梗死前综合征相鉴别，立即报告医生，及时采取有效的措施。

6.做好心理护理。心绞痛发作时病人有濒死恐惧感，要关心安慰病人，解除思想顾虑。

7.教病人使用硝酸甘油及其保管方法，熟悉药物的副作用，并告知其随时携带。

第七节　急性心肌梗死护理常规

一、按心血管内科疾病一般护理常规。

二、常规开通静脉通道，补液滴速应控制在 20~30 滴/分钟。

三、及时缓解疼痛，按医嘱肌注杜冷丁。辅以硝酸甘油或消心痛，行扩冠治疗。

四、绝对卧床休息，发病 24~72 小时内应持续进行心电监护，每 0.5~1 小时测血压、脉搏、心率、呼吸 1 次，每 6 小时测体温 1 次，病情较重者应持续心电监护至病情稳定为止。各项检查必须有完整和准确的记录。

五、吸氧 4~6 升/分钟，病情稳定后可改间歇吸氧。

六、在绝对卧床休息期，应协助翻身及在床上大小便，并做肢体被动运动，以防下肢血栓形成。如无并发症，第 2~3 周可在床上进行活动，第 4~5 周酌情增加活动量。

七、给予清淡易消化、低胆固醇流质饮食，三天后改为半流质饮食，逐渐过渡到普食。忌过饱或油腻食物，戒烟、酒、茶。保持大便通畅，必要时用缓泻剂或开塞露。

八、进行抗凝治疗时，要注意观察出血倾向，减少并尽量避免多次静脉注射。

九、严密观察有无心源性休克、心律失常、心力衰竭等并发症发生，如有症状出现立即报告医生并按有关常规进行抢救护理。

十、备好各种抢救药物、器材，经常检查并及时补充。

第八节　急性心包炎护理常规

一、按心血管内科疾病一般护理常规。

二、绝对卧床休息，伴有呼吸困难者给半卧位，并予吸氧。

三、给予高蛋白、高维生素、高热量饮食，有腹水和下肢浮肿者应限制钠盐。

四、胸痛或心前区痛明显应及时通知医生，按医嘱给予镇痛或镇静药。

五、严密观察病情变化，若病人出现呼吸困难、面色苍白、神情紧张、发绀、出汗、颈静脉怒张、肝肿大、奇脉明显等心包填塞症状，应立即报告医生。

六、做好安全护理。对烦躁不安的患者要加床栏。

七、加强皮肤清洁及口腔护理，预防感染。

八、需行心包穿刺时，应配合做好普鲁卡因、青霉素等过敏试验，准备好心电监护、电击除颤器及急救药物，穿刺术中要注意病人神志、脉搏、血压、积液性质、颜色及量，做好记录并及时送检标本。

第九节　高血压病护理常规

一、按心血管内科疾病一般护理常规。

二、一、二级高血压患者一般可参加工作，但不能做重体力劳动，休息、睡眠要充分。血压持续升高，伴有心、肾、脑并发症者，应卧床休息，避免精神刺激。

三、给予低脂、低热量、低胆固醇饮食，多吃蔬菜水果、低盐食物，戒烟、酒及刺激性食物。

四、病人入院后连续三天，每天测血压 2~4 次，以后视病情每日 1 次或数次，测量前嘱病人静卧 30 分钟，测量时间及部位要相对固定。

五、熟悉高血压药物治疗及药物副作用，严格执行医嘱，剂量及用药时间要准确，并向病人介绍常用药物的副作用及防治方法。

六、有合并心、脑、肾症状时，应按心血管病、脑血管病和尿毒症进行常规护理。

七、注意高血压危象和高血压脑病的出现。如血压突然显著升高，心跳加快、头晕、头痛、视力模糊、恶心、呕吐、甚至神志模糊、抽搐、昏迷、偏瘫等，即半坐卧位，有惊厥症状即加床栏，迅速配合医生用镇静、降压、脱水等进行处理。使用脱水剂时宜快速滴注。使用硝普钠时要现配现用，注意避光及控制滴速，严密观察血压的变化，每 10~15 分钟测血压一次。

八、做好卫生宣传工作，避免情绪波动，保持大便通畅，避免便秘时排便用力过度，必要时可用缓泻剂。

第十节　心肌病护理常规

一、按心血管内科疾病一般护理常规。

二、适当休息，如有心力衰竭、严重心律失常及栓塞症状，应绝对卧床休息。

三、给予高蛋白、高维生素、低盐饮食，少量多餐。高热者给予营养丰富流质或半流质饮食。

四、呼吸困难者，给予吸氧，必要时给予半卧位。

五、严密观察心率、心律、脉搏、血压、呼吸、体温、尿量等的变化，并注意有无浮肿以及浮肿的程度和栓塞症状等。如有异常，应及时报告医生一并配合处理。

六、遵医嘱给予强心、利尿、抗心律失常药及激素、升压药、抗菌素、抗凝剂或溶栓剂、β受体阻滞剂、三磷酸腺苷、辅酶A、极化液、低分子右旋醣酐等，严密观察副作用及毒性反应。

七、心肌病病人对洋地黄较敏感，易中毒，如必要时应使用短作用制剂，并严格掌握剂量。

八、患者如果出现心绞痛，即按医嘱含服硝酸甘油。

九、若出现心律失常、心力衰竭、心源性休克等并发症，其护理可参阅有关章节。

十、出院前劝告病人，预防呼吸道感染，按时服药，注意休息，避免劳累，防止情绪波动，定期复查。

第十一节　感染性心内膜炎护理常规

一、按心血管内科疾病一般护理常规。

二、绝对卧床休息，限制活动，以免增加栓塞的机会。如发现各种栓塞症状时，应及时报告医师并协助处理。

三、加强营养，指导病人进高蛋白、高热量、高维生素、易消化的饮食。高热时给予流质或半流质。

四、认真观察体温的变化，每天测体温4次以上，待体温正常一周以后改为每天测1次。

五、每天观察皮肤、黏膜有无新出血点，并予以记录。

六、取血培养标本应在发热时和用抗生素前抽血，每次抽血应在10毫升以上，并注意严格遵守无菌操作。在股动脉穿刺采血可提高检查阳性率。

七、抗生素要现配现用，避免降低药效.注意控制好输液的速度，使抗生素在血中较长时间保持一定的浓度。

八、注意保护血管，因静滴抗生素的时间较长，应由远及近地选择血管，或者使用静脉留置针，使病人顺利完成滴注抗生素疗程。

第十二节　心脏介入手术护理常规

一、术前护理

1.详细采集病史资料，包括药物过敏史等。

2.配合医生完成术前检查，签署术前同意书。

3.皮肤准备：双侧腹股沟及会阴部备皮。

4.遵医嘱行抗生素及碘过敏试验，并做好记录。

5.指导患者练习呼气、屏气、咳嗽动作，练习床上排便、进食等活动。

6.保证患者手术前夜充分休息。

7.术前禁食 2 小时，禁饮 1 小时，排尽小便。

8.在左上肢建立静脉留置针通道。

9.心理护理：向病人及其家属介绍心导管手术的意义、方法、必要性和安全性，解除病人紧张恐惧心理，以取得配合。

二、术后护理

1.与导管室医护人员交接伤口以及术中情况。

2.监测生命体征，给予床边心电图检查，行心电监护观察有无心律失常。

3.体位：术肢制动平卧，弹力绷带加 1kg 沙袋或 8 字形压迫带压迫止血，观察术肢血运。

4.压迫及制动时间：术后常规沙袋压迫 4~6 小时，制动 6~12 小时；支架术后安装闭合器者使用压迫带压迫 4 小时制动 6 小时，压迫时间结束时更换伤口敷料。12 小时后若无渗血渗液情况，可鼓励病人逐渐下床活动。

5.严密观察伤口有无出血及血肿，发现有出血应及时手法压迫止血，观察足背动脉搏动情况。

6.遵医嘱给予抗炎、抗凝、补液治疗。

7.加强生活护理，协助床上进餐及大小便。

8.指导病人术后 24 小时内多喝水，将体内的造影剂尽快排出体外，术后 24 小时内咳嗽、打喷嚏时应轻轻压住腿部伤口，以免震动引起疼痛或出血。

9.如有腰痛、尿潴留、低血压、造影剂反应和血栓形成等并发症时应遵医嘱给予对症处理。

第十三节　安置人工心脏起搏器的护理常规

人工心脏起搏器是应用电子仪器模拟窦房结的功能按一定的频率直接刺激心脏，有节律地控制和调节心脏活动的自律性，维持必要的循环功能，安装人工心脏起搏器是某些心血管疾病有效的抢救措施和治疗手段。

一、起搏器植入术前护理

1.心理护理：首先向患者及其家属介绍起搏器的功能及临床应用效果和治疗意义。手术前一晚向患者家属及本人详细交代病情，并安慰患者，必要时睡前口服安定片，争取安静入睡，减轻患者的恐惧感。

2.根据安置起搏器所选的部位备皮，病情许可时洗澡更衣。

3.遵医嘱进行抗生素皮试。

4.训练病人床上排便，防止术后尿潴留。

5.术前可少量进食、饮水，以防止术中小便过多。

6.特别紧张的患者，术前遵医嘱肌注安定 10mg，防止术中病人烦躁不安及恐惧。

二、起搏器植入术后护理

1.与手术医生床边交接病人，测量生命体征，严密观察，检查伤口有无渗血、血肿，遵医嘱予以沙袋压迫 2~6 小时，记录床边心电图。

2.严密心电监护，观察起搏器发放信号是否正常，有无起搏和感知障碍，必要时重新测试、调整。

3.术后遵医嘱平卧 6~12 小时后，可将床头适当摇高，术后 3 天尽量保持平卧位或左侧卧位。术侧肢体不宜过度活动，防止电极脱位。

4.保持大小便通畅，卧床期间认真做好生活护理和心理护理。

5.术后遵医嘱使用抗生素 5~7 天，防止伤口感染。

6.给予高蛋白、高维生素饮食，促进伤口愈合。

三、出院宣教

1.安装起搏器后可正常工作，但必须注意休息，术肢避免提重物，避免高强度的活动或在人群中拥挤，避免撞击心前区。

2.淋浴时，避免用力搓揉植入起搏器的皮肤处。

3.远离强磁场、电场，不宜接近高压电线、电瓶车等。雷雨天不在户外活动或逗留，以免干扰起搏功能。

4.起搏器植入卡应随身携带，就医时应告知医生。

5.定期随访：出院后 1~3 个月随访一次，病情稳定后每半年一次，以便及时发现电极故障和电池耗竭，有异常情况时（如自测脉搏<60 次/分钟）应随时就诊。特别当出现呼吸困难、胸痛、头昏、黑蒙、手脚浮肿、不停打嗝或感到异常发热时应及时与负责医生联系并进行检查。

第十四节　静脉内溶栓的护理常规

一、治疗前的护理

1.病人的准备：多为起病急，病情重的病人，对疾病持恐惧心理，对治疗抱怀疑态度，我们应向病人解释用药的目的和重要性，使病人能密切配合治疗。

2.常规 18 导联心电图并定位。

3.建立静脉通道。

二、治疗过程中的病情观察

1.动态定位监测 12 或 18 导联心电图，给药后即刻、30 分钟、1 小时、1.5 小时、2 小时、4 小时、8 小时记录心电图，以后根据病情改为一周内每日一次，一周后根据病情而定，出院时一次。如有临床症状时随时记录。

2.遵医嘱采集血标本观察心肌标志物及出凝血时间变化。

3.持续心电监护三天，观察有无心律失常（再灌注性）。

4.询问病人的主诉，观察胸痛的变化情况。

5.观察药物的副作用，入院后 48 小时内密切观察注射部位及其他部位出血征象（如神志改变、皮肤黏膜出现淤血淤斑、便血等），应提醒医生停药，待恢复后再用。

6.冠脉再通的指标：

①上抬的 ST 段 2 小时内迅速回降 50%。

②胸痛 2 小时内缓解。

③CK~MB 峰值提前出现（14 小时以内）。

④2 小时内出现再灌注性心律失常。

二、治疗后护理

1.观察病人有无出血情况。

2.应选用清淡、低脂、低胆固醇和易消化的食物。

3.保持大便通畅。

4.注意防止并发症的发生。

第十五节　急性肺水肿的护理常规

一、体位

协助病人取坐位，两腿下垂，以减少静脉回流，必要时，可加止血带于四肢，轮流结扎三个肢体，每 5 分钟换一肢体，平均每肢体扎 15 分钟，放松 5 分钟，以保证肢体循环不受影响。

二、氧疗

高流量给氧每分钟 6~8 升，可流经 25%~30% 酒精后吸入，加压可减少肺泡内液体渗出，酒精能降低泡沫的表面张力使泡沫破裂，从而改善通气，也可使用有机硅消泡剂消除泡沫。

三、快速建立静脉通道，遵医嘱正确使用药物，同时观察其疗效和不良反应

1.镇静：皮下或肌肉注射吗啡 5~10mg 或杜冷丁 50~100mg，使病人安静，扩张外周血管，减少回心血量，减轻呼吸困难。对老年人、神志不清、已有呼吸抑制、休克或合并肺部感染者禁用。

2.利尿：静脉给予作用快而强的利尿剂如速尿 20~40mg 或利尿酸钠 25~40mg 加

入葡萄糖内静脉注射，以减少血容量，减轻心脏负荷，应注意防止或纠正大量利尿时所伴发的低血钾症和低血容量。

3.血管扩张剂：静脉滴注硝普钠或酚妥拉明以降低肺循环压力，但应注意勿引起低血压，如有条件予以输液泵控制滴速和血压监护，根据血压调节输注速度。硝普钠应现配现用，避光滴注。

4.强心药：适用于快心室率房颤或已知有心脏增大伴左室收缩功能不全者，可静脉注射快速作用的洋地黄类制剂，如西地兰、毒毛旋花子甙 K 等。急性心肌梗死病人 24 小时内不宜应用。

5.氨茶碱：对伴有支气管痉挛者可选用，氨茶碱 0.25g 加入 10%葡萄糖液 20mL 稀释后静脉缓慢注入，可减轻支气管痉挛，扩张冠状动脉和加强利尿。副作用：用药后会出现室性早搏或室性心动过速，故应慎用。

6.皮质激素：氢化考的松 100~200mg 或地塞米松 10mg 加入葡萄糖液中静滴亦有助肺水肿的控制。

四、原有疾病和诱发因素治疗：

如有发作快速性心律失常，应迅速控制。

五、病情监测：

严密监测血压、呼吸、血氧饱和度、心率、心电图，检查血电解质、血气分析等，对安置漂浮导管者应监测血流动力学指标的变化，记出入量。观察呼吸频率和深度、意识、精神状态、皮肤颜色及温度、肺部啰音的变化。

六、心理护理：

医护人员在抢救时必须保持镇静、操作熟练、忙而不乱，使病人产生信任与安全感。避免在病人面前讨论病情，以减少误解，必要时留亲属陪伴。

第十六节　血液动力学监护的护理常规

一、监护对象

急性心肌梗死及合并有低血压者，各种疾病所引起的心力衰竭，心源性休克，心血管特殊检查，特殊的药物治疗等，均可在血液动力学监护下进行。

二、用物准备

血液动力学监护前需要做好病员及其家属的思想工作。

1.准备好急救车，漂浮导管和各种右心导管用物。

2.调节好仪器压力点，备制 1:500 的肝素生理盐水。冲洗好压力三通管，排空气泡（肝素生理盐水瓶内加压）。

三、病人的准备

1.常规双侧腹股沟备皮，清洁皮肤。

2.做好普鲁卡因及青霉素皮试。

3.常规心电监护。

四、术中观察

1.通过压力曲线判断导管的位置，到位后固定好导管，记录压力读数。

2.检查各连接处接头是否松动。

3.每隔2小时用含肝素的生理盐水冲洗导管一次（约0.5~1 mL）。

4.严密观察压力曲线变化，如压力曲线圆钝、短小，应即时冲洗导管（含肝素的生理盐水），以防导管堵塞。

5.做好压力读数的记录，如有变化随时记录。

五、拔管后护理

根据病情1~3天拔管，但最长时间不超过3天。

1.拔管时用75%乙醇消毒穿刺点周围。

2.缓慢地撤出导管（右手），左手按压穿刺点上端0.2cm处，待导管全部拔出后，按压穿刺点15分钟，观察针眼处有无渗血。

3.用2%碘酊消毒针眼处，并用无菌纱布加压包扎，另用1kg重沙袋压迫伤口处6小时。

4.如针眼处干燥，无分泌物，24小时后可改为无菌包扎。如有分泌物，均需全身抗感染及局部涂擦抗炎药物。

5.严密观察病情，观察T、P、R、BP变化。

第十七节　同步电击复律的护理常规

一、术前准备

1.向病人及其家属解释电击复律的方法及注意事项，取得病人及家属配合。

2.备齐各种抢救器械及药品，检查各种仪器性能。

3.术前一晚保证良好的睡眠，术前2小时禁食。

二、电击复律术中的护理

1.将病人仰卧在硬板床上，解松衣领及裤带；给予心理护理。

2.吸氧，建立静脉通路，保证术中用药。

3.连接中心心电图监护及电复律仪的监护导联，监护电极应避开除颤电极的位置，并记录一段复律前心电图。

4.记录常规导联心电图。

5.根据医嘱给予安定静脉麻醉，观察病人神志变化。

6.清洁两电极板放置部位皮肤，一个在心尖部（相当于左锁骨中线第四肋间），一个在心底部（相当于胸骨右缘第二、三肋间），两电极板均匀涂上导电糊或在病人的心尖部和心底部分别均匀平整地铺上 4~6 层湿润的生理盐水纱布。

7.将除颤器调至同步电复律状态，将心尖部电极板（Apex）、心底部电极板（sternum）放置在相应部位，稍加压与胸壁皮肤紧密接触。根据医嘱选择能量，充电，告知工作人员稍离开床，避免与病人及病床接触，再次观察病人神志呈朦胧状，放电。

8.观察心电示波是否转为窦性心律并记录，如不成功可重复进行，但一般不超过三次。

9.再次记录常规导联心电图。

三、电击复律术后护理

1.密切观察生命体征等变化，注意观察有无并发症的发生，及时发现积极配合处理。

2.电击复律后继续心电监护 2~4 小时，必要时可适当延长监护时间。

3.拉起床栏，加强安全防护，待病人完全清醒后方可进食。

4.坚持按医嘱服药。

（韩玲　张琨　龙电玲　时均梅　陈艳 郭鸿）

第三章　肾病内科疾病护理常规

第一节　一般护理常规

一、休息

1.急性肾炎、急性肾衰病人应绝对卧床休息，待病情稳定后，可逐步增加活动量。

2.慢性肾炎、肾盂肾炎、急慢性肾功能不全病人，急性期卧床休息，恢复期可以合理安排生活，适当活动。

二、饮食护理

1.水的摄入：尿量>1000mL/天者不必严格限制水的摄入，若尿量<500mL/天或有严重水肿者应限制水的摄入，液体入量=前一天的出量+500mL。

2.急性肾炎：以低盐、高维生素的饮食为宜。

3.慢性—肾炎、肾病综合征：以低盐、低脂、优质蛋白、高维生素的饮食为宜。

4.慢性肾衰竭者：以优质低蛋白、高钙、高铁、高维生素、低磷饮食为宜。应限制植物蛋白的摄入量，尿少者限制水、钠、钾盐的摄入量。

三、病情观察

1.观察尿量、颜色及性状变化，有明显异常情况应及时报告医生，每周至少监测尿常规1次。

2.根据病情记录24小时的出人液量。

3.根据病情定时测量血压，发现异常及时处理。

4.每周测量体重1次，水肿明显、行腹膜透析和血液透析者，每目测量体重1次，并做好记录。

5.观察有无贫血、电解质紊乱、酸碱失衡、尿素氮升高等情况。

四、对症护理

1.水肿护理

（1）休息：严重水肿病人应卧床休息，水肿减轻后可下床活动。

（2）饮食护理：低盐饮食以2~3g/天为宜；尿量>1000mL/天者不必严格限制水的摄入量，若尿量<500mL/天或有严重水肿者应限制水的摄入量，液体人量=前一天的出量+500mL；低蛋白血症者可给予1.0g/kg/天的优质蛋白饮食，有氮质血症者应

限制蛋白质的摄入量，一般给予 0.6~0.8g/kg/天的优质蛋白，慢性肾衰者需依 GFR 来调节蛋白质的摄入量；还需补充足够的热量和各种维生素。

（3）病情观察：记录 24 小时出入液量，测量病人体重 1~2 次/周，密切监测病人的生命体征、肾功能和电解质的变化。

（4）用药护理：遵医嘱用药并观察药物的疗效和不良反应。

（5）对症护理：水肿症状较重者的衣着应柔软宽松，并做好全身皮肤的清洁；长期卧床者应经常变换体位以防压疮；下肢水肿明显者，卧床时可抬高下肢；阴囊水肿者用吊带托起。

（6）健康教育：向病人讲解疾病的相关知识、饮食原则和教会病人正确的观察尿量和体重的方法；详细介绍所用药物的相关知识，避免使用对肾脏有损害的药物。

2.尿异常的护理

（1）休息：急性期应卧床休息，体温恢复正常，症状明显减轻后方可起床活动。

（2）向病人交代留取各类尿标本的正确方法，并及时送检。

（3）病情观察：观察尿的量、颜色、性状，如有血尿时应分清是否全程或终末血尿，以协助诊断。大量血尿时应注意观察血压的变化，如有异常要及时报告医师处理。

（4）增加水分的摄入：无禁忌时嘱病人多饮水，勤排尿，每日入水量大于 2500mL，以保持每日尿量在 1500mL 以上。

（5）用药护理：遵医嘱给予抗菌药物和口服碳酸氢钠，并观察其疗效和不良反应。

（6）对症护理：对发热、头痛及腰痛者给予退热镇痛剂，尿路刺激征明显者予以对症治疗。

（7）健康教育：①注意个人卫生，保持局部清洁；②女性应注意经期、孕期、婚后卫生；③急性肾盂。肾炎治愈后 1 年内应进孕；④增加营养摄入量，多饮水，勤排尿；⑤积极锻炼身体增强体质。

五、预防感染

1.保持病室清洁和室内空气新鲜，每日定时通风，保持一定的温度和湿度。

2.医护人员执行各项治疗护理操作时应严格执行无菌技术操作原则。

3.保持病人口腔和皮肤清洁，勤换内衣，剪短指（趾）甲，注意个人卫生，对于长期卧床者，注意预防压疮的发生。

第二节　急性肾盂肾炎护理常规

一、饮食护理：

轻症病人应给予清淡、营养丰富、易消化的食物。高热者应注意补充水分，同时做好口腔护理。指导病人尽量多饮水，每日入水量应在 2000mL 以上。

二、休息和睡眠：

急性期应卧床休息，为病人提供安静、舒适的休息环境，对于高热者应加强生活护理。

三、病情观察：

定时监测体温变化，并做好相应记录。观察小便的颜色及排尿情况。观察有无并发症的发生，如高热持续不退或体温升高，且出现腰痛加剧等，应考虑可能出现肾周脓肿、肾乳头坏死等症状。需及时通知医生。

四、物理降温：

高热病人可采用冰敷、酒精擦浴等措施进行物理降温。观察并及时记录体温的变化。

五、用药护理：

遵医嘱给予抗生素，注意药液的用法、剂量、疗程和注意事项。

六、尿培养检查的护理

为保证尿培养结果的准确性，留取标本时应注意：
1.在使用抗生素之前或停用抗生素5天后留取。
2.严格执行无菌操作，充分清洁外阴、包皮，消毒尿道口。
3.留取清晨第一次的中段尿，尿液需在膀胱停留6~8小时以上并在1小时内送检，或冷藏保存。
4.标本中勿混入消毒药液，女性病人勿混入白带。

七、健康教育

1.保持规律生活，避免劳累，坚持体育锻炼，增加机体免疫力。
2.嘱咐病人多饮水、勤排尿是预防尿路感染最简便而有效的措施，每天应摄入足够水分，指导病人尽量多饮水，每日摄入水量应在2000mL以上。保证每天尿量不少于1500mL。
3.注意个人卫生，尤其是会阴部及肛周皮肤的清洁，特别是在月经期、妊娠期、产褥期。教会病人正确清洁外阴部的方法。
4.如果局部有炎症应及时治疗。
5.嘱病人按疗程服药，勿随意停药，并按医嘱定期门诊随访。
了解尿液检查的内容、方法和注意事项。

第三节　肾病综合征护理常规

一、休息与活动：

严重水肿，合并胸腔积液、腹水，有严重呼吸困难者应绝对卧床休息。病情稳定后可增加活动，有利于减少并发症，如静脉血栓的形成。

二、饮食护理：

合理饮食既能保证病人的营养摄入，又可减轻肾脏的负担。

1.给予正常量的优质蛋白，但当肾功能不全时，应限制蛋白质的摄入量。

2.供给足够的热量，不少于 126~147kJ（30~35keal）/（kg/天）。

3.少食富含饱和脂肪酸的动物脂肪，多食富含多聚不饱和脂肪酸的植物油，并增加富含可溶性纤维的食物如燕麦、豆类等，以控制高脂血症。

4.注意维生素及元素铁、钙等的补充。

5.水肿明显者应适当限制水钠的摄入。

三、病情观察

1.监测生命体征，注意体温是否升高，尤其是血压的变化，一旦血压下降，尿量减少时，应警惕循环系统衰竭或急性肾功能衰竭。

2.定期测量病人的体重和腹围，注意水肿的消长变化。必要时，记录 24 小时出入液量。

四、预防和治疗感染

1.保持环境清洁：保持病房环境清洁，保持合适的室温和湿度，定时开门窗通风换气，定期进行空气消毒。尽量减少病区的探访人次，限制上呼吸道感染者探访。

2.指导病人预防感染：告知病人预防感染的重要性；指导或协助病人进行全身皮肤、口腔黏膜和会阴部的护理，保持清洁，防止损伤；指导其加强营养，调整作息时间，保证休息，增强机体抵抗力。

3.观察感染征象：监测生命体征，注意体温是否升高；观察有无咳嗽、咳痰、肺部干、湿啰音、尿路刺激征、皮肤红肿等症状。

五、健康教育

1.休息与运动：嘱病人保持乐观开朗的心情，注意休息，避免劳累，病情稳定后应适当活动，以免发生静脉血栓等并发症。

2.饮食指导：告诉病人优质蛋白、高热量、低脂肪、高纤维和低盐饮食的重要性，指导病人根据病情选择合适的食物，并合理安排每天饮食。

3.保持皮肤清洁，防止损伤，预防感染，避免受凉。

4.用药指导：嘱病人不可擅自减量或停用激素，一定要按时按量服药。介绍各类药物的使用方法、注意事项以及可能出现的不良反应。避免使用。肾毒性药物。

5.自我病情监测与定期门诊随访，监测肾功能。

6.嘱病人保持乐观开朗的心情，树立对疾病治疗的信心。

第四节　急性肾小球肾炎护理常规

一、休息：

急性期需卧床休息，以减轻心、肾负担，防止并发症的发生；当肉眼血尿消失，水肿消退，血压正常后可下床轻微活动；2~3个月后，离心尿每高倍视野红细胞<10个、血沉接近正常时可恢复日常生活，但要避免剧烈活动；尿 Addis 计数正常后可恢复正常活动。

二、饮食护理：

限制水钠和蛋白质的摄入量。

1.轻度水肿尿量>1000mL/天者，不用过分限制水的摄入量，钠盐的摄入量应限制在 3g/天以内，包括含钠食物及饮料，如香肠、咸肉、罐头食品等；严重水肿伴少尿者每日摄水量限制在 1000mL 内，进无盐饮食。

2.蛋白质的摄入：严重水肿伴低蛋白血症者蛋白质摄入量应控制在 1.0g/kg/天，中轻度水肿病人的蛋白质应控制在 0.5~0.6g/kg/天，且60%以上为优质蛋白。

3.保证充足的热量摄入。

三、病情观察

1.密切观察生命体征变化，每日定时测量体温、脉搏、呼吸、血压和神志变化并做好记录，发现有血压上升、尿量减少时，要警惕合并心力衰竭、脑水肿、尿毒症、高血压等，如有发生应立即报告医生并配合进行处理。

2.观察病人水肿消退的情况，每日测体重并做好记录。

3.观察尿的量、颜色，准确记录 24 小时的出入液量，每周送检尿常规 2 次。

四、对症护理：

勤洗澡、勤换衣被，保持床面清洁、平整。尽量避免在水肿部位进行肌肉注射。水肿严重的卧床病人要定时翻身，防止压疮。

五、用药护理：

遵医嘱给药，观察药物的不良反应，如直立性低血压、低钠血症、低钾血症等。

六、预防医院内感染。

七、健康指导

1.向病人解释发生急性肾炎的原因，以及合理休息和饮食的重要性。

2.保持皮肤清洁，注意个人卫生，预防皮肤感染；在上呼吸道感染易发季节，应注意预防上呼吸道感染。

3.定期门诊随访。

4.女性病人近期不宜妊娠，以防复发。

第五节　慢性肾小球肾炎的护理常规

一、休息与活动：

有明显高血压、水肿或短期内有肾功能减退者绝对卧床休息，病情好转后可下床活动。

二、饮食护理：

慢性肾炎病人一般给予低盐、适量蛋白质、低磷、高维生素饮食。肾功能减退者给予优质低蛋白饮食，同时适当增加碳水化合物的摄入，伴有水肿、高血压者应限制水和钠盐的摄入量。

三、用药护理

1.长期服用降压药者，应让其充分认识到降压治疗对保护肾功能的作用，不可擅自改变药物剂量或停药，以确保疗效。

2.慢性肾炎伴肾病综合征者，常用激素或免疫抑制剂，应观察药物可能出现的副作用。

3.使用血小板解聚药者，应观察有无出血倾向，监测出、凝血时间等。

4.用利尿药时，注意观察尿量的变化及药物的副作用和水、电解质的情况。

四、病情观察：

注意观察水肿程度，是否出现胸、腹腔积液。观察小便的颜色、性质和尿量，必要时严格记录24小时出入液量。定时测量生命体征和体重，尤其是血压的变化，血压突然升高或持续高血压可加重肾功能的恶化。

五、心理护理：

因病程较长，预后不良，影响正常的学习和生活，病人容易有紧张、焦虑、抑郁等负性情绪和心理反应。护士应加强与病人的沟通，经常巡视，做好健康教育，安慰和鼓励病人，帮助其树立战胜疾病的信心。

六、健康教育

1.休息与饮食：嘱咐病人加强休息，避免受凉，预防上呼吸道感染。向病人解释优质低蛋白、低磷、低盐、高热量饮食的重要性，指导病人根据自己的病情选择合适的食物和摄入量。

2.避免加重肾损害的因素：向病人及其家属讲解影响病情进展的因素，指导他们避免加重肾损害的因素，如预防感染，避免预防接种、妊娠和应用肾毒性药物如氨基糖苷类抗生素等。

3.用药指导：介绍各类降压药的疗效、不良反应及使用时的注意事项。

4.自我病情监测与随访的指导：慢性肾炎病程长，需定期门诊检查，注意观察肾功能、血压、水肿等的变化。如出现血尿、水肿、头昏等应及时就医。

第六节　慢性肾衰竭护理常规

一、休息与活动：

病人应卧床休息，避免过度劳累。

1.病情较重或心力衰竭者，应绝对卧床休息。

2.能起床活动的病人，以不出现心慌、气喘、疲乏为宜。

3.贫血严重者坐起、下床时动作宜缓慢，以免头晕。有出血倾向者活动时应注意安全，避免皮肤黏膜受损。

4.对长期卧床病人应指导或帮助其进行适当的床上活动。

5.对意识不清、烦躁不安、抽搐、昏迷者，应安放床栏，加强巡视，以防坠床。

二、严格记录24小时出入液量并定期测量病人体重，液体入量"量出为入"。

三、饮食护理：饮食治疗在慢性肾衰中具有重要意义，应给予高热量、高维生素、优质低蛋白饮食。

1.蛋白质：根据病人的CFR来调整蛋白质的摄入量。当GFR<50mL/分钟时，开始限制蛋白质的摄入量，且饮食中50%以上为优质蛋白质（如鸡蛋、牛奶、瘦肉等）。尽量减少植物蛋白的摄入量，如花生、豆类及其制品。

2.热量：供给病人足够的热量，主要由碳水化合物和脂肪供给。

3.根据水肿的程度限制水分和钠盐的摄入量。

四、皮肤护理

1.评估皮肤的颜色、弹性、温湿度及有无水肿、瘙痒症状，检查受压部位有无发红、水疱、感染、脱屑及尿素霜等症状。

2.避免皮肤过于干燥，以温和的肥皂或沐浴液进行皮肤清洁，洗后涂上润肤剂。指导病人修剪指甲，以防皮肤瘙痒时抓破皮肤，造成感染。

3.病人如有水肿症状，应抬高水肿部位，且每2小时改变体位1次。

五、用药的护理：积极纠正病人的贫血，遵医嘱用促红细胞生成素，观察用药后反应，定期查血红蛋白和血细胞比容等；使用对肾无毒性或毒性低的抗菌药物，遵医嘱用降压药、强心药等；用药期间注意观察其疗效和不良反应。

六、准确留取各种标本如痰液、尿液、血液等送检。监测肾功能、电解质、酸碱平衡失调和营养状况；定期监测病人血清蛋白和血红蛋白水平等。

七、监测感染征象：注意病人有无体温升高、寒战、疲乏无力、食欲下降、咳嗽、咳脓性痰、尿路刺激征、白细胞计数增高等症状。

八、预防感染

1.尽量将病人安置在单人房间，病室定期通风并进行空气消毒。

2.各项检查治疗严格执行无菌操作。

3.加强生活护理，注意口腔及会阴部皮肤的卫生。卧床病人定期翻身，指导有效咳痰。

4.指导病人尽量少去公共场所。

5.血液透析的病人应进行乙肝疫苗的接种，并尽量减少输注血液制品。

6.特别注意有无留置静脉导管和留置尿管等部位的感染。

九、健康教育

1.指导病人根据肾功能采用合理饮食。

2.指导病人正确用药及观察用药后的副作用。

3.注意保暖，防止受凉，预防继发感染。

第七节　急性肾衰竭护理常规

一、休息与活动：疾病期间应绝对卧床休息，注意肢体功能的锻炼；恢复期鼓励病人逐渐恢复活动，防止出现肌肉无力现象。

二、饮食护理：既要限制摄入量又要适当补充营养，原则上应是低钾、低钠、高热量、高维生素及适量的蛋白质饮食，热量主要有碳水化合物和脂肪供给；蛋白质的摄入量应限制在 0.8 g/kg/天。

三、水分的摄入：少尿期严格限制液体进入量，以防水中毒，按医嘱准确输入液体；多尿期嘱病人多饮水或按医嘱及时补液和补充钾、钠等，防止脱水、低钾和低钠血症的发生。

四、病情观察：严密观察病情变化，监测水、电解质平衡及血压的变化，按病情做好各种护理记录；观察病人有无嗜睡、肌张力低下、心律不齐、恶心、呕吐等高钾血症。如有异常立即通知医师；记录好 24 小时出入液量。

五、对症护理：预防感染，做好口腔及皮肤护理，一切处置要严格执行无菌操作原则，以防感染；如行腹膜透析或血透治疗，按腹透、血透护理常规。

六、健康教育

1.指导病人注意增加营养。

2.适当参加活动，避免过度劳累。

3.嘱咐定期复查。

第八节　高血压肾损害护理常规

一、休息：注意休息，避免过度劳累，劳逸结合，根据自己的年龄及身体状况进行适当运动,如选择慢跑、太极拳、散步等,运动频度一般每周 3~5 次,每次持续 20~60 分钟。

二、保持健康的心理状态,戒烟酒,帮助病人舒缓压力、紧张和抑郁等情绪。

三、饮食:应以低盐、低脂的饮食为宜。

1.低盐:每日食盐量<6g 为宜,对于严重高血压、浮肿病人根据症状的轻、中、重,食盐应分别控制在 5g、3g、1 g 为宜。

2.蛋白质:肾功能正常者不必限制蛋白质的摄入量,肾功能异常者应适当控制蛋白质的摄入,特别是植物蛋白质的摄入量,肾功衰者见肾功衰饮食指导。

3.低脂饮食:控制及减轻体重,减少动物脂肪摄入,严禁吃肥肉、高胆固醇、油炸及辛辣刺激性食物,多食蔬菜、水果及粗纤维食物,保持大便通畅,勿用力大便,若发现便结及时通知医生,必要时专人陪护,防止用力排便。

四、注意个人卫生:加强口腔、皮肤护理,注意口腔卫生,勤刷牙、漱口,有出血倾向者应用软牙刷刷牙,注意皮肤卫生,防止皮肤破损,避免搔抓,穿宽松衣裤,保持床单清洁干燥平整,预防压疮发生,当病人使用加热或制冷的设施时,防止病人烫伤或冻伤。

五、预防感染:保持房间内空气流通,避免穿堂风,以免感冒。

六、根据病情需要,及时巡视,加强病情观察。

七、帮助病人认知促进肾功能恶化的因素,应改善及避免这些因素。

八、透析病人按透析护理常规执行。

第九节　糖尿病肾病护理常规

一、休息与运动

嘱病人注意劳逸结合,同时根据年龄、体力、病情和有无并发症,指导病人进行长期的有规律的体育锻炼。

1.指导病人认识糖尿病是终身性疾病,目前不能根治,必须终身通过注意饮食,控制情绪,加强运动,配合药物治疗预防并发症,从而提高生活质量。

2.体育锻炼方式:包括步行、慢跑、骑自行车、健身操、太极拳、游泳及家务劳动等活动。

3.活动时间应安排在饭后 15~30 分钟为宜,最好每日定时运动。

4.活动前后检查足部,并注意活动时的周围环境和建筑物,避免受伤,活动时随身携带甜点及写有姓名、家庭地址和病情卡以应急需。在运动过程中,注意如感头晕、乏力、出汗应立即停止运动。

5.血糖>13.3mm/小时、时或尿酮阳性者不宜做上述活动。

二、饮食

1.热量应充足以维持日常活动,并使糖尿病病情稳定,热量供给控制在 25~

35kcal/kg/天。

2.蛋白质 0.6g/kg/天，占总热量的 20%，为优质蛋白，并根据肾功能酌情增减，碳水化合物，占总热量的 50%~60%，避免食用高胆固醇和高脂肪的食物，同时注意维生素及微量元素的补充。

3.适当限制钠盐和水分摄入，肾功能不良者应吃低磷饮食。

三、胰岛素的使用及注意事项：教会病人自我注射胰岛素，学会观察胰岛素不良反应及使用注意事项。

四、注意个人卫生，预防感染

1.保持病室内空气新鲜，每日通风半小时，避免到公共场所，注意防寒保暖，预防感冒。

2.保持口腔、皮肤卫生，穿棉质宽松衣裤，勤擦洗，勤更换，正确处理皮肤瘙痒，避免挖耳、鼻，卧床病人应经常更换卧位，保持床单清洁干燥平整。

3.使用加热及制冷器具，应严格注意过冷及过热，以免因肢体末梢神经感觉迟钝而被烫伤及冻伤。

4.进行注射时应有计划性，严格皮肤消毒，严格无菌操作，尽可能避免多次穿刺并经常更换注射部位。

5.预防糖尿病足的发生，每日进行足部皮肤的清洗，修剪趾甲，注意观察足部皮肤颜色、温度和湿度变化，检查有无水肿、皮损、脚病以及足背血管搏动，足部皮肤感觉，避免皮肤破损及受伤，有表皮破损应及时就医处理。

五、养成良好的生活习惯，定期复查

1.生活规律，戒烟酒，情绪稳定，定时进餐，如延迟进餐，餐前应少量进食饼干或水果，适当运动，提高生活质量。

2.指导病人及其家属学会正确注射胰岛素及了解降糖药的作用、副作用、注意事项，学会尿糖定性测定，有条件者学会血糖仪的使用，知晓尿糖和血糖测定的结果意义，定期监测血糖尿蛋白定量、监控血压、血脂、肾功能变化，必要时在医生的指导下进行用药调整。

第十节　血液透析的护理常规

一、心理护理

由于透析治疗具有周期长、费用高、依赖性强的特点，病人易产生悲观失望的心理，医护人员应给予及时的心理护理，指导血透病人，特别是维持性血透病人，要学会自我心理疏导，克服消极情绪，减少精神压力，正确认识疾病，增强战胜疾病的信心。

二、饮食护理

1.蛋白质：一般为 1~1.5g/kg/天，选用生物蛋白质食物，如鱼、肉、蛋、牛奶等，但也不应摄取过多蛋白质食物，以免加重氨质血症。

2.脂肪与热量：应给予足够热量，热量的主要来源是适量糖类，对脂肪的摄入量应适当限制，并增加不饱和脂肪酸与饱和脂肪酸的比例。

3.钾：一般不超过 2g/天，血钾高、尿量少或透析次数少的病人更应该严格控制。

4.钠：有严重高血压、水肿或血钠较高者应严格控制钠的摄入量，一般可给食盐 4~5g/天或更少。

5.水分：高血压、浮肿的病人应严格限制入水量，入水量相当于每日排出量和显性丢水时（500mL/天）之和，以两次透析间每天体重增加不超过 0.5kg，或两次透析间体重增加不超过原体重的 3%为宜。

三、透析术后的观察

1.血透后应注意观察病人的 T、P、R、BP 及心功能状态，急性肾功衰病人应严格观察尿量变化，同时应注意观察其穿刺点及置管处有无渗血、红肿情况，有无出血倾向，如发现异常应及时通知医生，及时正确处理。

2.透析结束后，穿刺点给予妥善处理，注意观察其远端肢体湿度及循环状态，肿胀明显者给予局部抬高制动，一般透析结束后 4~6 小时可适当放松其固定的绷带。

3.注意观察有无并发症的出现，如：失衡综合征、低血压、热原反应、感染、出血等，给予及时有效处理。

四、血管通路的护理

1.内瘘的护理：准备作内瘘术前应尽量保护左手前臂静脉。

（1）术后术侧肢体抬高制动，保持局部敷料清洁干燥，注意观察局部有无出血，渗血，以及血管杂音是否清晰，如有异常及时给予扩管、抗凝治疗。

（2）衣袖要松大，注意造瘘部位皮肤清洁，预防感染。

（3）注意对内瘘侧手的保护，防止受伤。内瘘仅供透析用，术侧上肢避免负重、测血压、提重物等。

（4）内瘘术后 10 天要鼓励病人做腕部活动，促进血管扩张。

（5）指导病人自己听血管杂音及观察血管震颤的强弱，发现异常及时就诊。

2.临时/长期静脉置管的护理

（1）术后局部制动，注意观察局部有无出血、渗血、血肿情况，发现异常及时处理。

（2）密切观察生命体征，有红肿者应警惕其压迫气道影响呼吸。严防窒息。

（3）必要时局部给予沙袋压迫及明胶海绵局部换药等。

（4）严格无菌操作下，防止感染，注意观察局部皮肤有无感染征兆，保持局部的清洁、干燥、妥善固定，严防管道扭曲、打折。

五、健康教育

1.对病人进行正确及时的心理疏导，指导病人正确合理的饮食治疗。

2.注意静脉内瘘的保护。

3.改善贫血，防止感染，指导病人平时加强营养，充分透析后遵医嘱及时使用 EPO 及必要时输血，少到公共场所，注意保暖，避免受凉，预防感冒。

4.控制血压和体重。

5.注意观察食欲、体温、皮肤黄染等情况，防止在血液透析 中感染下列疾病：病毒性肝炎、艾滋病等，如有可凝症状出现应及 时通知医生以便及时治疗，同时应观察血透疗效，定期检查肾功能 及血常规。

6.养成良好的生活习惯，保持大便通畅，同时节制烟酒，充分透析，合理饮食，适当运动，保证充足的睡眠，以提高生活质量。

7.注意保护残余肾功能，避免使用肾毒性药物，如卡那霉素、庆大霉素等。

第十一节　腹膜透析护理常规

一、腹膜透析前的准备

1.协助完成血常规、出凝时间等术前相关检查。

2.告知病人腹透的一般性知识，准备一弹簧秤。

3.备皮，在病人排空小便后到手术室准备置管。

4.更换干净被服，准备腹膜透析液并加温。

二、置管后开始腹膜透析

1.术后观察置管处有无出血、渗液等异常情况，可取对侧卧位并用沙袋压迫止血。

2.给予透析液 1000mL 冲洗腹膜 2 次，注意开始注入及引流时速度不宜过快，注意观察病人面色、自觉症状、导管是否通畅、引流出的液体颜色量、超滤是否平衡，如无异常，则用透析液行正规间歇性腹膜透析（IPD）腹透治疗 1 周，1 周后可改为持续性腹膜透析（CAPD）治疗。

3.当病人使用腹压，如咳嗽、大便时应用手按压腹部保护伤口，术后应早期下床活动。

三、按照操作程序，严格无菌操作

1.环境要求：单独的房间，清洁干燥，光线充足，远离通风口，每日通风 30 分钟，以及紫外线照射每日 1 次，每次 30 分钟。

2.操作前洗手、戴口罩，避免咳嗽。

3.操作前应检查透析液浓度、有效日期、容量、有无渗漏、混浊、变色等情况。

4.检查透析液温度是否适宜，腹透液加热时应采用干热法加热，如用温箱、电热、暖气片等方法，禁止在水里加热。

5.严格按照操作程序，注意无菌操作，指导并教会病人认识哪些属于无菌部位如：透析液出口、加药口、管组的接头等。正确操作换液过程，告知病人在操作过程中不小心污染任何无菌部位，就必须丢弃该物件并换一副新的重新开始。若无意外，每3~6个月更换腹透外连接短管1次。

四、保持腹透管引流通畅

1.腹透管应妥善固定，防止扭曲、打折、牵拉。

2.注意观察引流是否通畅，透出液的颜色、性状有无蛋白凝块，出现蛋白凝块要及时通知医生，加入肝素治疗。

3.帮助病人正确识别引流不畅。发生引流不畅处理步骤：①有无管道扭曲、打折、未松开夹子；②改变体位；③排空膀胱；④是否几天未排大便，导致大便干结压迫管道，可使用开塞露及缓泻剂行灌肠通便；⑤经上述处理仍无效应及时通知医生到腹透中心处理。

五、导管出口处的护理

1.保持局部清洁干燥，术后1~3日换药1次，7~10日拆线，年老体弱，营养状况差，糖尿病病人愈合不良者可延长拆线时间。

2.拆线后应每周换药1次，换药前应洗手、戴口罩，严格无菌操作，注意观察局部有无红肿、热痛、分泌物。夏日出汗较多应适当增加换药次数。

3.当出现导管破裂漏液时，应用夹子在导管的近端夹闭导管后及时就医。

4.感觉局部不适，应随时打开观察，发现导管出口处周围发红、肿胀，触摸时疼痛，出口处有脓样分泌物应立即通知医生。

5.注意个人卫生，置管后禁止盆浴、游泳，局部不小心打湿后要及时消毒换药。

六、指导病人自我病情观察和护理

1.指导病人及其家属观察生命体征、尿量、体重、浮肿消退情况。

2.注意观察透出液的颜色、性状、量，准确填写透析记录，如有透出液混浊应及时做细胞计数和细菌培养。

3.出超量液较多时，应警惕低血压的发生。

4.告知病人出现透析液混浊、腹痛、发热等症状时应带上混浊腹透液及时就医。

七、饮食指导：低盐、低磷、优质蛋白质

1.蛋白质，优质蛋白，摄入量1.2~1.5g/kg，因每日透析液丢失5~10g蛋白质。

2.低磷饮食，限制高磷食物如海产品、动物内脏、干果类，体内磷过高时可导致骨质脆弱。

3.水：根据每天的出超量而定，如果出超量在1500mL/天左右无明显高血压、水肿等可正常饮水，如果出超量减少要限制入水量。

4.注意避免太多的碳水化合物，如糖、淀粉类以防体重增加，注意微量元素及维生素的补充，多食新鲜蔬菜、水果等粗纤维食物，避免辛辣刺激食物，保持大便通畅，同时应避免进食生、冷、凉拌菜，注意饮食卫生，发生腹泻及时就诊。

5.含钾食物应根据病人的血钾情况、出超量、尿量、综合评价后调整。

八、常见并发症及处理

1.引流不畅或腹膜透析管堵塞

（1）检查管道。

（2）改善体位。

（3）排空膀胱。

（4）应用开塞露以及灌肠等办法解除便秘，帮助排便。

（5）肝素 10~20mg+0.9%生理盐水 30~60mL 陕速推注后保留 30~60 分钟后再行腹透。

（6）经上述处理不能改善者应行 X 光透视，观察导管是否移位，必要时无菌操作下行肾镜刷复位。

（7）经上述处理仍不能改善者可再次手术置管。

（8）腹透液向外流出出现障碍时应严禁注入透析液。

2.腹膜炎

（1）保留混浊透析液作细胞计数及细菌培养。

（2）用新鲜 1.5%透析液 1000mL 连续冲洗 3~5 次后更换 9 寸短管。

（3）改用 IPD 腹膜。

（4）全身及腹腔使用抗生素并根据药敏结果调整。

（5）若感染 2~4 周后不能控制或为真菌感染者应暂停腹透，局部用肝素封管继续治疗，若仍无效，应考虑拔管改用其他透析方式。

3.腹痛

（1）腹透液温度适宜。

（2）尽可能用低渗腹透液或交替使用减少对腹膜刺激。

（3）最初液体进出时应注意速度要慢以减轻不适。

（4）出现腹膜炎时及时冲洗积极控制感染。

第十二节　经皮穿刺肾脏组织活检／肾囊肿穿刺护理常规

一、病人准备

1.术前 3 日给予抗炎、止血治疗（停用抗凝药），术前完善相关检查如血、尿常规，出凝血时间等。

2.告知病人肾穿刺活检/肾囊肿穿刺的目的和意义、简要操作过程，消除紧张焦虑的情绪。

3.指导病人训练吸气后屏气（以便术中配合）及床上排大小便。

4.自备沙袋（或 1 个盐袋）。

二、用物准备

治疗盘内装：3%碘酒，75%酒精，无水酒精（肾囊肿穿刺）、棉签、胶布、弯盘、止血带、1%利多卡因2~3支、安络血2支、50%葡萄糖40mL、砂轮、5mL注射器2个、10mL注射器2个、60mL注射器2个、针头2个、0.9%生理盐水500mL、瓶起子、无菌手套、一次性口罩、一次性帽子数个、标本瓶（肾囊肿准备清洁瓶、肾穿刺活检准备固定液）。

肾穿刺包/囊肿穿刺包、硬枕、腹带。

肾穿刺活检枪。

三、操作步骤

术前病人排空大、小便后，俯卧于床上，腹部垫一硬枕以固定肾脏。术者在B超直视下用穿刺探头选好穿刺点（一般取右肾下极），穿刺点定位后，测量好皮肤到肾包膜的距离，进行常规皮肤消毒，铺孔巾，用5%利多卡因5mL逐层局麻到肾囊，用手术刀尖切开穿刺点皮肤，将一次性活检针经B超穿刺探头刺人，在B超直视下可见肾活检针刺达肾包膜时，停止穿刺，套上肾穿枪，令病人屏气，迅速打枪，肾活检针自动弹出钳取肾组织，取材后拔针。拔针后由手术助手双手交叉在穿刺点上按压，一般需压迫止血10分钟左右，常规穿刺两次后用2%碘酒消毒伤口并包扎，外加小棉垫压迫并捆上腹带后，平托到平车上，送回病房。将所取标本置于固定液中固定后送检。术后一周予"双肾"B超复查有无肾周血肿。

四、术后护理

1.术后常规用沙袋压迫穿刺部位并以腹带加压包扎，病人绝对卧床24小时，每小时测血压1次，共计6次，血压平稳后停止。如有血尿，应卧硬板床至肉眼血尿消失（三次小便澄清即血尿消失），密切观察出血情况，必要时注意观察血压、尿色、血色素的变化及血细胞比容的变化等。

2.术后连续急查3次尿常规。视情况嘱病人多饮水，术后3小时内每小时饮水300mL，以保证每小时有1次尿标本，便于观察有无出血，同时又有冲洗尿道的作用。如有排尿困难，可利用热敷、条件反射等方法帮助病人自行排尿，如不成功，必要时可导尿，避免尿路感染和血块堵塞引起尿潴留的发生。

3.术后6小时可解开腹带和左、右侧卧翻身，以减少不适感，避免解不出小便和褥疮发生。注意观察伤口及敷料；术后3天内不能淋浴或盆浴以免伤口感染，1周内避免剧烈活动、咳嗽、喷嚏等。

4.常规应用抗生素及止血药3天，预防感染和出血情况的发生。

（张琨 龙电玲 时均梅 陈艳 叶春春 韩玲 高磊）

第四章 消化内科疾病护理常规

第一节 消化系统一般护理常规

一、病情观察

1.及时了解病人有无呕吐、便血、腹痛、腹泻、便秘等情况。

2.病人呕吐、呕血、便血、严重腹泻时，应观察其血压、体温、脉搏、呼吸、神志，并详细记录。

3.病人主诉腹痛时，注意观察其疼痛部位、性质、持续时间及与饮食的关系，如有病情变化及时报告医生，以便进行相应处理。

二、一般护理

1.危重及进行特殊治疗的病人，如上消化道出血、肝硬化晚期、肝昏迷、肝脓肿、急性胰腺炎等，应绝对卧床休息。轻症及重症恢复期病人可适当活动。

2.饮食护理：对溃疡病、肝硬化腹水、急性胰腺炎、溃疡性结肠炎等病人，指导食用易消化、高蛋白、低盐或无盐、低脂肪无渣的治疗膳食。

3.当需要进行腹腔穿刺术、肝脾穿刺活检、纤维内镜、经皮肤肝穿刺介入疗法等检查时，应做好术前准备、术中配合、术后护理工作。

4.备齐抢救物品及药品。

5.加强心理护理，做好病人和家属的安慰工作，避免不良因素的刺激。

6.严格执行消毒隔离制度，参照消毒技术常规。

三、健康教育

1.强调饮食质量及饮食规律和节制烟酒。

2.指导慢性消化系统疾病病人掌握发病的规律，防止复发和出现并发症。

3.向病人阐述一些与疾病有关的医疗知识。

4.向病人及其家属解释、说明坚持长期服药的重要性。

5.指导病人保持情绪稳定，以良好的心态配合治疗和护理。

第二节　上消化道出血护理常规

一、病情观察

1.观察体温、脉搏、血压、呼吸的变化。

2.病人有大出血时，应每 15~30 分钟测量脉搏、血压 1 次，有条件者使用心电监护仪进行监测。

3.观察并记录神志、末梢循环、尿量、呕血及便血的色、质、量。

4.有头晕、心悸、出冷汗等休克表现，应及时报告医师对症处理并做好记录。

二、对症护理

1.出血期护理

(1) 绝对卧床休息至出血停止。

(2) 病人烦躁时可遵医嘱给予镇静剂，但门脉高压出血病人烦躁时应慎用镇静剂。

(3) 耐心细致地做好解释工作，安慰体贴病人，消除其紧张、恐惧心理。

(4) 应随时更换污染被服，以避免不良刺激。

(5) 迅速建立静脉通路，尽快补充血容量，用 5% 葡萄糖、生理盐水或血浆代用品，大量出血时应及时配血、备血，准备双气囊三腔管备用。

(6) 注意保暖。

2.呕血护理

(1) 根据病情将病人置于侧卧位或半坐卧位，防止误吸。

(2) 行胃管冲洗时，应观察有无新的出血。

三、一般护理

1.口腔护理：出血期禁食，需每日清洁口腔 2 次。呕血时应随时做好口腔护理，保持口腔清洁、无异味。

2.便血护理：病人大便次数频繁，应在每次便后擦净肛周，保持臀部清洁、干燥，以防发生湿疹和压疮。

3.饮食护理：出血期应禁食；出血停止后按时给予温凉流质、半流质及易消化的软食；出血后 3 天未解大便的病人，慎用泻药。

4.使用双气囊三腔管压迫治疗时，参照双气囊三腔管护理常规。

5.使用特殊药物，如施他宁、垂体后叶素时，应严格掌握滴速，不宜过快，如出现腹痛、腹泻、心律失常等副作用时，应及时报告医生进行紧急处理。

四、健康教育

1.保持良好的心境和乐观主义精神，正确对待疾病。

2.注意饮食卫生，合理安排作息时间。

3.鼓励病人进行适当的体育锻炼，增强体质。

4.告知病人及其家属应禁烟、浓茶、咖啡等对胃有刺激的食物。

5.嘱病人及其家属在疾病好发季节更应注意饮食卫生，注意劳逸结合。

6.禁止使用一些可诱发或加重溃疡病症状，甚至引起并发症的药物，如水杨酸类、利血平、保泰松等。

第三节　胃及十二指肠溃疡病护理常规

一、病情观察

1.护士应及时了解病人有无恶心、呕吐、腹痛、嗳气、返酸等表现。

2.当病人出现四肢厥冷、脉速、血压下降、黑便、腹痛剧烈、呕吐，提示有出血、穿孔、幽门梗阻等并发症，应及时报告医生进行紧急处理。

二、一般护理

1.嘱病人保持安静，急性发作或出现并发症时应绝对卧床休息。

2.指导病人用药并观察药物副作用，抗酸药应在两餐之间或临睡前服用，宜研碎或嚼碎。长期服用出现便秘者可给予缓泻剂。

3.饮食护理：此类病人应少量多餐，以柔软易消化的食物为宜。忌粗糙或多纤维饮食，保证足够的热量和维生素，尽量避免食用刺激胃液分泌亢进的食物，如浓茶、咖啡、烟酒和辛辣调味品。

进食时应仔细咀嚼。

三、健康指导

1.向病人讲解与疾病相关的知识及注意事项，避免精神紧张、过度疲劳，生活要有节奏，遵守饮食疗法。

2.指导病人正确服药，坚持服药，以防疾病复发。

3.加强观察，告知病人及其家属如发现有恶心呕吐、上腹部痛、不适、压迫感、黑便等症状时，应及时就诊。

第四节　急性胰腺炎护理常规

一、病情观察

1.严密观察病人的神志、体温、脉搏、呼吸、血压的变化。

2.明确腹部疼痛的部位、性质、时间以及引起疼痛的原因等。

3.对使用胃肠减压的病人应密切观察其引流液的颜色、内容物及量。

4.观察病人有无出血倾向，如有脉搏细速、出冷汗、血压下降等休克表现时，注意病人有无腹胀、肠麻痹、脱水等症状，发现异常应及时报告医生进行紧急处理。

二、对症护理

1.病人主诉剧烈疼痛且辗转不安时，应注意病人的安全，必要时加用床栏，防止病人坠床和跌伤。

2.抑制胰腺分泌：通过禁食和胃肠减压使胰腺分泌减少到最低限度，避免和改善胃肠胀气症状并保持管道通畅。

三、一般护理

1.在禁食期间，如病人口渴可采用含漱或湿润口唇等方式处理，待症状好转后逐渐给予清淡流质、半流质或软食，恢复期仍应禁止高脂饮食。

2.对休克病人除保证输液、输血的通畅外，还应根据医嘱给予氧气吸入，并注意采取保暖措施。

3.急性期按常规做好口腔和皮肤护理，防止发生并发症。

四、健康指导

1.向病人解释并说明本病好发的特点及治疗中的注意事项。

2.做好心理护理，鼓励病人以稳定的情绪积极配合治疗和护理。

3.注意饮食卫生，告知病人及其家属应禁食高脂饮食，避免暴饮暴食，以防疾病复发。

第五节　溃疡性结肠炎克隆病护理常规

一、病情观察

1.根据病情和医嘱，及时观察病人腹泻的频率和大便的性状。

2.暴发型病人因大便次数频繁，应观察病人是否有口渴、皮肤弹性减弱、消瘦、乏力、心悸、血压下降等水、电解质、酸碱平衡失调和营养障碍的表现。

3.如病情恶化、毒血症明显、高热伴腹胀、腹部压痛、肠鸣音减弱或消失，或出现腹膜刺激征，提示有并发症，应报告医生，及时配合抢救处理。

二、对症护理

1.病人腹痛时应遵医嘱使用解痉剂，剂量宜小，避免引起中毒性结肠扩张。

2.病情严重者，应遵医嘱及时补充液体和电解质、血制品，以纠正贫血、低蛋白血症等。

3.需行结肠内窥镜或钡剂灌肠检查时，按要求进行低压生理盐水灌肠以做好肠道准备，防止因压力过高而出现肠穿孔。

4.此类病人以刺激性小、纤维素少、高热量饮食为宜；大出血时应禁食，出血控制以后根据病情逐步过渡到流质和无渣饮食，慎用牛奶等乳制品。

三、一般护理

1.连续便血和腹泻时要特别注意预防感染，便后温水坐浴或肛门热敷，以改善局部的血液循环，根据需要可在局部涂擦抗生素软膏。

2.药物保留灌肠宜在晚上睡前执行。

3.轻者适当休息，指导病人晚间放松情绪，以便入眠，并且要保证和重视午睡；重症病人应卧床休息，以减轻肠蠕动和肠痉挛。

四、健康教育

1.向病人讲解此病的相关知识、治疗护理要求及相关注意事项。

2.向病人及其家属说明保持情绪稳定的重要性。

3.指导病人按时正确服药，配合治疗和护理。

第六节　肝硬化护理常规

一、病情观察

1.根据病情需要，及时观察病人的神志、表情、性格变化以及是否有扑翼样震颤等肝昏迷先兆表现。

2.对躁动不安的病人，根据需要可使用约束带或床栏等保护性措施，以免坠床和跌伤。

3.观察病人的牙龈、鼻腔、胃肠等是否有出血倾向，若呕血或便血时，应做好记录，及时报告医生进行对症处理。

二、对症护理

1.此类病人饮食应以高糖、高蛋白、低脂肪、低盐、多维生素软食为宜，忌吃粗糙过硬食物。

2.病人伴有水肿和腹水症状时，应限制水和盐的摄入量（每日 3~9g）。

3.病人出现肝功能不全，处于昏迷期或血氨升高时，应限制蛋白质的摄入量（每日 30 g 左右）。

4.及时观察并正确记录 24 小时出入液量。

5.禁烟、酒、咖啡等刺激性饮料及食物。

三、一般护理

1.处于肝功能代偿期的病人，可从事力所能及的工作；处于肝功能失代偿期的病人应卧床休息。

2.大量腹水的病人，可采取半卧位或病人喜欢的体位；应每日测量腹围和体重，并详细记录；病人的衣、裤要宽松合适，每日进行全身温水擦浴，保持皮肤清洁、干燥。

3.适当补充多种维生素，尤其是 B 族维生素类。

4.注意观察用利尿药后的尿量变化及电解质情况，随时与医师取得联系。

5.有牙龈出血者，用软毛刷或含漱液清洁口腔，切勿用牙签剔牙。

四、健康教育

1.嘱病人保持良好的心态，消除紧张、恐惧的心理，积极配合治疗和护理。

2.指导病人按时正确服药，并说明其重要性。

3.嘱病人保持良好的生活规律，注意劳逸结合。

4.避免感冒等各种不良因素的刺激，以免诱发或加重病情。

第七节　原发性肝癌护理常规

一、病情观察

1.根据病情需要，及时观察上腹部、右上腹部自发性疼痛或压痛的规律性，以指导镇痛剂的使用。

2.及时观察病人生命体征及意识状态的变化。

3.如判断为门静脉高压所致的大出血、肝昏迷，应及时报告医生进行紧急对症处理。

4.如行动脉造影后应压迫止血并观察穿刺部位有无渗血，每 30~60 分钟测血压和脉搏 1 次，并注意观察有无血肿和血栓形成，每小时观察足背动脉搏动的情况并做好护理记录。

5.病人在化疗期间，护士应密切观察药物副作用，并及时进行对症处理，鼓励病人进食。

二、一般护理

1.根据病情适当卧床休息，但以不增加肝脏负荷为宜。

2.饮食护理：应保证蛋白质的摄入量，合理摄取适量的脂肪和含丰富维生素的饮食。

3.病人有腹水时，应限制盐的摄入量（每日 3~5g）；有肝昏迷先兆或肝昏迷者，要暂时停止蛋白质的摄入，以糖摄入为主。

三、对症护理

1.病人感到腹部胀满并伴有腹水时应采取半卧位，保持床单平整，定时翻身以防止压疮。

2.对伴有疼痛感的病人，应根据疼痛程度给予适量镇静剂或镇痛药，并进行心理疏导。

3.给予病人及其家属心理安慰，随时向病人及其家属交代病情并留取家属的联络方式，便于病情恶化时及时与其家属取得联系。

四、健康指导

1.嘱咐病人及其家属注意饮食卫生，并说明其重要性。

2.护士应采用鼓励性语言和理解的态度，使病人树立战胜疾病的信心，尽可能保持愉快的心情。

3.指导病人注意休息，摄取营养均衡的饮食。

（龙电玲　时均梅　陈艳　叶春春　韩玲　张琨　马琳）

第五章 内分泌疾病护理常规

第一节 糖尿病护理常规

一、要求病人做到如下几个方面

1.生活、作息应规律。

2.戒烟戒酒，忌甜食、糕点。

3.除合并严重并发症外，应适当增加运动。

4.讲究个人卫生。

5.定期测量体重。

二、要求护士做到如下几个方面

1.帮助病人解除顾虑，树立战胜疾病的信心。

2.指导病人进行血糖及尿糖的监测。

3.指导病人进行口服降糖药物治疗（磺脲类药饭前服、双胍类药饭后服、拜糖平与第一口饭同服）。

4.掌握胰岛素治疗方法：

（1）熟悉剂型（人型/动物型）。

（2）准确抽取剂量。

（3）餐前15~30分钟皮下注射，注意执行无菌操作。

（4）一般在上臂三角肌、腹部及大腿处注射，并经常更换注射部位。

（5）使用混合胰岛素时药物要摇匀，并先抽短效后抽长效。

（6）胰岛素应储存在冰箱5℃的条件下。

5.掌握低血糖的观察与处理：当病人使用降糖药或胰岛素治疗出现头晕、心慌、冷汗、乏力、饥饿等症状时，应考虑低血糖反应，立即测血糖并给予糖水或甜食，必要时静脉注射葡萄糖。

三、心理护理与健康教育

注意与病人及其家属的沟通，及时解释和说明病情，缓解病人及其家属的紧张和焦虑感，使其以愉快的心态配合治疗和护理。向病人及其家属说明疾病的相关知识、治疗护理要点及相关注意事项，并做好出院指导。

第二节　糖尿病酮症酸昏迷护理常规

一、积极抢救，迅速建立静脉通道，吸氧，并备齐急救药品及器械。

二、严密观察生命体征变化，包括神志、呼吸、血压、心率、瞳孔。

三、注意观察治疗反应，定时送检血糖、尿糖、尿酮、血电解质及血 pH 值等。

四、留置鼻饲管及导尿管，并注意防止继发感染。

五、注意保暖，加强口腔、眼睛、皮肤的护理。

六、按时翻身，预防压疮。

七、鼻饲饮食应注意糖、蛋白质、脂肪的合理搭配。

八、老年病人尤其伴有心肺功能不全者，补液速度不宜过快。

九、详细记录出人液量，及时填写护理记录单。

十、心理护理与健康教育：注意与病人及其家属的沟通，及时解释和说明病情，缓解病人及其家属的紧张和焦虑感，使其以愉快的心态配合治疗和护理。向病人及其家属说明疾病的相关知识、治疗护理要点及相关注意事项，并做好出院指导。

第三节　甲状腺机能亢进护理常规

一、要求病人做到如下几个方面

1.充分休息和睡眠，避免过度劳累。

2.摄入高热量、高蛋白质、高维生素饮食。

3.忌摄入含碘及刺激性食物，睡前忌饮浓茶、咖啡等兴奋性饮料。

4.有浸润性突眼时，外出戴墨镜，睡眠时加眼罩。

二、要求护士做到如下几个方面

1.关心体贴病人，解除其焦虑情绪。

2.严密观察病情变化及药物不良反应，警惕甲亢危象发生。

3.对浸润性突眼者，适当限制水及盐的摄入，局部给予眼药水或抗生素眼膏，以防感染。

三、心理护理与健康教育

注意与病人及其家属的沟通，及时解释和说明病情，缓解病人及其家属的紧张和焦虑感，使其以愉快的心态配合治疗和护理。向病人及其家属说明疾病的相关知识、治疗护理要点及相关注意事项，并做好出院指导。

第四节　甲亢危象护理常规

一、要求病人做到如下几个方面

1.绝对卧床休息。

2.摄取高热量食物。

3.多饮水，饮水量每日不少于2000~3000毫升。

二、要求护士做到如下几个方面

1.迅速建立静脉通道，以保证药物供给。

2.消除病人的紧张情绪，对烦躁不安者可适当给予镇静剂。

3.严密观察病情变化，每小时测量生命体征1次。

4.高热者给予物理或药物降温，必要时人工冬眠。

5.对神志不清及昏迷者立即吸氧、导尿、上鼻胃管。

6.详细填写护理记录单。

7.备齐急救药品及器械。

三、心理护理与健康教育

注意与病人及其家属的沟通，及时解释和说明病情，缓解病人及其家属的紧张和焦虑情绪，使其以愉快的心态配合治疗和护理。向病人及其家属说明疾病相关知识、治疗护理要点及相关注意事项，并做好出院指导。

第五节　甲状腺机能减退护理常规

一、要求病人做到

摄入高热量、高蛋白质、易消化低盐低脂饮食。

二、要求护士做到如下几个方面

1.关心体贴病人，消除病人的顾虑。

2.加强保暖措施，防止受凉。

3.保持大便通畅，必要时给予缓泻剂。

4.仔细观察全身水肿的消退情况，准确记录尿量。

5.严密观察病情变化，及早发现黏液性水肿、昏迷等。

三、心理护理与健康教育

注意与病人及其家属的沟通，及时解释和说明病情，缓解病人及其家属的紧张和焦虑情绪，使其以愉快的心态配合治疗和护理。向病人及其家属说明疾病的相关知识、治疗护理要点及相关注意事项，并做好出院指导。

第六节　皮质醇增多症护理常规

一、要求病人做到如下几个方面

1.摄取高蛋白质、高维生素、低脂、低碳水化合物、低盐和含钾丰富的食物，适当减少饮水量。

2.搞好个人卫生，保持皮肤清洁，避免撞伤和碰伤。

二、要求护士做到如下几个方面

1.稳定病人情绪，防止自杀倾向，必要时给予镇静剂。

2.一切操作和检查动作需轻柔。

3.观察血压变化，备好必要的降压药。

4.病人若出现四肢无力、肌肉麻木、瘫痪时应警惕低血钾的发生。

5.检测体重和腹围，详细记录出入液量。

三、心理护理与健康教育

注意与病人及其家属的沟通，及时解释和说明病情，缓解病人及其家属的紧张和焦虑情绪，使其以愉快的心态配合治疗和护理。向病人及其家属说明疾病的相关知识、治疗护理要点及相关注意事项，并做好出院指导。

第七节　尿崩症护理常规

一、要求病人做到如下几个方面

1.适当限制钠的摄入。

2.饮水量不宜过多或过少。

3.增加维生素的摄入。

二、要求护士做到如下几个方面

1.准确记录出入液量，检测尿比重。

2.每周测体重一次。

3.认真观察病情变化，随时发现药物副作用。

三、心理护理与健康教育

注意与病人及其家属的沟通，及时解释和说明病情，缓解病人及其家属的紧张和焦虑情绪，使其以愉快的心态配合治疗和护理。向病人及其家属说明疾病的相关知识、治疗护理要点及相关注意事项，并做好出院指导。

第八节　垂体功能减退症护理常规

一、要求病人做到如下几个方面

1.适当休息，避免过度劳累、受凉和精神刺激。

2.摄入高热量、多纤维饮食，避免饥饿。

3.讲究个人卫生，保持皮肤清洁。

二、要求护士做到如下几个方面

1.给药时剂量要准确，时间要正确，注意药物副作用。

2.密切观察生命体征的变化，当出现意识模糊、昏迷、虚脱等表现时，警惕垂体危象的发生。

3.掌握垂体危象的处理。

(1) 给氧，建立静脉通道，保持呼吸道、尿道的通畅；

(2) 定时测量体温、脉搏、呼吸、血压，仔细观察神志变化；

(3) 低体温者注意保暖，高热者给予物理或药物降温；

(4) 发生低血糖时立即静脉给予葡萄糖；

(5) 保持口腔、眼睛及皮肤清洁；

(6) 详细填写护理记录单。

三、心理护理与健康教育

注意与病人及其家属的沟通，及时解释和说明病情，缓解病人及其家属的紧张和焦虑情绪，使其以愉快的心态配合治疗和护理。向病人及其家属说明疾病的相关知识、治疗护理要点及相关注意事项，并做好出院指导。

(时均梅　陈艳　叶春春　韩玲　张琨　龙电玲　张萍萍)

第六章 血液内科疾病护理常规

第一节 贫血的护理常规

一、动态病情观察

1.贫血最常见的症状有皮肤黏膜苍白,检查以眼结膜、口唇、指甲及手掌皮肤等较为明显。

2.活动后呼吸困难、心悸、气促、头昏、耳鸣、食欲减退、疲倦无力。

3.进行性贫血,出血及感染是再生障碍性贫血的主要特征。

二、护理要点

1.贫血严重时病人应卧床休息,注意突然起床或自蹲位站立,以避免突厥性跌倒。

2.给予高蛋白、高热量、高维生素及含无机盐丰富的饮食,消除择食怪癖。溶血性贫血病人应避免饮食中一切可能发生溶血的因素。

3.保持室内空气新鲜,有充足的阳光照射,注意防寒保暖。

4.病室定期空气消毒,病人不串病房,以免交叉感染。

5.保持皮肤清洁,皮肤黏膜有破溃时应做局部处理。

6.输血护理

(1)抽静脉血 1~2mL 做交叉配血。

(2)查对献血员及受血者姓名、性别、年龄、血型。

(3)查看血液有无溶血、变色、凝块及絮状物,不得随意输入。

(4)输血时严格执行无菌操作及查对制度。

(5)血液从血库取出后,切勿剧烈震荡,以免红细胞大量破坏而引起溶血,血液不能加温,以免因血浆蛋白凝固变性而发生反应。

(6)输血开始时,速度宜慢,观察15分钟后再根据病情调节速度。严重贫血病人每公斤体重每小时输入量不超过1mL,否则可引起心衰而危及生命。随时观察输血情况,严防输血反应。

三、心理护理与健康教育

注意与病人及其家属的沟通,及时解释和说明病情,缓解病人及其家属的紧张和焦虑感,使其以愉快的心态配合治疗和护理。向病人及其家属说明疾病相关知识、治疗护理要点及相关注意事项，并做好住院指导。

第二节 出血的护理常规

一、动态病情观察

注意观察出血部位、范围、出血量，若视物模糊或突然头痛、呕吐及意识障碍，应考虑为颅内出血。

二、护理要点

1.注意皮肤黏膜有无出血点或淤斑，并注意其出现的部位、大小、数目及出现的时间，观察有无呕血、便血等内脏出血的征象。

2.不要用手抠鼻痂或用牙签剔牙，防止黏膜损伤出血。

3.治疗药物宜口服，避免肌肉注射，尽量避免手术。

4.急性溶血和急性白血病，尤其 M3 型或并发严重感染时须注意早期 DIC 表现，如 DIC 早期的高凝状态及注射处皮下渗血。

5.颅内出血病人应观察脉搏、血压、呼吸、神志、瞳孔的变化。消化道出血应记录出血量，详细记录病情。

6.局部出血可冷敷或放冰袋，压迫止血或用肾上腺素、麻黄素浸湿药棉压迫局部。

7.根据出血的不同机制，补充凝血因子或血小板，输新鲜血液和血浆。

8.心理护理与健康教育：注重与病人及其家属的沟通，及时解释和说明病情，缓解病人及其家属的紧张和焦虑感，使其以愉快的心态配合治疗和护理。向病人及其家属说明疾病的相关知识、治疗护理要点及相关注意事项，并做好住院指导。

第三节 感染的护理常规

一、病室空气消毒，紫外线照射每日 1~2 次，保持空气新鲜，阳光充足。

二、中性粒细胞计数低于 $0.5×10^9/L$ 者，应住隔离病房，如有条件应住层流病室。

三、限制探视。

四、保持个人卫生，勤洗澡，勤换衣，剪指甲，会阴和肛门部位每天彻底清洗，如有肛周感染，每次便后用 1:5000PP 粉坐浴 30 分钟左右，女病人每天两次冲洗会阴部。

五、发热是感染的最常见症状，应注意病人的体温变化及热型。

六、高热病人头部冷敷或冰袋置于两侧颈动脉部位，以降低颅内温度，补充足够量液体，注意电解质及酸碱平衡。

七、心理护理与健康教育：注重与病人及其家属的沟通，及时解释和说明病情，缓解病人及其家属的紧张和焦虑感，使其以愉快的心态配合治疗和护理。向病人及其家属说明疾病的相关知识、治疗护理要点及相关注意事项，并做好住院指导。

第四节　口腔护理常规

一、对贫血、出血较重或粒细胞减少的病人用软毛牙刷每日刷牙~2次，根据病情不同，病人进食前后、晨起睡前可选用不同的杀菌液漱口，如朵贝尔溶液，1%~3%过氧化氢溶液，2%~3%硼酸溶液或1%~4%碳酸氢钠溶液含漱，以清洁口腔。绿脓杆菌感染时用0.5%庆大霉素溶液含漱，霉菌感染可涂1%~2%龙胆紫或用克林唑粉剂及制霉菌素甘油涂抹。

二、进行口腔护理之前可在不同部位取分泌物做细菌培养和药物敏感试验，必要时做霉菌培养试验。

三、口腔黏膜糜烂用1%~3%过氧化氢溶液清洁患处再用干棉签拭净，涂蛋黄油、鱼肝油、冰硼散或抑菌素粉剂，每日2~3次，直到溃疡愈合。

四、齿龈出血时应除去血块，涂25%碘甘油或止血粉，明胶海绵置出血部位压迫止血。

五、心理护理与健康教育：注重与病人及其家属的沟通，及时解释和说明病情，缓解病人及其家属的紧张和焦虑感，使其以愉快的心态配合治疗和护理。向病人及其家属说明疾病的相关知识、治疗护理要点及相关注意事项，并做好住院指导。

第五节　化疗的护理常规

一、预防感染，应对化疗病人采取必要的保护性隔离，如有条件应收住层流病室。

二、隔离室用PP粉6克、甲醛12mL，加水6l（以每立方米计算），密闭氧化熏蒸12小时，用1:300的84消毒液擦拭内壁家具、紫外线照射，空气培养合格后收住病人。

三、工作人员必须严格执行无菌操作规范，洗手、换鞋、换无菌隔离衣、戴口罩、帽子才能进行化疗工作。

四、大剂量化疗期间密切观察病人的血象变化。

五、给予高蛋白、易消化、有营养的食物，饭后睡前用1:5000呋喃西林漱口。

六、口服新霉素或复方新诺明以清洁肠道，便后热水擦洗肛门或1:5000的高锰酸钾坐浴。

七、应用化疗药物时，静脉输液滴速不可过快，一般补液要求4~6小时内滴完，病人出现药物反应，应及时对症处理。

八、化疗期间注意保护静脉，化疗药物外渗，需立即冷敷6~12小时，并以

0.25%普鲁卡因局部皮下封闭。

九、静脉注射化疗药物时，可先用0.9%氯化钠溶液进行静脉穿刺，成功后再行化疗药物静注或静脉滴注。

十、心理护理与健康教育：加强与病人及其家属的沟通，及时解释和说明病情，缓解病人及其家属的紧张和焦虑感，使其以愉快的心态配合治疗和护理。向病人及家属说明疾病的相关知识、治疗护理要点及注意事项，并做好住院指导。

第六节　缺铁性贫血的护理常规

一、休息

按病情轻重决定病人的休息与活动。轻、中度贫血病人要注意适当休息。重度贫血病人如症状重、病情发展快，应卧床休息，以减轻组织耗氧和临床症状。

二、饮食

给予含丰富铁质、蛋白质、维生素的食物如瘦肉、鸡蛋、肝、肾、豆类。贫血病人常有食欲不振，故应按病人口味进行合理调节饮食，并向病人说明饮食治疗的重要性。

三、预防感染

贫血病人大多较虚弱，抵抗力较差，易受感染，故应注意保暖，防止受凉。如病人皮肤干燥萎缩，应注意皮肤的清洁卫生，并防止破损，以免引起感染。

四、应用铁剂的护理

口服铁剂前后1~2小时应禁喝浓茶，并应在饭后服用。肌注铁剂部位宜深。如出现局部疼痛，可用热敷。

五、心理护理与健康教育

注意与病人及其家属的沟通，及时解释和说明病情，缓解病人及其家属的紧张和焦虑感，使其以愉快的心态配合治疗和护理。向病人及其家属说明疾病的相关知识、治疗护理要点及相关注意事项，并做好住院指导。

第七节　再生障碍性贫血的护理常规

一、做好病人的心理护理，要关心体贴病人，对本病的治疗见效较慢等情况，应向病人做适当的解释，使之能主动配合并长期坚持治疗。

二、急性再障及严重的慢性再障病人均须卧床休息。

三、给予高蛋白、富含维生素、易消化的食物。

四、密切观察病情，注意有无感染发热及出血情况，如发现胃肠道大出血及颅内出血时，应立即准备用物并协助抢救。

五、再障病人极易感染，应积极预防。病室应保持清洁，定期消毒，减少探视，对粒细胞缺乏者应予保护性隔离。加强皮肤、口腔护理。对各种操作均应严格消毒，避免感染。

六、注意观察药物的不良反应。长期使用雄激素可出现痤疮、毛发增多、女性男性化等；康力龙对肝脏的毒性作用大；丙睾肌肉注射多次后局部可形成肿块，应多处轮换注射，并予局部热敷。

七、严重再障病人输血时，最好选用新鲜血液，操作时切忌摇荡，输血速度宜慢，并严密观察输血反应。

八、心理护理与健康教育：注重与病人及其家属的沟通，及时解释和说明病情，缓解病人及其家属的紧张和焦虑感，使其以愉快的心态配合治疗和护理。向病人及其家属说明疾病的相关知识、治疗护理要点及相关注意事项，并做好住院指导。

第八节　白血病的护理常规

一、了解病人的心理障碍

耐心解释，以消除其顾虑，帮助病人树立战胜疾病的信心，更好地配合治疗。

二、休息

病人有高热、衰竭和出血倾向时，应卧床休息，以减少消耗，防止出血。病情轻者可适当活动。

三、营养

本病为消耗性疾病，加强营养是一项重要的支持疗法。须使病人增进食欲，给予高热量、高蛋白质、多种维生素、易消化的饮食。

四、高热护理

病人高热时可用物理降温，但对有出血倾向者，应避免用酒精擦浴以免引起皮下出血，鼓励病人多饮水，以加速体内毒素的排出。

五、出血的护理

出血部位以皮肤、鼻腔、齿龈和颅内出血多见，应注意观察病人有无出血情况。如鼻腔出血可用干棉签或 0.1%肾上腺素或 1%麻黄素棉球塞鼻压迫止血，齿龈出血可嘱病人用冷水漱口或明胶海绵片贴敷渗血的齿龈。如有内出血应定时测脉搏和血压，并做好输血前的准备工作。

六、预防感染的护理

应按时测体温，对长期使用抗生素的病人应注意口腔黏膜有无溃疡、白膜等霉菌感染灶。饭前后、晨起、睡前漱口。病人皮肤宜保持清洁，防止皮肤损伤，以免出血或感染，受压部位的皮肤要常按摩，防止褥疮的发生。病室内经常进行空气消毒和细菌培养监测，防止交叉感染。

七、化疗护理

长期化疗的病人应保护好血管。静脉注射长春新碱、阿霉素、柔红霉素等药物时应防止药液外渗，先用生理盐水静脉注射，确无外渗后，再将已稀释的化疗药物缓慢注入。注射完毕再用生理盐水注射冲尽化疗药物。如有外渗，应立即冷敷 6~12 小时或局部以普鲁卡因局部封闭。在化疗期间要密切观察化疗药物的不良反应并给予对症处理。

八、缓解期护理

应对病人说明本病在缓解期存在复发的可能，要病人接受继续维护化疗并定期复查。生活要保持规律，切勿劳累。注意饮食卫生，避免受凉，防止感染。

九、心理护理与健康教育

注意与病人及其家属的沟通，及时解释和说明病情，缓解病人及其家属的紧张和焦虑感，使其以愉快的心态配合治疗和护理。向病人及其家属说明疾病的相关知识、治疗护理要点及相关注意事项，并做好住院指导。

第九节　原发性血小板减少性紫癜的护理常规

一、休息

病人应尽量减少活动，防止身体受挤压，严重出血和血小板数低于 $20 \times 10^9/L$ 者要卧床休息，以防颅内出血。

二、饮食

给予高蛋白、高维生素、易消化的饮食。

三、出血的防止及护理

对病人进行各种操作时，动作要轻柔，避免引起出血。有明显出血倾向病人应尽量避免肌肉注射。各种诊断和治疗性穿刺后均应局部压迫或加压包扎止血。静脉注射时止血带不宜扎得过紧。有明显齿龈出血者应改用棉签擦洗口腔。平时应保持口腔和鼻腔的清洁、湿润，以防止黏膜损伤。口腔有出血时，宜用 3%的双氧水漱口，已有血痂者不易除去，以免引起再出血。当病人出现颅内出血时，应立即采取救治措施。如保持呼吸道通畅，降低颅内压的药物应用，密切观察病人神志、瞳孔及生命体征变化。

四、心理护理与健康教育

注意与病人及其家属的沟通，及时解释和说明病情，缓解病人及其家属的紧张和焦虑感，使其以愉快的心态配合治疗和护理。向病人及其家属说明疾病的相关知识、治疗护理要点及相关注意事项，并做好住院指导。

（陈艳 叶春春 韩玲 张琨 龙电玲 时均梅 侯艳）

第七章　肿瘤科疾病护理常规

第一节　化疗护理常规

化疗是目前治疗肿瘤的常用方法，在病人进行化疗时护士应做好以下护理：

一、化疗前卫生宣教

责任护士根据医嘱对病人进行讲解，包括所用药物的特点、毒副作用、产生的不适等。

二、化疗当天护士为病人进行穿刺，确保一针见血。

三、为病人滴注化疗药物时，应注意保持输液通畅，避免渗漏。加化疗药时，应注意抽回血，回血不畅，不应滴注化疗药，应考虑重新穿刺。

四、随时注意化疗药物反应，15~30分钟观察病人一次，一旦发现问题，'立即对症处理。

五、病人出现呕吐症状时，可以遵医嘱用止吐药，教会病人放松心情，转移注意力。

六、嘱病人注意饮食，保证营养，多吃高蛋白、高维生素食物，多吃新鲜水果。

七、注意口腔卫生，预防口腔感染。

八、定期为病人采集血标本、检查血常规。

九、心理护理与健康教育

注意与病人及其家属的沟通，及时解释和说明病情，缓解病人及其家属的紧张和焦虑情绪，使其以愉快的心态配合治疗和护理。向病人及其家属说明疾病相关知识、治疗护理要点及相关注意事项，并做好出院指导。

第二节　放疗护理常规

放射治疗是目前肿瘤治疗的三大支柱疗法之一，放射治疗在治疗局部肿瘤的同时，还会出现许多特殊的局部及全身性损害，因此对接受放射治疗的病人，不仅要做好放疗前、中、后期的护理，同时要做好放射治疗过程中所发生的反应的观察及护理。

一、做好放疗病人的心理护理，主动关心、了解病人的心理活动，给予精神上的安慰和鼓励，耐心地解释治疗效果、毒副反应及放射治疗的进程，使病人对放射治疗有所了解，让病人以良好的心态主动接受治疗。

二、放疗前嘱病人注意营养调配，改善全身及局部情况，包括牙周疾病，治疗并预防皮肤感染，在接受照射的区域内的皮肤应避免使用含金属膏药，嘱病人接受放疗期间避免吃硬性及刺激性食物。

三、放疗中因射线对肿瘤细胞的杀灭以及正常组织的损害，毒素被吸收，病人常出现全身反应：虚弱、乏力、头晕、头痛、厌食、恶心、呕吐等症状，嘱放疗前后半小时避免进食，放疗后静卧半小时，注意保护不必照射的部位，可给予维生素B类药物，充分摄入水分，减轻全身反应，避免局部放射损伤。

四、注意皮肤护理，接受放射治疗基本上是体外照射，射线对皮肤有一定损伤，尤其颈部皮肤较为敏感。因此对照射的皮肤应注意保持干燥清洁，局部可用温水、软毛巾蘸水轻洗，忌用肥皂、酒精、红汞、油膏、含金属药物、刺激性药物及过热的水擦洗受照射的皮肤，不要贴胶布，不用热水袋，避免冷热刺激，防止日光直接照射。如果照射皮肤有烧灼感和刺痒时用0.2%的薄荷淀粉、羊毛脂膏滑石粉、炉甘石洗剂以润泽或止痒，并注意严密观察，局部出现出血、水肿、水泡形成时，涂2%龙胆紫、紫草油；有糜烂时，采用暴露疗法，注意避免感染，可用抗生素软膏、冰片蛋清、羊毛脂膏或蛋黄油等。

五、放疗期间密切注意血象变化，定时复查。

六、放疗后，注意病人照射局部的皮肤，要保持清洁，避免物理和化学刺激，内衣应柔软，饮食应以软食为宜。

七、放疗后产生的各种炎症、损伤应对症处理，嘱病人注意休息，补充营养和维生素，适当使用激素缓解症状。

八、心理护理与健康教育：注意与病人及其家属的沟通，及时解释和说明病情，缓解病人及其家属的紧张和焦虑情绪，使其以愉快的心态配合治疗和护理。向病人及其家属说明疾病的相关知识、治疗护理要点及相关注意事项，并做好出院指导。

第三节　恶性淋巴瘤化疗护理常规

一、按放、化疗一般护理常规。

二、做好心理护理，消除病人恐惧情绪，增强战胜疾病的信心。

三、配合医生做好各种特殊检查，如淋巴管造影、骨髓穿刺等，并做好相关指导。

四、此类病人应以高蛋白、高热量、高维生素、清淡易消化饮食为宜。

五、观察用药反应，发热的病人应鼓励多饮水，防止退热时出汗过多引起虚脱。

六、保持皮肤清洁干燥，对肿瘤引起的皮肤瘙痒，按医嘱对症处理。

七、观察有无上腔静脉压迫症状：头面部及上肢浮肿、口唇发绀、颈静脉怒张、呼吸困难等。应注意保持呼吸道通畅，随时做好气管切开的准备。

八、出现上腔静脉压迫症状时应采取下肢静脉输液，注意控制输液速度。

九、心理护理与健康教育：注意与病人及其家属的沟通，及时解释和说明病情，缓解病人及其家属的紧张和焦虑情绪，使其以愉快的心态配合治疗和护理。向病人及其家属说明疾病的相关知识、治疗护理要点及相关注意事项，并做好出院指导。

第四节　肝癌病人介入治疗的护理常规

一、介入治疗前的护理

1.心理护理：责任护士应全面了解病人病情，向病人介绍介入手术的目的、方法及注意事项，使病人充分了解，并乐于接受治疗。

2.遵医嘱做好各种准备，如备皮、抗生素、麻醉药物、皮肤过敏试验等。

3.嘱病人保证充足的睡眠和休息，摄取营养性食物。

二、介入后的护理

1.将病人安置在准备好的干净病床上平卧12小时，禁食4小时，用沙袋按压穿刺点，预防出血。每1~2小时观察伤口渗血情况，测血压、脉搏并做好护理记录。

2.视病人情况可以考虑适当低流量吸氧，或心电监护。

3.病人主诉疼痛时应注意观察，可以遵医嘱使用止痛药。

4.遵医嘱输液，为病人进行抗炎、止血治疗。对有呕吐者注意防止窒息，并使用止吐剂。

5.做好口腔护理，嘱病人用漱口液漱口，必要时行特殊口腔护理，以保持口腔清洁卫生，预防感染。

6.皮肤护理：肝癌病人多有皮肤瘙痒、干燥现象，嘱病人勿乱抓，使皮肤破损，可以采用温水擦洗。

（叶春春　韩玲　张琨　龙电玲　时均梅　陈艳　侯艳）

第八章 康复科疾病护理常规

第一节 全麻手法复位治疗腰椎间盘突出护理常规

一、定义

全麻手法复位治疗腰椎间盘突出是将传统的推拿手法与现代医学的麻醉手段相结合，在麻醉状态下，病人肌肉充分放松后进行复位。

二、术前护理

1.热情接待，耐心细致地向病人及其家属介绍其治疗目的及效果，以消除病人的顾虑。

2.术前指导和训练病人每天在床上排解大、小便。

3.术前协助病人理发、剃须、洗头、洗澡和修剪指甲。

4.手术当日早上禁食、禁水。

5.术前30分钟肌肉注射阿托品0.5mg。

三、术后护理

1.严密观察生命体征的变化，定时测量T，P，R，BP，并做好记录。

2.病人绝对卧硬板床1周。

3.在医护人员的协助下每2小时行翻身1次。

4.加强营养：每日饮食应保证足够的热量，多食蔬菜、鸡蛋、水果及豆类食品，禁烟、酒和辛辣等刺激性食物。

5.手术1周以后可在适宜的腰围保护下，由护理人员扶起坐在床边，待适应后再下地行走。

四、心理护理与健康教育

注意与病人及其家属的沟通工作，及时解释和说明病情，缓解病人及其家属的紧张和焦虑情绪，使其以愉快的心态配合治疗和护理。向病人及其家属说明疾病的相关知识、治疗护理要点及相关注意事项，并做好住院指导。

第二节　偏瘫的护理常规

一、心理护理

情绪好坏与疾病有很大的关系，良好的积极的情绪可以促进食欲，改善睡眠，提高药效。

1.护士应注意动作轻柔，技术熟练，态度热情，语言亲切得体，以此来安抚病人。

2.对肢体偏瘫的病人，应配合其家属进行有效的疏导，以减轻病人的心理负担，帮助病人顺利度过急性期。

3.遵照康复医生的训练计划，鼓励病人坚持锻炼，但勿操之过急，逐渐加大活动的力度和范围。

4.对丧失信心者，应帮助其分析进展中的障碍，用成功范例说服病人，使其树立信心。

二、早期功能康复训练

防止肢体肌肉挛缩和关节畸形。应使病人保持良好的体位，协助其被动运动。如防止上肢内收挛缩，可在病人腋下放置一个枕头；防止足下垂，可在患肢给予夹板等。应尽早给病人进行被动运动，各关节每日被动运动2~3次，每次每个关节各方向运动5次以上，运动要轻柔，切忌粗暴，以免引起疼痛及损伤组织。

三、防止泌尿系感染、坠积性肺炎、静脉血栓的形成

如病人没有昏迷，后期就可以在床上主动训练，越早越好。尤其是肢瘫引起的肌肉松弛、关节僵直，功能恢复困难很大，需要护士及其家属配合。根据病人肢体瘫痪程度可分主动活动和被动活动训练。

1.主动活动

鼓励病人自身活动，每次训练前，将患肢部位按摩数分钟，嘱病人先做些简单轻柔的活动。

（1）上肢：以大关节开始逐渐向小关节活动发展，做屈伸、举、握、拉运动。

（2）下肢：髋关节、膝关节内外旋、转、屈、伸、抬、蹬等运动。

（3）手指恢复：手指关节做屈伸、对掌、画圈训练。同时可做日常生活训练，如握球、梳头、系扣、解带、进餐等。

2.被动活动

病情稳定12~24小时根据病情对患肢进行康复训练。对长期卧床病人，特别注意加强局部受压部位的按摩，防止长期卧床引起的肌肉萎缩及褥疮。

四、语言障碍训练

1.要反复练习发音，由简到繁，由易到难进行发音词汇的训练。

2.创造良好的语言环境，逐步提高病人的语言表达能力。

第三节　骨折的康复护理常规

一、病人卧于硬板床上，指导及协助病人翻身，保持上下一致，预防压疮的发生。及时更换污染、潮湿的衣服和被单，保持床铺平整、干燥，在骨隆处可贴透明贴加以保护，并注意观察皮肤受压情况。

二、指导肌力训练：应从小到大，由强到弱，避免足下垂、肌肉萎缩、关节僵直等并发症。

三、使用小夹板的病人，夹板与体表之间应用衬垫物，尤其是骨隆部位。

四、四肢骨折者应抬高患肢，使其高于心脏水平。以利静脉回流，尤其是骨隆突部位。

五、密切观察伤肢血液循环，如发现皮肤苍白或青紫，皮温降低，并有剧烈疼痛或麻木时及时调整夹板或松布带，以利肢体血液循环的恢复。

六、生命体征观察，T，R，P，BP，神经反射等情况，如有病人躁动时，应适当约束，注意病人的安全，防止坠床。

七、牵引治疗的病人，护士应指导病人保持正确卧位，根据治疗需要抬高床头或床尾 25~30cm。密切观察患肢血液循环的情况。

八、为防止克氏针眼感染，每天用 75%酒精点滴针眼处 1~2 次，并盖无菌纱布，嘱病人不能用手接触针眼处。

九、为预防泌尿和呼吸道并发症，嘱病人多饮水，加强全身营养，鼓励病人定时抬起上身或坐起，每日多做深呼吸运动，鼓励咳痰，增加肺活量，有利于膀胱内尿液的排空。

十、心理护理与健康教育：注意与病人及其家属的沟通工作，及时解释和说明病情，缓解病人及其家属的紧张和焦虑情绪，使其以愉快的心态配合治疗和护理。向病人及其家属说明疾病的相关知识、治疗护理要点及相关注意事项，并做好住院指导。

第四节　颈椎病护理常规

一、加强心理护理，对焦虑者应给予疏导，向家属和病人说明治疗的目的及应采用的体位和肢位。

二、为病人提供良好的环境，病室有防摔倒设施，协助料理日常生活。

三、体位护理：病人应去枕平卧硬板床，保持颈椎平直，可在头部加枕垫使颈部后伸，以增加舒适感；颈部外固定时限制颈部活动范围，保持其稳定性。

四、术后 6 小时应进食流质饮食，以后逐渐改为半流质或普通饮食。

五、指导临床功能锻炼。包括牵引、推拿、理疗等，治疗中注意观察病人呼吸、感觉及血液循环等情况。

六、防止潜在并发症，即窒息的发生。密切观察治疗后病人有无呼吸困难等缺氧症状，保持呼吸道通畅。

七、防止压疮。定时翻身，翻身时保持头和脊柱轴线一致。动态观察皮肤受压情况，必要时在骨隆突处用透明贴加以保护。

八、健康教育：做好疾病相关知识宣教，避免诱发因素，注意保持正确的体位、坐姿和头位等，注意劳逸结合，避免长时间低头作业。

（韩玲 张琨 龙电玲 时均梅 陈艳 叶春春 孙宁）

第九章　皮肤科疾病护理常规

第一节　湿疹护理常规

湿疹是一种常见的表皮炎症，一般认为与变态反应有较密切的联系。特点是皮肤剧烈瘙痒、可见多种形态的皮疹、易渗，且常反复发作。

一、寻找病因，去除可疑的致病因素。清除体内慢性病灶及其他全身性疾病。

二、注意皮肤卫生，避免搔抓及用肥皂、热水烫洗；应使用全棉内衣，勿过度保暖。

三、饮食护理：忌辛辣刺激性饮食，避免鱼、虾等易致敏和不易消化的食物，应多食蔬菜、水果，注意观察饮食与发病的关系。

保持大便通畅。

四、休息：注意劳逸结合，避免过度劳累和精神过度紧张。应保证充足睡眠。

五、皮损护理

1.根据皮损特点选用适宜的外用药。

2.局部皮损增厚者采用局封或封包。

六、瘙痒护理：酌情给抗组胺类药物，必要时选用镇静催眠药。顽固性瘙痒可用普鲁卡因静脉封闭，注意滴速缓慢。每分钟不超过40滴。

七、继发感染者如发热、淋巴结肿大者，应通知医生，选用抗生素。

八、反复发作者，选用免疫抑制剂，如环磷酰胺。应定期查血象及肝、肾功能。

九、增强机体免疫功能，选用免疫调节剂，如胸腺肽、左旋咪唑。

十、心理护理：应同情、关心病人，多沟通，让其了解湿疹的病因和预防的方法，解释精神因素对治疗效果的直接影响，树立信心，积极配合治疗护理。

十一、健康教育

1.嘱病人加强锻炼，增强机体抵抗力。

2.使病人保持心情舒畅，生活规律化。

3.避免各种可能致病因素。

第二节　带状疱疹护理常规

带状疱疹是由水痘——带状疱疹病毒感染引起，是一种按神经分布，有成簇炎性水疱并伴有神经痛的皮肤病。

一、休息

发热、全身不适者卧床休息。一般不鼓励卧床，日间应适当活动，以保证夜间充足睡眠，对疼痛剧烈者，睡前半小时遵医嘱给镇静催眠药。保持环境安静。

二、饮食

给予高蛋白、高维生素饮食，应多食蔬菜、水果，多饮水，保持大便通畅。忌牛、羊肉、辣椒、酒类等。

三、皮肤护理

剪短指甲，避免搔抓、摩擦及肥皂、热水烫洗。内衣应柔软、使用全棉内衣。衣服、被单污染后立即更换，保持皮肤清洁。

四、眼睛护理

头面部带状疱疹，病毒侵及眶上神经上支者可累及角膜，可引起全眼炎甚至失明。应加强眼部护理，白天定时滴眼药水，夜间用眼膏。

五、皮损护理

1.皮损仅红斑、丘疹用酞丁胺擦剂、阿昔洛韦软膏，每天 3~4 次。

2.有水疱、血疱涂氯强油，每天 3~4 次。

3.若继发感染，擦红霉素、百多邦软膏，每天 3 次。

4.氦氖激光局部照射，每天 1 次，15 分钟/次，注意保护病人眼睛（嘱病人避免直视激光。皮损在面部者，用纱块遮盖眼睛）。

5.皮损结痂时待其自行脱落。

六、疼痛护理

遵医嘱给镇痛剂，如卡马西平、消炎痛、元胡止痛片。氦氖激光局部照射，肌注维生素 B1、B12。与病人多交谈，根据病人爱好，让其听音乐和相声，看电视和小说等，以分散注意力。

七、发热护理

遵医嘱给退热剂，体温超过 39℃者行物理降温。随时擦干汗液，更换汗湿的衣服与床单，防止受凉，保持皮肤清洁干燥。年老体弱者应注意大量出汗引起虚脱。

八、增强机体免疫功能

加强支持疗法，给能量合剂、肌苷，酌情静脉用丙种球蛋白。

九、病情观察

1.观察皮损情况：皮损常单侧分布，一般不超过中线。若皮损泛发，有血疱，且病人精神状况差，提示机体免疫功能极度低下，应考虑体内有潜在恶性肿瘤或其他疾病。

2.观察体温。

3.观察药物疗效及副作用：抗病毒常选用阿昔洛韦等，滴速不宜过快，观察小便及病人自觉症状，如有无肾区不适症状。

十、健康教育

1.出院后近期应注意休息，生活规律化。

2.皮损结痂未脱落者，切勿撕扯。

第三节　急性荨麻疹护理常规

急性荨麻疹俗称"风疹块"，是由皮肤、黏膜血管通透性增加引起的暂时性水肿，病因复杂。

一、避免诱发因素

应仔细寻找诱因，避免引起症状加重的因素（如特定食物、药物、酒精饮料、咖啡、吸烟等）。对致敏药物应有显著标志，杜绝再次发生过敏。

二、对症护理

急性荨麻疹选抗组胺药；腹痛者给予解痉药物，病情严重、伴有休克、喉头水肿及呼吸困难者应立即抢救。

三、心理护理

帮助病人了解疾病有关知识，克服焦虑、悲观等不良心理反应，懂得如何减少机体不适及损伤。

四、皮损护理

夏季可选用止痒液、炉甘石洗剂等，冬季可选用具有止痒作用的乳剂，如苯海拉明霜等。

五、皮肤护理

避免各种外界刺激、搔抓、烫洗等，剪短指甲；婴儿可戴手套，防止搔抓。保持床单干净，勤换内衣。

六、病情观察

1.观察皮损变化，注意皮损的部位、颜色、范围等情况。

2.有无继发感染，有无全身症状如手麻、唇麻、胸闷、心悸、腹痛、腹泻、高热等症状。

3.药物疗效及副作用：用药后皮疹消退情况及抗组胺药物的不良反应，如疲乏、头晕、嗜睡、口干、便秘等情况。

七、健康教育

1.尽量避免可能的致敏环境和各种诱因。

2.发生荨麻疹后应及时到医院就诊。

第四节　银屑病护理常规

银屑病旧称"牛皮癣"，是一种以银白色的鳞屑性炎性斑块为特征的慢性常见性皮肤病。

一、饮食

禁烟、酒，忌浓茶、咖啡、辛辣刺激性食物，少食高脂肪食物。多食蔬菜、水果。

二、休息

适当休息和运动，注意劳逸结合，保证充足的睡眠。

三、皮肤护理

鼓励病人勤洗澡，用中性肥皂，冬季至少每周2次。衣服、被单污染后及时更换，保持皮肤清洁，床铺清洁平整、无渣屑。皮损在头部，每周理发1次，以利药物吸收。剪短指甲，避免搔抓及热水烫洗，应使用全棉内衣。

四、清除感染病灶

如切除或治疗扁桃体炎。避免各种诱发因素，有些药物可能会加剧原有银屑病病情，如抗疟药、β受体阻滞剂、碘化物等应慎用。

五、避免滥用皮质类固醇激素及免疫抑制剂，以免导致红皮病型银屑病。

六、皮损护理

1.根据皮损情况选用外用药。

2.每次涂药前宜洗热水浴，尽量去除鳞屑。

3.协助或指导病人使用外用药，注意将药物均匀地涂擦于皮损上，切勿累及正常皮肤。

4.选用新型外用药时，应先小面积涂擦，观察24小时无反应方可大面积使用，严防接触性皮炎的发生。

5.皮损广泛的应分区涂药，防止面积过大吸收中毒。

6.物理疗法：①皮损恢复期采用矿泉浴或中药浴，每天 1 次，30~60 分钟/次，6 次为 1 个疗程。②氦氖激光血管内照射，每天 1 次，60 分钟/次，7 天为 1 个疗程，间隔 3~5 天再行第二疗程。

七、病情观察

1.观察皮损反应：皮肤针刺（注射、穿刺）、破损后在受损部位出现皮疹为同形反应，是进行期银屑病的特点之一。

2.观察药物疗效及副作用：

（1）用黑豆馏油软膏时，注意观察小便，以防吸收中毒。

（2）口服迪银片，定期检查肝功能。

（3）用免疫抑制剂，如环磷酰胺，定期查血象、肝、肾功能，注意口腔及胃肠道反应，严格掌握适应证及用量，以免导致红皮病型银屑病。

八、心理护理

与病人多交谈，主动介绍疾病的有关预防和保健知识，解释精神因素对治疗效果的直接影响，鼓励病人树立信心，积极配合治疗。

九、健康教育

1.积极治疗体内感染病灶。

2.避免各种诱发因素，如外伤、不当饮食、药物等。

3.保持心情舒畅。

4.注意劳逸结合，养成良好的饮食起居习惯。

第五节　脓疱疮护理常规

脓疱疮是金黄色葡萄球菌（或）乙型溶血性念球菌引起的一种急性化脓性皮肤病，俗称"黄水疮"，好发于儿童。

一、隔离治疗，对污染的衣物及环境应及时消毒，以减少疾病传播。

二、观察病情变化，注意水电解质平衡。

三、创面护理

保持创面干燥，脓疱未破者用 10%硫黄炉甘石洗剂，脓疱较大时应抽取疱液，脓疱破溃者可用 1:5000 高锰酸钾液、0.5%新霉素溶液清洗湿敷，再外用莫匹罗星软膏或红霉素软膏、氯强油（氯霉素、强的松和植物油）等。

四、健康教育

1.注意个人卫生，保持皮肤清洁、干燥、无损伤。

2.加强营养、增加抵抗力，患有瘙痒性皮肤病（如痱子、湿疹）应及时治疗。

3.饮食宜清淡，忌辛辣刺激性食物，多食水果和蔬菜，多饮水，保持大便通畅。

4.勿乱用解热药物。

5.应着全棉、柔软内衣。

第六节　丹毒护理常规

丹毒是由溶血性链球菌所致的皮肤皮下组织内淋巴管及周围组织的急性炎症。

一、遵医嘱及时准确应用抗生素。

二、卧床休息、抬高患肢，保持良好的静脉、淋巴回流、减轻肿胀。

三、局部外敷 20%~30%鱼石脂膏或用 0.1%雷夫奴尔溶液湿敷。理疗如紫外线、超短波等以减轻疼痛、促进炎症消退。

四、观察体温，高热时给予物理降温。

五、接触隔离：防止接触传染。

六、健康教育

1.注意个人卫生，勤洗手、勤剪指甲。

2.积极预防和处理慢性病灶，如扁桃腺炎、龋齿、手足癣等。

3.饮食指导：饮食易清淡，忌辛辣刺激性食物，多食水果、蔬菜，多饮水，保持大便通畅。

第七节　药疹护理常规

药疹又称药物性皮炎，是药物通过各种途径进入人体后引起的皮肤黏膜的炎性反应。

一、立即停用致敏药或可疑致敏药及结构近似药物，避免交叉过敏或多媒介过敏。

二、饮食：忌鱼、虾、海鲜、辣椒、酒等辛辣刺激性食物。多食水果和蔬菜，多饮水。保持大便通畅。

三、注意休息，适当活动，保证充足睡眠，每天不少于 8 小时。

四、加速致敏药物排泄：鼓励病人多饮水，酌情静脉输液。

五、皮肤护理：剪短指甲，避免搔抓、肥皂洗浴、热水烫洗；应着全棉、柔软、宽松的内衣，以保持皮肤、病床清洁。

六、皮损护理

1.无渗液者，擦炉甘石洗剂、倍氯米松霜等，每天 3~4 次。

2.水疱、渗液病人皮损涂氯强油，每天 3~4 次。大于 1 cm 的水疱，应在无菌操作下抽尽疱液，保护疱壁，涂氯强油。

七、病情观察

1.观察皮损情况：若皮损增多，出现水疱，皮肤触痛，提示有重症倾向，及时报告医师。

2.观察体温：病人初期体温正常或低热，突然升高至 39℃左右，可能是重症前驱表现。

3.观察药物疗效及副作用：①如用皮质类固醇激素，观察胃肠道反应、血压以及感染征象，同时注意补钾，维持水、电解质平衡。②静脉推注钙剂速度应缓慢。

4.并发症的观察：①过敏性休克：病人出现胸闷、气促、面色苍白、出冷汗、血压下降、脉搏细弱，为过敏性休克的表现，应采取急救。②重症药疹除皮损外还有肝肾损害，应注意观察。

八、健康教育

1.将已知过敏药物记载于病历上，并在住院一览表、床头卡上注明，嘱病人牢记，避免再次使用。

2.在用药过程中如突然出现瘙痒、丘疹、红斑、发热等反应，应立即停药，及时治疗。

3.使用青霉素、血清、普鲁卡因等药物时，按规定做皮肤过敏试验。

第八节　过敏性紫癜护理常规

过敏性紫癜是一种过敏性毛细血管和细小血管炎，其特征为非血小板减少性紫癜，皮肤和黏膜均可出现淤点，可伴有关节痛、腹痛和肾脏的改变。

一、用可疑致敏药物，去除慢性感染灶，如咽喉炎，扁桃腺炎，龋齿，鼻窦炎等，防治上呼吸道感染。

二、休息：急性期病人应绝对卧床休息，抬高患肢，改善微循环，恢复期可适量活动。

三、饮食：多食蔬菜、水果、蛋白质类（如猪瘦肉、排骨汤、豆制品等）食物，保持大便通畅，禁食牛肉、羊肉、鱼、虾、蟹、海鲜、辣椒、酒、咖啡、浓茶等辛辣刺激性食物。

四、皮肤护理：保持皮肤清洁、病床平整干燥，无渣屑，避免搔抓、摩擦、挤压及肥皂热水烫洗。

五、疼痛护理：对关节型紫癜病人可遵医嘱用非甾体类抗炎药及氨苯砜等，并卧床休息；对腹型紫癜引起的腹痛应嘱病人尽量放松，不要过于紧张和焦虑。

六、病情观察

1.密切观察病情变化，询问病人有无腹痛、黑便、关节痛等不适，腹痛剧烈或黑便者及时报告医生及早处理，以减轻病人痛苦，预防并发症的发生。

2.观察皮损情况。

3.观察药物疗效及作用：①用降低血管通透性的药物（如维生素 C、钙剂等）注意速度不宜过快。②肾型紫癜用环磷酰胺，注意查血象及肝、肾功能。③使用糖皮质激素应观察血压、血糖等。

七、氦氖激光血管内照射，每日 1 次，每次 60 分钟，7 天为 1 个疗程。

八、健康教育

1.避免上呼吸道感染。

2.嘱病人注意休息，避免重体力劳动。

3.让病人养成良好的生活习惯，少食辛辣刺激性食物及导致过敏的食物，多食蔬菜和水果。

第九节　天疱疮护理常规

天疱疮是一组累及皮肤黏膜的自身免疫性表皮内大疱病，共同特征是疱壁薄、松弛易破的大疱，组织病理为棘层松懈所致的表皮内水疱，免疫病理显示角质形成细胞间 IgG、IgA、IgM 或 C3 网状沉积，血清中存在针对桥粒成分的天疱疮抗体。

一、饮食

此类病人应给予高蛋白、高维生素、低盐饮食；忌辛辣刺激性食物及酒类。保持大便通畅，便秘 3 天以上给缓解剂，如麻仁丸等。

二、休息

皮疹泛发者，置单人病房，裸体卧位，放置保护架。保持环境安静。

三、室内温度应恒定，20%左右为宜，湿度 55%~65%。进行治疗、护理时，室温保持 28~30%，避免病人受凉。

四、皮肤护理

剪短指甲，避免搔抓及肥皂、热水烫洗。衣服、床单污染后及时更换，保持皮肤清洁，床铺平整无渣屑。定时更换卧位（让病人自己轻轻移动），翻身后受压部位涂氯强油。每次静脉穿刺前，取纱布 1 块折 4~6 层包裹皮肤再扎止血带，严禁胶布直接贴于皮损处。

五、口腔护理

用 4%碳酸氢钠清洗口腔，每天 2 次，朵贝氏液漱口，每天 5 次。口唇干裂涂清鱼肝油。

六、合并念珠菌感染时，遵医嘱使用抗真菌药物治疗。

七、加强支持疗法，酌情使用白蛋白、复方氨基酸、鲜血或血浆等。

八、皮损护理

1.外用药，以保护创面、抗菌、消炎、收敛为原则，常选用氯强油，每天 3~4 次，每次涂药前，注意清除坏死痂皮。

2.渗液结痂时用生理盐水 500mL 冷湿敷，涂氯强油，每天 3~4 次。

3.大疱者在无菌操作下抽吸，注意保护疱壁。脓疱应剪除疱壁，用 1:8000 高锰酸钾溶液清洗，用无菌棉签揩干，涂百多邦或红霉素软膏，每天 3 次。

4.皮损恢复期酌情药浴，每天 1 次，30~60 分钟/次，6 次为 1 个疗程，注意水温及病人情况。

九、病情观察

1.观察皮损情况，包括颜色、范围、渗液情况，若皮损恢复较慢，应考虑有低蛋白血症。

2.观察生命体征，测体温、脉搏、呼吸、血压，每天4次，注意观察病人的精神状况、食欲、睡眠及大小便等。

3.观察药物疗效及副作用：①皮质类固醇激素宜早期、足量应用，注意消化道反应、血糖、尿糖、感染等。同时补钾，维持水、电解质平衡。②用免疫抑制剂，如环磷酰胺等，应定期查血象及肝、肾功能。

4.并发症的观察：①肺部感染：病人咳嗽，体温升高，如拍胸片确诊。②败血症，体温高达40~41℃，急查血象、做血培养。③观察有无病毒感染，如病毒性角膜炎。

十、心理护理

该病病程较长，病人对治疗容易失去信心。应与病人多沟通，介绍精神因素与治疗的关系。尽量满足病人的合理要求，使之有良好的心态接受治疗。

十一、健康教育

1.嘱病人按医嘱正确、规律服用皮质类固醇激素。

2.加强营养，适当锻炼。

3.按要求定期复诊。

第十节　系统性红斑狼疮（SLE）护理常规

系统性红斑狼疮是红斑狼疮中最严重的类型，可累及全身多个器官，多见于育龄妇女，男女比例约为1:9。本病临床表现复杂各器官、系统的损害可同时或先后发生。

一、饮食：给予高维生素、高蛋白、易消化、低盐饮食。禁辛辣刺激性食物及酒类。

二、休息：活动期应卧床休息，缓解稳定期适当活动。防止劳累，注意劳逸结合，生活规律化。

三、避免日光直接照射：室内挂有色窗帘，外出戴遮阳帽或撑遮阳伞，暴露部位皮肤擦2%二氧化碳霜。

四、避免寒冷刺激：冬季对易受冻部位如双耳廓、手足及脸部应注意保暖，可戴手套，穿厚袜及戴口罩等。

五、活动期避免妊娠，缓解后至少观察半年以上，无复发征象时方可考虑妊娠。若已怀孕，应监测血清抗核抗体、补体、心、肾功能及观察自觉症状。

六、避免各种诱发因素：①对易诱发本病的药物如青霉素、链霉素、磺胺及口服避孕药等均应避免使用。②应防治感冒，避免外伤、精神创伤，保持心情舒畅。

七、皮损护理：皮损擦皮质类固醇霜剂，如倍氯米松霜等，每天3次。

八、发热护理：遵医嘱给退热剂，体温超过39℃者物理降温。应随时揩干汗液，更换汗湿的衣服与被单，避免受凉。

九、病情观察

1.观察生命体征：测体温、脉搏、呼吸、血压每天4次。注意病人的精神状况。

2.观察小便颜色、性质，定期检查。

3.观察药物疗效及副作用：①长期服用氯喹者定期查眼底及视力。②用皮质类固醇激素者应每周测体重，送尿常规1次，定时测量血压，注意消化道反应，定期查电解质。③选用免疫抑制剂，如环磷酰胺、雷公藤等，定期查血液分析、肝、肾功能。

十、心理护理：同情、关心病人，与病人多沟通，引导病人正确认识本病，消除其思想顾虑和恐惧心理，保持乐观情绪，树立战胜疾病的信心。

十一、健康教育

1.嘱病人按医嘱服用皮质类固醇激素，切勿自行减量或停用。

2.按要求定期复诊。

3.避免日晒、寒冷、过劳、感冒、精神创伤和妊娠。

4.保持心情舒畅，生活规律。避免劳累。

第十一节　梅毒护理常规

梅毒是由梅毒螺旋体引起的一种慢性传染病，主要通过性接触和血液传播。可侵犯全身各组织器胃或通过胎盘传播引起流产、早产、死产和胎传梅毒。

一、消毒隔离

1.早期有传染性的病人需隔离，有条件者置单间病房，无条件者实行床边隔离，禁止性生活。

2.病人使用过的内裤应采用煮沸消毒或高压蒸气灭菌。

3.病人用过的衣服、床单、被罩分开清洗、消毒。被褥在阳光下曝晒6小时。

4.病人使用过的针头、注射器、输液器等应立即消毒就地毁形，进行无害化处理。被病人污染的物品应先要求初步处理后再按正常程序进行清洁和消毒。

5.医务人员检查、治疗病人后，用肥皂在自来水下冲洗，注意自我防护。

二、饮食护理：普通饮食，加强营养。忌酒。

三、休息：早期梅毒病人，注意劳逸结合，首剂用药后发热者，卧床休息。晚期梅毒病人应卧床休息，按相应专科护理常规实施。

四、观察药物疗效及副作用：治疗原则应早期、足量、正规。青霉素仍为首选药物，长效西林应深部肌肉注射，推注速度稍快，以免阻塞针头。首剂用药后应观察吉海反应并对症处理，24小时内即缓解，不必停止治疗。

五、心理护理：与病人多沟通，在交谈时须顾及病人的自尊心和社会道德观。以亲切、体贴的态度引导、鼓励病人，耐心、详细地介绍梅毒的危害性和治疗效果。为病人保守秘密，以消除其焦虑、悲观情绪，使其积极配合治疗。

六、健康教育

1.定期复诊，正规治疗后应随访 2~3 年，第一年内每 3 个月复查 1 次。

2.配偶、性伴等必须同时接受检查。

3.嘱病人洁身自爱，避免再次感染。

4.严禁使用不洁的血液和其他生物制品。

（龙电玲 时均梅 陈艳 叶春春 韩玲 张琨 赵媛）

第十章 感染科疾病（传染病）护理常规

第一节 病毒性肝炎护理常规

一、按传染病肠道隔离，隔离至症状消失。乙型、丙型肝炎应注意血源性传播，注射时严格做到"一人一针一管一废弃"，用具应严格消毒。

二、急性期要绝对卧床休息，直至黄染减退，症状基本消失。

三、给予低脂、高碳水化合物、易消化的饮食，重症肝炎限制蛋白质摄入量，有腹水时，给低钠饮食，限制入水量。

四、健康教育：向病人宣传防治肝炎的知识，如一般隔离、消毒常识、禁用对肝脏有害的药物，严禁饮酒，定期复查等。

五、注意观察病情变化，如有出血及神志、性格、行为等改变，提示为肝昏迷先兆表现，要立即报告医师。如出现昏迷，则按昏迷护理常规。

六、有消化道大出血时，应先安定病人情绪，头偏向一侧，密切观察脉搏、血压的变化，详细记录出血量，同时做好抢救准备工作。

七、肝炎病人需定期复查肝功能，为保证肝功能结果的准确性，应空腹抽血，并注意注射器及试管的正确使用，以防溶血。

八、心理护理：此类病人常感到悲观失望，对治疗失去信心，护士应多与病人沟通，减轻心理压力，使其愉快地接受治疗和护弹。

第二节 肝炎肝硬化及腹水护理常规

一、按传染病肠道隔离。

二、卧床休息，做好心理护理，克服悲观情绪。

三、给予高蛋白、高热量、高维生素、低脂饮食，勿进尖硬食物，以免引起食道静脉曲张而破裂出血。

四、密切观察病情变化，注意呕吐物、大便颜色及量，若出现嗜睡，烦躁不安等肝昏迷前期症状，要及时报告医生。

五、避免使用对肝脏有损害的药物（吗啡、四环素等）。

六、随时准备好抢救药械，如三腔二囊管、止血药、输血输液器等。

七、病人如躁动不安，应加床栏或约束带，以防坠床。

八、做好基础护理及消毒隔离工作，积极预防并发症。

九、腹水病人应取半卧位，并限制钠盐摄入，应用利尿剂时注意观察尿量。

十、合并肝昏迷者，应保持大便通畅，减少氨的吸收，禁用肥皂水等碱性溶液灌肠。

十一、健康教育：向患者及其家属解释说明病情、治疗和护理要点，介绍疾病的相关知识及注意事项；平时注意调整饮食结构，注意休息，随时复诊等。

第三节 伤寒护理常规

一、按传染科一般护理常规，肠道隔离至症状消失，体温正常，大便培养连续两次阴性。

二、卧床休息，热退 1~2 周后才可适当活动。

三、给予高热量、少渣、易消化的流质或半流质饮食，应少食多餐；腹胀时应停食牛乳和甜食，恢复期逐渐增加饮食量，但不宜过饱，要严格监督饮食量，忌食质硬、多渣、不易消化的食物，以防肠出血或肠穿孔。

四、高热期做好口腔和皮肤护理，保持清洁。退热后仍应每日测体温三次，继续观察 1~2 周。注意病人的精神状态，如有精神症状时，应专人守护并加床栏，防止发生意外。

五、注意有无并发症的发生，如有生命体征改变及腹痛、便血等；并注意观察用药反应，一旦发现不正常情况应立即报告医师。

六、心理护理与健康教育：注意与病人及其家属的沟通工作，及时解释和说明病情，缓解病人及其家属的紧张和焦虑情绪，使其以愉快的心态配合治疗和护理。向病人及其家属说明疾病的相关知识、治疗护理要点及相关注意事项，并做好住院指导。

第四节 细菌性痢疾护理常规

一、按传染病肠道隔离。

二、急性期因体温高、排便次数多，应卧床休息。

三、多饮水，给予清淡少渣易消化的流质或半流质饮食，忌食刺激性食物。

四、密切观察病情，记录大便次数、性质及量，及时采取大便标本送检。

五、有里急后重者，嘱病人排便时不要过度用力，以免脱肛。便后用吸水性好的柔软卫生纸擦拭或每日用 1:5000 高锰酸钾溶液坐浴，以保持清洁，避免感染。

六、腹痛剧烈时腹部置热水袋热敷。

七、中毒型痢疾的护理：①按高热、昏迷、抽搐护理常规护理；②加强病情观察，注意瞳孔大小及对光反射，发现异常及时报告医师；③严密观察呼吸变化，如发现呼吸不规则、暂停，或抽泣样呼吸等，应及时清除呼吸道分泌物，保持气道通畅，及时给氧，并报告医师进行抢救。

八、根据病情轻重选用抗生素，症状消失后仍用药 3~5 天，至大便培养转阴。

九、心理护理与健康教育：注意与病人及其家属的沟通工作，及时解释和说明病情，缓解病人及其家属的紧张和焦虑情绪，使其以愉快的心态配合治疗和护理。向病人及其家属说明疾病的相关知识、治疗护理要点及相关注意事项，并做好住院指导。

第五节　肝昏迷护理常规

一、按传染病肠道隔离，条件允许给予病人单间治疗。

二、病人采取平卧位，头偏向一侧，保持呼吸道通畅，随时清除口腔内及呼吸道的分泌物，防止痰和呕吐物堵塞而引起窒息，有舌后坠者应托起下颌或用舌钳将舌拉出，缺氧时给氧，必要时行气管插管或气管切开术。切开后应按气管切开术护理，准备好抢救物品，随时配合医生抢救；有假牙的病人应取下假牙，烦躁的病人应使用防护栏或约束带，以防止坠床。

三、密切观察生命体征、神志等变化，详细记录24小时出入量及病情观察情况。

四、做好口腔的护理，用盐水棉球清洗口腔1次/日，可根据口腔感染情况选用不同的溶液漱口，嘴唇干裂者，可以涂擦石蜡油。

五、做好皮肤的护理，经常保持皮肤清洁、干燥、床铺整洁、平坦、柔软，每2小时翻身一次，同时做好记录；若用热水袋保温时必须使用布套，以防烫伤。

六、病人眼睑不能闭合时，应每日用0.25%氯霉素滴眼2次，并涂以抗菌素眼膏或用盐水纱布遮盖，防止角膜干燥、溃疡。

七、根据医嘱给予对症及支持治疗；保证足够的营养和水分摄入，不能进食者，应给予鼻饲，每天5~6次，每次鼻饲量不超过200mL，两次之间可补一定的水分。

八、尿潴留者可用针灸或按摩帮助排尿，无效时可留置导尿管，间歇放尿，每日更换引流袋。

九、肝昏迷时，为减少体内氨的蓄积，合理使用降氨药物，同时遵医嘱给予杜密克加盐水保留灌肠，减少肠胀气，减少氨的吸收。

十、病情稳定后应尽早预防肢体挛缩，进行肢体按摩或帮助病人活动。

十一、心理护理与健康教育：注意与病人及其家属的沟通工作，及时解释和说明病情，缓解病人及其家属的紧张和焦虑情绪，使其以愉快的心态配合治疗和护理。向病人及其家属说明疾病相关知识、治疗护理要点及相关注意事项，并做好住院指导。

第六节　流行性出血热护理常规

一、发热期：严密观察体温的变化和热程的长短，这是估计病情的标志之一。

高热时应按高热常规护理，不宜用酒精擦浴。发热 3~4 天后体温下降时要勤测血压，早期发现低血压，以利早期治疗，观察胃肠道的中毒症状与出血倾向，及时报告医生并做好护理工作；观察尿量及颜色，及时送验，并准确记录 24 小时出入水量。

二、低血压休克期：应有专人守护，定时测血压和脉搏，做好记录。准备抗休克的药物，注意保暖，切忌搬动。

三、少尿期：准确记录 24 小时出入水量，严格控制进液量，供给热量，以口服为主，不能口服者应静脉滴注葡萄糖；密切观察可能发生尿毒症、高血钾、高血容量综合征、心衰、肺水肿、脑水肿、出血及继发性感染等并发症，并做好常规护理。导泻病人应记录大便次数、量和性质；持续尿闭者，在透析期间，应按照透析常规护理。

四、多尿期：症状虽有好转，但仍需注意重症高度衰竭的病人，在医务人员的指导下，逐步增加活动量，切勿麻痹大意，以防发生意外；准确记录 24 小时出水量。尽量鼓励病人进食进水，保持水和电解质平衡。

五、恢复期：应注意休息，一般为 1~3 个月，补充营养，逐渐恢复劳动。

六、心理护理与健康教育：注意与病人及其家属的沟通工作，及时解释和说明病情，缓解病人及其家属的紧张和焦虑情绪，使其以愉快的心态配合治疗和护理。向病人及其家属说明疾病的相关知识、治疗护理要点及相关注意事项，并做好住院指导。

第七节　血吸虫病护理常规

一、急性血吸虫病应住院治疗

1.一般治疗及护理：应卧床休息。给予营养丰富易消化的饮食。对于不能进食者给予葡萄糖静脉滴注。一般情况较差者给予反复小量输血，以改善全身情况。

2.对症治疗：病情较重的高热病人，除按发热常规护理以外，可采用激素治疗，体温下降逐渐减量停药。

3.病原治疗：吡喹酮剂量和治疗疗程可根据病情酌情调整和延长。

二、慢性血吸虫病：以病原治疗为主，应用吡喹酮。遵医嘱给药，看病人服药到口。

三、晚期血吸虫病

1.巨脾型：加强支持疗法，有脾抗者，采用脾切除术，并用吡喹酮做病原治疗。

2.腹水型：应卧床休息，给予低盐、适量蛋白、高热量饮食等加强支持疗法，以改善全身情况。消除腹水，待病情好转后，再考虑用吡喹酮做病原治疗。

3.侏儒型：以吡喹酮做病原治疗。有巨脾及脾功能亢进者，宜先将脾切除，经治疗后对生长发育有较好的效果。

吡喹酮治疗晚期血吸虫病病人，应根据反应情况适量调整其剂量与疗程。

四、心理护理与健康教育：注意与病人及其家属的沟通工作，及时解释和说明病情，缓解病人及其家属的紧张和焦虑情绪，使其以愉快的心态配合治疗和护理。向病人及其家属说明疾病的相关知识、治疗护理要点及相关注意事项，并做好住院指导。

第八节　传染病高热的护理常规

一、诊断未明确被疑为传染病者，应暂时隔离，并配合医生及时留取标本送验，以便早日明确诊断后根据相应疾病给予隔离。

二、卧床休息，若出现谵妄、神志不清、惊厥者，应加床栏，减少刺激，必要时用舌钳将舌拉出，以防坠床和舌咬伤。

三、给予高蛋白、高热量、高维生素易消化的流质或半流质饮食；不能进食者，应鼻饲或按医嘱静脉补液。

四、鼓励病人多饮水，可促进毒素和代谢产物的排泄，避免组织脱水。

五、体温39℃以上者，测量 T，P，R 每 4 小时 1 次，可行头部冷敷，或给予醇浴、温水擦浴，或按医嘱药物降温，降温处理半小时后必须测体温，观察热型及出汗情况，并记录。

六、保持呼吸道通畅，有呼吸困难者，给予氧气吸入。

七、每日用朵贝氏液或生理盐水漱口 3~4 次，口唇干燥者涂以甘油或石蜡油。

八、注意皮肤护理，预防褥疮，大量出汗者，及时更换被单、衣服，防止受凉。

九、心理护理与健康教育：注意与病人及其家属的沟通工作，及时解释和说明病情，缓解病人及其家属的紧张和焦虑情绪，使其以愉快的心态配合治疗和护理。向病人及其家属说明疾病的相关知识、治疗护理要点及相关注意事项，并做好住院指导。

第九节　传染病消化道大出血的护理常规

一、按传染病肠道隔离。

二、重症肝炎、血吸虫肝硬化、肝硬化腹水、肝癌晚期及食道静脉曲张等病人发生消化道大出血时，除了要配合医生紧急抢救外，还要注意对病人的病情观察和护理。

三、大出血时，先安定病人的情绪，消除其恐惧感，同时做好家属的安抚工作，以便取得家属在抢救中的配合。

四、将病人头偏向一侧，清除呼吸道的血块及分泌物，以防引起窒息，保持其呼吸道通畅。

五、根据医嘱给予抢救措施及药物治疗，给予氧气吸入；同时备血准备输血用物。

六、密切观察生命体征及神志变化，观察呕血及便血的性质、颜色和量，及时而准确地记录 24 小时的出入液量及病情变化。

七、观察止血、升压等药物的疗效，做好输血时的巡视，发现问题及时报告医生并处理。

八、做好消毒工作，处理好病床床单的污物，及时更换污染的被服。

九、做好皮肤及口腔护理，使病人清洁而舒适。

十、心理护理与健康教育：注意与病人及其家属的沟通工作，及时解释和说明病情，缓解病人及其家属的紧张和焦虑情绪，使其以愉快的心态配合治疗和护理。向病人及其家属说明疾病的相关知识、治疗护理要点及相关注意事项，并做好住院指导。

（时均梅　陈艳　叶春春　韩玲　张琨　龙电玲　张萍萍）

第十一章　神经内科疾病护理常规

第一节　昏迷护理常规

一、保持呼吸道通畅：病人应取侧卧位，以利口腔分泌物的引流，并及时取下义齿和清除口腔中的痰液、黏液或呕吐物，以免进入气管造成呼吸道阻塞或吸入性肺炎的发生。

二、安全防护：如有躁动不安，加用床栏杆，以防坠床、跌伤和碰伤。

三、严密观察病情变化：按医嘱进行体温、脉搏、呼吸、血压、瞳孔及意识状态等方面的观察。当病情突变或出现呼吸、循环功能衰竭或大吐血时，立即报告医生，及时给予或加大吸氧；及时吸痰，保持呼吸道通畅，并进行人工呼吸和体外心脏按压，遵医嘱注射呼吸、循环兴奋剂。呼吸浅表微弱者，应加放胸部护架，以减轻被褥对胸廓的压力。

四、饮食护理：按医嘱进行鼻饲（禁止经口喂食），鼻饲量一次不宜过多，温度不宜过冷或过热，速度不宜过快，以免发生呕吐。

五、眼部护理：眼睑不能闭合者，可用凡士林油纱布覆盖，并定时滴入抗生素滴眼液或涂以金霉素眼药膏，以防止暴露性角膜炎或溃疡的发生。

六、口腔护理：每日用生理盐水、3%双氧水或硼酸水清洗口腔2~3次。

七、皮肤护理：每2小时翻身1次，并保持床褥、被单干燥平整，以防压疮的发生。并注意修剪指（趾）甲，以防抓伤。

八、大小便护理：大便秘结时，可给予开塞露等栓剂或肥皂水灌肠。腹泻时，应注意防止肛门周围糜烂。小便潴留时，可予以留置导尿管。放置或更换导尿管时，应严格遵守无菌技术操作原则，并做好（特别是女病人）会阴部的清洁卫生。

九、注意保暖，防止受凉。对高温病人，除采用物理降温外，应及时适当地减少所盖被物，以利散热，防止中暑。

十、心理护理和健康教育：病人处于昏迷状态时注意做好与家属的沟通工作，及时解释和说明病情，缓解病人及其家属的紧张和焦虑情绪。病人清醒后，通过多种形式及时了解病人的心理活动及需求并予以满足，以取得病人对治疗和护理的配合。鼓励病人树立战胜疾病的信心。做好出院指导。

第二节　脑出血护理常规

一、病人卧床休息，保持安静。尽量减少搬动和刺激，以防止再出血的发生。

躁动者加用床栏以防坠床和跌伤，必要时遵医嘱给予镇静剂。

二、病情观察：严密观察病人的意识、瞳孔、体温、脉搏、呼吸和血压的变化，并注意有无脑疝先兆。出现病情变化时，应及时报告医生，给予相应的抢救措施。

三、保持呼吸道通畅，维持呼吸功能：每 2 小时翻身、拍背、吸痰 1 次。如有舌后坠，可置入咽导管，以解除上呼吸道的机械性梗阻。如气管内分泌物多而深，且不易咳出或吸出者，应及早做好气管切开的准备。如有呼吸衰竭迹象时，除报告医生外，应同时做好人工呼吸的急救准备。

四、饮食护理：应以低盐、低脂、高蛋白、维生素丰富、高纤维素的食物为宜。急性期 72 小时内应禁食。对昏迷或吞咽困难者，给予鼻饲饮食并按鼻饲护理常规进行护理，每日口腔护理 1~2 次，加强对胃部应激性溃疡出血的监护。当病情好转和意识恢复后，鼓励病人自行进食。

五、观察并记录 24 小时出入液量，维持水电解质平衡。此类病人往往有不同程度的脑水肿和心、肺、肾各脏器的功能紊乱，在早期又常需进行高渗性脱水治疗，如入量一时过多，就会加重脑水肿和心肺等脏器的功能障碍；入量过少又不能满足正常循环和代谢的需要，故应准确而及时地记录 24 小时出入液量。

六、加强皮肤护理：对有意识障碍或严重偏瘫者，每天用温水擦浴 1~2 次，保持皮肤清洁；注意床铺清洁、干燥和平整；定时翻身，每 2 小时 1 次，防止压疮发生。

七、加强瘫痪肢体功能锻炼：瘫痪肢体应置于功能位置，并用足托、棉垫加以保护；加强早期被动运动和按摩（每日 2~3 次，每次 15 分钟），康复期后鼓励病人主动锻炼，以预防瘫痪肢体的挛缩、畸形、关节的强直、疼痛的发生，有利于促进患肢功能的恢复。

八、加强大小便的护理：有尿潴留者，应予留置导尿管，注意严格遵守无菌技术操作原则，并保持（特别是女病人）会阴部的清洁，并注意定时夹闭尿管以训练膀胱功能；便秘者应定期给予通便药物，并嘱病人排便时勿用力过大过猛，以防再次出血（昏迷者按昏迷病人护理常规护理）。

九、心理护理和健康教育：病人处于昏迷状态时注意做好与家属的沟通工作，及时解释和说明病情，缓解病人家属的紧张和焦虑情绪。病人清醒后，通过多种形式及时了解病人的心理活动及需求并予以满足，以取得病人对治疗和护理配合。鼓励病人树立战胜疾病的信心和勇气。做好出院指导。

第三节　脑梗死护理常规

一、病情观察：加强对意识、瞳孔、血压、脉搏、呼吸和偏瘫等方面的观察，如有加重或异常者，应及时报告医生并继续监护。

二、瘫痪肢体及言语功能锻炼：对瘫痪肢体应早期进行被动运动和按摩，每日

2~3 次，每次 15 分钟左右。进入康复期后，应鼓励病人逐渐进行主动锻炼，逐渐增加活动量，以防止瘫痪肢体的挛缩、畸形、关节僵直疼痛的发生，促进神经功能的恢复。对言语困难者，可先试用手姿或笔谈了解病人的意见和要求；稍有恢复即应鼓励病人加强语言功能锻炼。

三、对吞咽困难者，应酌情予以鼻饲，以免误入气管而发生意外。

四、加强皮肤护理：对有意识障碍或严重偏瘫者，每天用温水擦浴 1~2 次，保持皮肤清洁；注意床铺清洁、干燥和平整；定时翻身，每 2 小时 1 次，防止压疮发生。

五、饮食护理：给予低盐、低脂、高蛋白、高纤维、维生素丰富、易消化的食物。不能自行进食者应给予鼻饲流质饮食。

六、加强生活护理：行走不稳者，需多加帮助，防止跌伤或烫伤等。对伴有精神症状者，晚间须加床栏防止坠床和跌伤。

七、心理护理和健康教育：注意做好与病人及其家属的沟通工作，了解病人的心理活动及需求并予以满足；鼓励病人表达自己的担心和不安，及时向病人说明病情、治疗和应注意的相关事项，使病人以愉快的心态配合治疗和护理。做好出院指导。

第四节　　眩晕护理常规

一、眩晕发作时护理：卧床休息，减免头颈部的活动和声光刺激。呕吐剧烈者，应及时清理呕吐物，并报告医生酌情给予镇静止吐剂，尽快地控制病情。

二、发作后护理：保持情绪稳定，保证充足睡眠，枕头不宜过高，保持颈部正常位，防止复发；加强生活护理以防跌伤、烫伤等意外的发生。

三、饮食护理：应以低盐、低脂、高蛋白、维生素丰富、高纤维素的食物为宜。

四、心理护理和健康教育：及时向病人和家属说明病情和治疗状况，了解病人的心理活动及需求并予以满足；鼓励病人表达自己的担心和不安，及时向病人说明病情、治疗状况和应注意的相关事项，使病人以愉快的心态配合治疗和护理。做好出院指导。

第五节　　低钾性周期性麻痹发作护理常规

一、病人应卧床休息，加强生活护理。

二、严密观察肢体和呼吸肌的瘫痪情况。如有呼吸和脉搏加快变弱，应立即报告医生，并做好有关抢救的准备工作。

三、适当地控制碳水化合物类饮食，且以少量多餐为宜，切忌暴饮暴食。并注意不要给这类病人静脉注射葡萄糖类药物，以免诱发周期性麻痹症的发作。

四、病情控制后，可适当地鼓励病人自行活动，以加速身体功能的恢复。但需加强行立时的安全，以防止跌伤。

五、心理护理和健康教育：及时向病人和家属说明病情和治疗状况，了解病人的心理活动及需求并予以满足；鼓励病人表达自己的担心和不安，及时向病人说明病情、治疗和应注意的相关事项，使病人以愉快的心态配合治疗和护理。做好出院指导。

第六节　急性感染性多发性神经炎（格林－巴利）护理常规

一、加强心理护理：早期病人因发病甚急，肢体瘫痪较重，生活不能自理，重症者伴有呼吸困难和缺氧不适，病人会出现紧张、焦虑情绪，情绪极为焦虑，此时应加强心理护理。

二、病情观察：应严密观察体温、脉搏、呼吸和血压的变化，如有脉搏增快、血压上升或下降、口唇、指甲有发绀等表现，提示病人缺氧严重，应立即给氧和吸痰，以保持呼吸道通畅。及时报告医生并配合处理。

三、呼吸道管理：早期应注意加强呼吸道的护理和肺部并发症的防治。如咳嗽反射微弱，痰液黏稠、部位较深且不易咳出时，除加强吸痰、给氧、帮助咳痰和翻身外，应及时做好气管内插管或气管切开以及人工呼吸等急救方面的准备。

四、瘫痪肢体的护理：定时翻身和改变瘫痪肢体的位置，并使其处于最大功能位置，以防止肢体的挛缩、畸形和足下垂。每日应进行被动运动和按摩 2~3 次，每次 20 分钟左右，应鼓励病人主动运动。

五、加强饮食、皮肤、口腔等基础护理。对吞咽困难者应给予鼻饲流质饮食，并做好口腔护理；每 2 小时翻身 1 次，以防压疮发生。当恢复期开始后，病人一般出汗较多，异味较大，应勤于擦澡及换洗衣服。

六、健康教育：及时向病人及其家属说明病情、治疗和护理情况及应注意的相关事项，宣传相关疾病知识及自我保健常识。做好出院指导。

第七节　重症肌无力护理常规

一、危象发作时的护理

1.改善和维护呼吸功能：对有呼吸困难者，应及时进行人工呼吸。对自主呼吸突然骤停者，可行气管内插管和使用人工呼吸器，以尽快纠正缺氧，同时应充分吸痰，以保持呼吸道通畅。

2.快速应用抗危象药物，尽快解除危象。

（1）肌无力危象时，可用新斯的明 1mg 肌注或 0.5~1.0mg 静脉推注，需要时还可定期重复使用，至症状获得改善并能自动吞咽时，可迅速改为口服。

（2）胆碱能危象时，应立即停用一切抗胆碱酯酶类药，同时应用解磷定和阿托品等解毒药物。

二、危象解除后的护理

1.用药护理：一旦危象解除后，应要求病人按时服用维持剂量的溴化新斯的明或吡啶斯的明等抗胆碱酯酶类药物，不断巩固和增强疗效。对胆碱能性危象病例更应特别注意，一旦危象解除，如不及时加用适量的抗胆碱酯酶类药物，又易导致肌无力性危象的发生。

2.密切巡视和观察：此类病人往往由于语音低微甚至完全不能发声而无法自行呼救。特别是对那些常在夜晚入睡后发生危象的病人，更要随时加强巡视，否则会延误抢救时机，甚至可立即危及病人的生命安全。

3.饮食护理：此类病人往往有咀嚼、吞咽困难，故应妥善安排好服用抗胆碱酯酶类药物的时间和进食时间。一旦肌力恢复，护理人员应立即帮助病人进食。饮食一般应以软食为宜。对服药后仍不能自动进食者，应给予鼻饲，以免发生窒息和吸入性肺炎。

4.注意防止外伤：此类病人常伴有肢体无力，在活动后病情易加重，故当病人下床活动，特别是去厕所及洗漱室时，应有人陪伴，以防外伤。

5.预防危象发作：

（1）避免肌无力症状加重的各种因素：过度劳累、外伤、服药不当、精神创伤、感染中毒以及腹泻等。

（2）按医嘱要求为病人提供口服药：无力自行服药者需护理人员帮助病人服药到口，以免用量不足或不及时而导致肌无力性危象的发生；同时又要善于观察和发现由于服用抗胆碱类药物过量时所导致的一些中毒症状，以防胆碱能性危象的发生。

三、心理护理与健康教育：注意做好与病人及家属的沟通工作，及时解释和说明病情，缓解病人及其家属的紧张和焦虑情绪，使其以愉快的心态配合治疗和护理。向病人及其家属宣传与疾病相关的知识、治疗护理要点及相关注意事项等。做好出院指导。

第八节　癫痫护理常规

一、病情发作时的护理

1.防止舌咬伤：尽快地将缠有纱布的压舌板，紧急情况下可用筷子，或用毛巾、手绢或衣角卷成小布卷置于病人的口腔内的一侧上下臼齿之间（绝不能放于上、下门牙之间，更不能用金属物品撬开门牙，而造成牙齿的严重损伤），以防咬伤舌头和颊部。有假牙者应立即取出。

2.呼吸道：及时解开衣领、衣扣和裤带，以减少呼吸道阻塞，及时改善缺氧状况，使呼吸道畅通。

3.防止损伤：应在病人四肢大关节处稍加压力和保护，以防关节脱臼、骨折。

4.防止坠床：此类病人应有专人陪伴或加床栏杆，防止坠床、跌伤等。

二、癫痫连续状态时的护理

1.静脉注射用药注意事项

（1）通过静脉注入较大剂量的阿米妥钠或安定等药物时，应缓慢注射，同时应严密观察病人的呼吸、脉搏情况，如有呼吸变浅或脉搏变慢，应暂停注射；如出现自主呼吸骤停，应立即停止注射并行人工呼吸和给氧。因这类药物均有抑制呼吸、心跳功能的毒副作用。

（2）严格遵医嘱准时给药，以尽快控制癫痫病发作。

2.严密观察病情变化：严密观察神志、瞳孔、体温、脉搏、呼吸、血压、抽搐发作情况，以了解呼吸、循环功能及脑水肿的情况。病情时有变化，应及时报告医生并配合处理。体温高热时给予有效物理降温。

3.观察并记录出入液量，维持水电解质平衡。按医嘱严格控制输液量、速度以及鼻饲量，以免液体入量一时过多，导致脑水肿的加重或脑疝形成。

4.加强呼吸道管理和其他方面的护理，及时吸痰保持呼吸道的通畅，并注意翻身后头侧向一侧，给予氧气吸入以改善脑缺氧；注意口腔卫生和防止受凉；注意皮肤的护理、翻身以防止压疮，对易磨损的关节处，应用棉垫或棉圈加以保护，以防止在抽搐时皮肤被擦伤。应尽早上鼻饲管以保证药物的应用和营养的供给。

二、癫痫发作间歇期的护理

1.嘱病人勿单独远离病区活动。癫痫发作频繁者，在病室内的活动也应予以限制。

2.必须按医嘱定时服用抗癫痫药，切勿骤停、骤减或骤换其他药物，以防再次发作。

3.禁烟、酒、辛辣刺激物，勿暴饮暴食，平H饮水量亦适当限制，生活要有规律，应避免过度劳累、饥饿和快速奔跑等，以免诱发癫痫。

4.出院时应嘱病人勿登高、潜水、驾车及在有危险的机器旁工作，以免发生危险；注意随身携带癫痫诊疗卡片，并注明单位、住址，以便紧急情况下使用。

三、心理护理

癫痫患者因随时有发作的可能且需要长期服药，影响正常学习、生活和工作，有沉重的心理负担。护士应及时与病人及其家属沟通，了解病人的心理动态及需要，鼓励病人树立战胜疾病的信心，以愉快的心情配合治疗和护理。

第九节　蛛网膜下腔出血的护理

一、急性期保持病室安静，绝对卧床休息 4~6 周，避免情绪激动，尽量减少搬动和刺激，防止发生再次出血。躁动者应使用床栏防止坠床和跌伤，必要时遵医嘱给予镇静剂。

二、病情观察：定时测量体温、脉搏、呼吸、血压；观察神志、瞳孔及头痛情况，注意有无脑疝先兆，如出现病情变化，及时报告医生，给予相应的抢救措施。

三、头痛剧烈者应遵医嘱给予止痛剂，使用钙通道拮抗剂者注意观察血压的变化。

四、保持大、小便通畅及会阴部清洁。便秘者定时给予通便药物，避免用力排便，防止再次出血。

五、加强皮肤护理，对意识障碍者，应定时翻身，防止压疮的发生。

六、将患侧肢体置于功能位置，以防止发生关节僵直、畸形、挛缩及肌肉废用性萎缩。

七、饮食护理：给予清淡、易消化、高维生素饮食。昏迷者给予鼻饲，鼻饲者按鼻饲常规护理，每日口腔护理 1~2 次。病情好转后，嘱其自行进食。

八、心理护理和健康教育：及时向病人和家属说明病情和治疗，了解病人的心理活动及需求并予以满足；鼓励病人表达自己的担心和不安，及时向病人说明病情、治疗和应注意的相关事项，使病人以愉快的心态配合治疗和护理。做好出院指导。

第十节　中枢神经系统感染的护理

一、急性期卧床休息，严密观察病人的意识、体温、脉搏、呼吸、血压的变化。有精神症状者应遵医嘱给予约束带及镇静剂，做好交接班。

二、对腰穿病人术前做好解释工作，消除病人顾虑，术后去枕平卧 6 小时，并加强生活护理。

三、对昏迷或吞咽困难者，给予鼻饲饮食并按鼻饲护理常规进行护理，每日口腔护理 2 次，加强对胃部应激性溃疡出血的监护。当病情好转和意识恢复后，鼓励病员自行进食。

四、加强大、小便护理。有尿潴留者，应予留置导尿，严格遵守无菌技术操作原则，并保持（特别是女病人）会阴部清洁，并注意定时夹闭尿管以训练膀胱功能；便秘者应定期给予通便药物。

五、对有意识障碍或严重偏瘫者，定时翻身，防止压疮的发生。瘫痪肢体应置于功能位置，并用足托、棉垫加以保护；加强早期被动运动和按摩（每日 2~3 次，每次 15 分钟），康复期后鼓励病人主动锻炼，以预防瘫痪肢体的挛缩、畸形、关节强直、疼痛等发生，有利于促进瘫痪肢体功能的恢复（昏迷者按昏迷病员护理常规进行）。

六、心理护理和健康教育：及时了解病人的心理活动及需求并予以满足；鼓励病人表达自己的担心和不安，及时向病人说明病情、治疗状况和应注意的相关事项，使病人以愉快的心态配合治疗和护理。做好出院指导。

第十一节　急性脊髓炎的护理

一、急性期卧床休息，注意观察呼吸频率、节律、深浅度的变化，保持呼吸道通畅，维持呼吸功能。发现异常，及时报告医生处理。

二、对腰穿病人术前做好解释工作，消除病人顾虑，术后去枕平卧 6 小时，并加强生活护理。

三、加强皮肤护理，每日温水擦浴 1~2 次，保持皮肤清洁。保持床铺清洁干燥、平整，每 2 小时翻身 1 次，动态观察皮肤受压情况，做好护理记录，防止压疮发生。

四、加强肢体功能锻炼。对截瘫者用足托、棉垫加以保护；加强早期被动运动和按摩（每日 2~3 次，每次 15 分钟），康复期后鼓励病人主动锻炼，以预防瘫痪肢体挛缩、畸形、关节强直、疼痛等发生，促进瘫痪肢体功能的恢复（昏迷者按昏迷病员护理常规进行）。

五、加强大、小便护理。有尿潴留者，应予留置导尿，严格遵守无菌技术操作原则，保持（特别是女病人）会阴部清洁，并注意定时夹闭尿管以训练膀胱功能；便秘者应定期给予通便药物。

六、加强饮食护理，给予高蛋白、高维生素及高纤维素的饮食，以保持足够的营养及利于病人排便。

七、心理护理和健康教育：及时了解病人的心理活动及需求并予以满足；鼓励病人表达自己的担心和不安，及时向病人说明病情、治疗状况和应注意的相关事项，使病人以愉快的心态配合治疗和护理。做好出院指导。

第十二节　应用自动呼吸器时护理常规

一、密切注意呼吸器的呼吸活瓣接头与病人气管插管或气管导管是否衔接紧密。

二、密切注意呼吸器各个部件是否运转正常，各管道和活瓣有无漏气和阻塞，各呼吸活瓣开关是否及时，病人胸廓活动度和两肺呼吸音是否合适，病人的自主呼吸频率与呼吸器的呼吸频率能否同步，病人有无不适或痛苦表情等，如有异常应及时查明原因并正确处理。

三、密切注意所调节的呼吸频率（一般在 14~16 次/分，如病人有自主呼吸则力求能与其同步），呼、吸的时间比值（一般为2:1）和潮气量（成人为每次10毫升/立方分米体重）等是否合适，如不合适则要根据病人的实际情况予以重新调整。如处理有困难时，应及时报告医生。

四、定期观察吸气末时的气道内压力（正常为15毫米汞柱），以便不断地了解肺部的功能情况。

五、注意向雾化瓶内加入雾化液，以保持进入肺内的空气湿度和符合生理上的需要。如雾化瓶装有自动加温设备者，应注意调整水温，严防水温过高和发生气管黏膜的烫伤。

六、记录自动呼吸器每次启用和停用的时间、气道内的压力、所调的呼吸频率、呼和吸的时间比值以及潮气量和雾化瓶内液体消耗量。

七、加强病情观察和吸痰，并充分利用吸痰间隙和自动呼吸器的停用过程，至少每4小时给气管或气管导管外面的乳胶气囊放气1次，以防气囊对气管黏膜的压迫过久而引起黏膜缺血和坏死。

八、意识清醒的病人，常担心呼吸器突然发生机械故障而无法呼救，为此，应有专人护理，保证机械呼吸的安全和有效，消除病人的紧张和恐惧心理。

九、加强医疗护理工作中的计划性，减少不必要的医疗护理操作，让病人有充分的休息睡眠时间，以利其体力的恢复。

十、加强生活护理和基础护理。

十一、心理护理和健康教育：即使是清醒病人，也无法说话。应鼓励病人用手势或笔谈方式表达自己的担心和不安，了解病人的心理活动及需求并予以满足。及时向病人说明病情、治疗状况和应注意的相关事项，使病人以愉快的心态配合治疗和护理。做好出院指导。

（叶春春　韩玲　张琨　龙电玲　时均梅　陈艳　孙宁）

第十二章　精神科疾病护理常规

第一节　精神疾病一般护理常规

一、按入院程序办理手续，按护理病历书写要求完成护理病历。

二、非睡眠时间组织病人参加集体活动（特殊情况除外）。

三、集体用膳制，对拒食及特殊情况者给予个别处理。

四、随时注意病人冷、热及个人卫生。

五、发药时检查口腔、手指缝等处，以防藏药。

六、督促病人按时休息，照顾病人的生活起居。

七、提高警惕，加强巡视，特别注意厕所角落等处，防止意外事件的发生。

八、进行心理护理，使病人在生理、心理各方面都处于接受治疗和管理的最佳状态。

第二节　兴奋状态病人的护理常规

一、做好心理护理，接触兴奋状态病人时态度要和蔼，避免刺激性言语。

二、将兴奋状态的病人安置在一级病房，每日做晨、晚间护理，口腔护理等，防止并发症发生。

三、利用病人的特点开展好工娱治疗。

四、持续观察兴奋躁动的病人病情的变化，保证治疗及时完成并观察治疗后的反应。

五、约束保护病人时，严格按程序进行，防止并发症的发生。

六、保证病人充分休息和营养的摄入，必要时鼻饲流质饮食。每日入量不得少于 2500mL。

七、测体温时做到"手不离表"，防止破损及其他意外发生。

第三节　抑郁状态病人的护理常规

一、提高警惕，置病人于工作人员的视线下，及时发现病人的情绪变化及异常言行。

二、落实基础护理。

三、约束保护病人时防止并发症的发生。

四、耐心与病人交谈，了解病情，及时完成医嘱并观察治疗后的反应。

五、保证病人营养的摄入，必要时喂食或鼻饲。

六、注意睡眠，不让病人蒙头睡觉，睡眠障碍者遵医嘱做处理。

七、做好心理护理，调动病人积极良好的情绪，学习新的应对技巧。

第四节　木僵病人的护理常规

一、注意保护性医疗制度，不要在病人床前随意议论病情。

二、落实基础护理，预防压疮。

三、约束保护病人时防止并发症的发生。

四、将病人安置在易观察的床位，防止病人被伤和伤人行为的发生。

五、掌握木僵病人的特点，加强生活护理，保证病人营养摄入。

六、针对病人精神运动呈深度抑制，但意识清楚的特点做好心理护理，注意在治疗护理过程前、中、后期与病人沟通，态度要温和，动作要轻柔。

第五节　妄想状态病人的护理常规

一、了解妄想状态病人的心理特点，避免触及病人妄想内容的言语，当病人主动讲述病情时，不要与其争辩或过早地批判。

二、根据病人的特点和爱好，鼓励其参加娱乐活动，以转移其注意力。

三、当同室病友被涉及为怀疑对象时及时分开。

四、当工作人员被涉及为怀疑对象时切忌过多解释，应减少或避免接触，并注意安全。

五、严防病人在妄想内容支配下发生意外。

第六节　幻觉状态病人的护理常规

一、密切观察病人的言语、情绪和行为等表现，以掌握幻觉出现的次数、内容和时间。

二、掌握病人的心理活动特点，防止病人在幻觉状态下发生意外。

三、鼓励病人参加娱乐活动，以转移注意力。

四、创造良好的睡眠环境，因幻觉有时在安静或入睡前出现。

第七节　焦虑状态病人的护理常规

一、评估病人的焦虑程度及躯体情况。

二、加强心理护理，以支持和疏泄疗法为主，帮助病人了解疾病，消除疑虑。

三、教会病人应对焦虑的方法，如放松、深呼吸、静坐、散步等。

四、对焦虑症状严重的病人，护士应多陪伴，增强病人的安全感。

五、鼓励病人以适当的方式表达其感觉，减少病人的心理负担。

六、鼓励和带领病人参加娱乐治疗和各项文体活动，以减轻或消除症状。

七、必要时遵医嘱给抗焦虑药物帮助病人控制焦虑症状。

第八节　恐惧状态病人的护理常规

一、评估引起病人恐惧的原因及有关因素，如环境不熟悉、自尊受威胁等。

二、病人有恐惧时，及时给予帮助。适时陪伴病人，给病人以安全感。

三、帮助病人学习减少恐惧情绪的技巧，介绍松弛的方法，使其经常保持放松状态。

四、根据病人的心理特点，培养其在实践中增强适应能力，培养良好的个性和坚强的意志品质，以增强应激能力，降低恐惧的程度。

五、鼓励病人进行使其感到安全的活动，并提供轻松的环境。

第九节　意识障碍病人的护理常规

一、安置在抢救室，工作人员做到"四轻"，防止激怒和不良刺激。

二、适当保护病人，防止跌伤和坠床。

三、密切观察病情和生命体征，做好护理记录。

四、落实基础护理，保证足够营养，预防压疮。

五、保证治疗顺利进行，发现病情变化及时与医生联系。

第十节　电痉挛治疗病人的护理常规

一、做好心理护理，向病人解释电痉挛的目的、程序、需配合的方面及注意事项，避免紧张和恐惧的心态，争取病人的合作。

二、完成治疗前的各项准备工作。

三、保持治疗室安静，按要求准备好各种急救药品和器械。

四、执行电痉挛操作规程，防止并发症的发生。

五、治疗结束后酌情保护病人。

六、密切观察病情和生命体征，做好护理记录。

（叶春春　韩玲　张琨　龙电玲　时均梅　陈艳 孙宁）

第十三章　老年呼吸系统疾病护理常规

第一节　大咯血护理常规

一、注意心理护理：咯血病人常情绪紧张、恐惧，借助屏气而减少失血诱发喉头痉挛，血液引流不畅形成血块导致窒息。此时做好解释工作消除病人的紧张和恐惧心理，告诉病人咯血时不能屏气，鼓励病人轻轻咳出滞留在呼吸道的积血，避免呼吸道阻塞。

二、卧床休息，宜取平卧位，头偏向一侧，轻轻将血咳出，保持呼吸道通畅，若为肺结核咯血则应向患侧卧位，防止病灶向对侧播散和利于健侧通气。

三、遵医嘱应用收缩血管药，如脑垂体后叶素做静脉注射或静脉滴注，速度需缓慢。在用药过程中和用药后需注意观察有无腹痛、便意、心悸、面色苍白等反应，反应严重时，应做相应处理。

四、东莨菪碱肌注或内关穴位注射，止血效果较佳。本药具有阻断神经节后末梢释放乙酰胆碱的作用，使心肺血液转流到四肢及其他部位而引起"内放血"的作用，使血管压力降低而止血。

五、做好备血、配血的准备工作，小剂量多次输新鲜血，有一定止血效果。

六、吸氧：采取高流量间断吸氧。

七、急救车内备齐急救药品与物品，如开口器、压舌板、吸引器、气管插管、支气管镜等。

八、观察生命体征的变化，准确记录咯血的量、颜色、性状。

九、如果发现有窒息先兆，应立即用导管吸取血块，对已有窒息者应迅速抱起其双腿呈倒立状，使上半身向下与地面呈 45~90°角。托起头部向背屈，撬开牙关，清除口腔内的血块，轻拍背部以利血块的咯出，并用 22 号导管进行抽吸，若无效，立即配合医生做气管插管或气管镜吸取血块，呼吸道通畅后，可以加压给氧，并按医嘱给予呼吸兴奋剂。

十、大量咯血暂禁食，咯血停止后，可给少量温或凉的流质饮食。多饮水，多食含纤维素食物，继续卧床休息，保持大便通畅，直至完全好转。

十一、及时为病人漱口、擦净血迹，保持口腔清洁、舒适，防止口腔异味刺激而引起再度咯血。

十二、心理护理与健康教育：注意与病人及其家属的沟通，及时解释和说明病情，缓解病人及其家属的紧张和焦虑情绪，使其以愉快的心态配合治疗和护理。向病人及其家属说明疾病相关知识、治疗护理要点及相关注意事项等，并做好出院指导。

第二节　呼吸衰竭护理常规

一、一般护理

注意室内清洁、温暖。室温维持在 25℃左右，湿度 55%~65%，定时用 2‰过氧乙酸喷雾，或采取开窗换气等方法净化室内空气。给予高蛋白、高维生素易消化饮食，保证机体的需要。

二、保持呼吸道的通畅

1.对清醒病人鼓励用力咳嗽排痰。

2.对咳嗽无力者 1~2 小时翻身一次，并给予拍背，使指关节微屈，手呈扶碗状从肺底由外向内，由下向上轻拍，以震动气道，边拍边鼓励病人咳嗽，使痰易于排出。

3.对无力咳嗽和昏迷病人，准备吸痰盘，吸痰前充分给氧，取仰卧位，每次吸痰时间不能超过 15 秒。

三、合理氧疗

对低氧血症伴高碳酸血症者，应给予低流量（1~2 升/分）、低浓度（25%~30%）持续吸氧，在使用辅助呼吸器和呼吸兴奋剂时，给氧浓度可稍高，动态进行血液气体分析监测。给氧方法可采取鼻塞法。其特点：此方法简单舒服，可减少气流对鼻腔黏膜的损伤，通过鼻腔的生理净化，病人感到舒适，很少被分泌物阻塞。不存在重复呼吸问题，不影响口腔护理和进食。缺点是：分泌物多、易滑脱。

四、密切观察病情变化

1.神志：神志和精神的改变可以反映病情的变化，尤其对发现肺性脑病先兆极为重要。由于夜间二氧化碳潴留加重，易出现某些精神症状，如精神恍惚、多语或躁动、头痛、失眠而白天嗜睡等症状的病人。

2.皮肤及面部：皮肤发绀反映缺氧的程度。皮肤温暖潮红、多汗、眼球结膜充血、水肿，常是二氧化碳潴留的征象。

3.呼吸、心率、血压：注意呼吸的深浅，频率和节律，早期可有心率加速，血压上升，后期当心功能失代偿期可致心率缓慢、血压下降而引起周围循环衰竭。

4.瞳孔：两侧瞳孔不等大提示脑水肿而并发脑疝。

5.痰量及性状：痰量及颜色的改变，可以直接反映感染的程度和治疗效果。如痰量增多，黄色脓性，表明感染加重。

6.尿量及粪便的颜色：尿量多少反映病人体液平衡和心肾功能的情况，应每日准确记录尿量，危重者记录每小时尿量；呼衰病人常合并消化道出血，应注意观察粪便颜色，并做潜血试验，以便及早发现。

7.观察使用呼吸兴奋剂的反应：使用呼吸兴奋剂后，若出现颜面潮红，面部肌肉颤动、烦躁不安等现象表示使用过量，应该减慢滴速或停用。

8.呼吸器的监护，按使用呼吸器监护时的护理进行。

五、心理护理与健康教育

注意与病人及其家属的沟通，及时解释和说明病情，缓解病人及其家属的紧张和焦虑情绪，使其以愉快的心态配合治疗和护理。向病人及其家属说明疾病相关知识、治疗护理要点及相关注意事项等，并做好出院指导。

第三节　休克型肺炎护理常规

一、体位：去枕采用平卧位或休克卧位（头和腿均抬高30°，躯干平卧即仰卧中凹位，昏迷病人头偏向一侧）。

二、保暖：大多数病人有体温下降、畏冷，需适当保暖，但忌用热水袋置于体表加温，以防皮肤血管扩张，减少回心血液而不利于抗休克。

三、吸氧：对休克的病人，不论有无发绀，均应及时给氧，提高血氧含量。

四、迅速建立静脉通道，以利补充血容量和保证静脉给药，必要时准备做静脉切开。

五、密切观察意识、体温、脉搏、呼吸、血压及脉压变化，每2~4小时测量血压并做记录。

六、观察皮肤的颜色及温度、湿度，若面、唇、甲床苍白或肢端厥冷，表示血液灌注不足，前额和四肢冷汗表示交感神经因极度紧张趋向衰竭。

七、休克期每小时记录尿量3次，一般要求每小时尿量维持在30mL以上。

八、备齐各种抢救物品和药物，饮食给予高热量含维生素的流质饮食，不能进食者给予鼻饲，及时准确记录生命体征的变化及其出入液量。

九、预防并发症的发生：如防止输液过快、过多引起急性肺水肿。对年老体弱者要注意预防尿道感染，做好皮肤的护理，预防褥疮的发生。

十、心理护理与健康教育：注意与病人及其家属的沟通，及时解释和说明病情，缓解病人及其家属的紧张和焦虑情绪，使其以愉快的心态配合治疗和护理。向病人及其家属说明疾病相关知识、治疗护理要点及相关注意事项等，并做好出院指导。

第四节　哮喘持续状态护理常规

一、休息与卧位：绝对卧床休息，采取舒适的半卧位或坐位。

二、病情发作严重时应专人护理，消除病人紧张恐惧的心理，及时准备好抢救用药，如吸引器。

三、根据医嘱迅速使用解除支气管痉挛的药物。

四、鼓励病人多饮水，防止脱水造成痰液黏稠不易咳出。在静脉输液时应观察滴速及输液的量，准确记录24小时的出入液量。

五、对痰多而黏稠者，可用药物祛痰。如氯化铵或超声雾化吸入，可用湿化呼吸道、翻身、拍背等方法，帮助痰液排出。若呼吸困难仍不缓解，应通知医生，并做好气管插管和气管切开的准备工作。

六、严密观察血压、呼吸、脉搏、心率、神志变化及血气分析监测，以掌握病情发展及呼吸衰竭和代谢紊乱。

七、纠正缺氧状态：一般情况下鼻导管吸氧，每分钟氧流量可为2~3升，氧气应湿化，吸入25%~28%浓度的氧后可维持适当的血氧饱和度。

八、积极控制感染，准确而及时留取痰培养及药敏，为医生提供选择有效的抗生素。

九、减少病室内过敏源的种类和数量。

十、心理护理和健康教育：注意与病人及其家属的沟通，及时解释和说明病情，缓解病人及其家属的紧张和焦虑情绪，使其以愉快的心态配合治疗和护理。向病人及其家属讲解疾病的相关知识、治疗护理要点及相关注意事项等。

第五节　自发性气胸护理常规

一、自发性气胸患者应卧床休息，血压平稳者取半坐卧位，以利于呼吸，护理人员应协助咳嗽、排痰及胸腔引流病人，每2小时翻身一次。如帮助有胸腔引流管病人翻身时，要防止引流管脱落。

二、剧烈咳嗽者给予镇咳药，防止胸腔内压力增高，裂口扩大，同时安慰病人，以消除病人的紧张情绪。

三、氧气吸入：以高浓度间断给氧，流量2~4升/分。吸氧可加快胸腔内气体的吸收，减少肺活动度，促使胸膜裂口愈合。

四、做好普鲁卡因和青霉素的皮试。

五、备好胸腔排气物品（人工气胸包、人工气胸机）。

六、若为张力性气胸，应立即准备胸腔插管引流的用物，并按外科胸腔闭式引流常规护理进行。

七、密切观察呼吸频率、深度及呼吸困难的表现和血氧饱和度变化，必要时监测动脉血气分析。如出现心率加快、血压下降、发绀、出冷汗、心律失常甚至休克，要及时通知医生并配合处理。

八、给予营养充足而富有纤维素的食物，既保证足够的热量，又保持大便通畅，防止腹压增加而加重气胸。

九、鼓励病人每 2 小时进行一次深呼吸和咳嗽练习，以促进受压萎陷的肺组织扩张，加快胸腔内气体的排出，促进肺尽早复张。应尽量避免用力咳嗽。

十、健康教育和心理护理：注意与病人及其家属的沟通，及时解释和说明病情，缓解病人及其家属的紧张和焦虑情绪，使其以愉快的心态配合治疗和护理。向病人及其家属讲解疾病的相关知识、治疗护理要点及相关注意事项等。教会病人自我放松的技巧，如缓慢深呼吸、全身肌肉放松、听音乐、广播或看书、看报，以分散注意力减轻病痛。

第六节　慢性支气管炎护理常规

一、注意调节病室内空气，保持适宜的温度、湿度减少烟雾、花粉等过敏源的接触。

二、注意保暖，防止受凉而加重感染。

三、指导痰多、黏稠、难以咳出的病人多饮水，鼓励排痰，咳痰不畅时可通过蒸汽吸入或超声雾化吸入，促进痰液的排出。指导病人采取有效咳嗽方法，协助病人翻身、胸部叩击和体位引流，以利于分泌物的排出。

四、鼓励病情较轻的病人下床活动，病情较重伴发热者应卧床休息。

五、为减少对呼吸道黏膜的刺激，应劝告病人戒烟。

六、及时留痰液做细菌和霉菌培养，选择有效的抗生素，避免二重感染。

七、氧疗护理：此类病人宜采取持续低流量（1~2 升/分钟）、低浓度（24%~28%），氧气吸入，并注意观察疗效，保持输氧导管的通畅。

八、饮食：给予高蛋白、高热量、高维生素、易消化饮食。

九、加强适当的体育锻炼，增强体质，提高免疫能力，锻炼应量力而行，循序渐进，以不感到疲劳为宜；可进行床上运动、散步、慢跑、太极拳、体操等有效的呼吸运动。

十、心理护理与健康教育：注意与病人及其家属的沟通，及时解释和说明病情，缓解病人及其家属的紧张和焦虑情绪，使其以愉快的心态配合治疗和护理。向病人及其家属讲解疾病的相关知识、治疗护理要点及相关注意事项等，提高病人对预防治疗疾病的认识程度，减少发病，并做好出院指导。

第七节　支气管扩张护理常规

一、急性感染或病情严重者应卧床休息。室内宜保持空气流通，冬季宜有保暖设备，避免病人受凉，以免加重病情。

二、饮食宜高热量、高蛋白、高维生素饮食，少食多餐以补充机体消耗。鼓励病人多饮水，每天 1 500mL 以上，充足的水分可稀释痰液，有利于排痰。

三、病情观察：注意观察痰的颜色、性质、量，需要时留痰标本送检；观察咯血程度，如出现气促发绀，说明病情严重；如有发热、咳嗽加剧，提示继发感染，需及早应用抗生素。

四、顺位排痰：根据病变部位，指导病人采取不同体位。方法是：病灶侧取于高位，引流的支气管开口向下。每日顺位排痰 1~3 次，每次 15~20 分钟。一般在餐前引流，避免在饱餐后进行顺位引流。引流时观察病人的反应，如有脸色苍白、发绀、心悸、呼吸困难等异常现象应立即停止。年老体弱，高热及咯血者不做。

五、加强基础护理：注意口腔清洁，饭前、饭后要漱口，以祛除口臭，并减少呼吸道感染的机会。

六、注意观察体温、脉搏、呼吸的变化。

七、避免诱因，如戒烟，避免接触呼吸道感染病人。

八、心理护理和健康教育：注意与病人及其家属的沟通，及时解释和说明病情，缓解病人及其家属的紧张和焦虑情绪，使其以愉快的心态配合治疗和护理。向病人及其家属讲解疾病的相关知识、治疗护理要点及相关注意事项等，并做好出院指导。

第八节　成人呼吸窘迫综合征护理常规

一、纠正缺氧，克服肺泡萎陷，吸入高浓度或纯氧。使 PaO_2 提高至较低的安全水平（60~70mmHg），避免长期使用高浓度氧（50%以上）以免氧中毒，但通常的鼻塞或面罩吸氧难以纠正缺氧状态，必须及早应用机械通气。

二、病情观察

1.观察病人呼吸困难的程度、特点。此类病情常表现为进行性呼吸窘迫。

2.观察咳嗽、咳痰的性质、痰的颜色及量，并做好记录。

3.在应用 α 受体阻滞剂或其他血管舒张剂时，注意观察血压；在应用抗血小板凝聚剂、肝素、低分子右旋糖苷，活血化瘀的中药时，应注意皮肤有无出血点的出现。

4.记录 24 小时出入液量，限制水分摄入，进低盐饮食。

5.动脉血气监护。

6.如需机械通气，应向病人或家属说明使用呼吸机的重要意义，指导病人如何配合机械通气和如何以非语言方式表达其需要等事项。

7.当病人自主呼吸能维持机体适当的通气时，应及时实施撤机方案，尽量避免病人对呼吸机的依赖而造成停机困难。

8.心理护理与健康教育：注意与病人及其家属的沟通，及时解释和说明病情，缓解病人及其家属的紧张和焦虑情绪，使其以愉快的心态配合治疗和护理。向病人及其家属讲解疾病的相关知识、治疗护理要点及相关注意事项等，并做好出院指导。

第九节　弥漫性致纤维性肺泡炎护理常规

一、心理护理：由于此病病程长，反复发病，常出现焦虑、孤独、愤懑等心理，护理人员应及时缓解病人不良的心理状态，使病人以愉快的心态配合治疗和护理。应根据病人的具体情况给予相应的护理。

二、休息：根据病人的具体情况，如病情轻者可下床活动，有呼吸困难者，可采取半卧位。

三、饮食护理：宜进高蛋白、高维生素、富有营养易消化的饮食。

四、氧气吸入：可适当提高氧浓度，但不能超过50%，否则容易发生氧中毒。输氧过程中应注意观察氧疗效果，并做好记录。向病人及其家属说明氧气使用中的注意事项，保证用氧安全。

五、继发感染者应注意观察体温，并做好记录。观察咳嗽、咳痰的性质、痰量、痰的颜色；及时给予抗生素治疗。

六、应用糖皮质激素治疗时，给药时间、剂量要正确，注意观察药后反应及药物的副作用。

七、健康教育：注意与病人及其家属的沟通，及时解释和说明病情，向病人及其家属讲解疾病的相关知识、治疗护理要点、相关注意事项及自我保健常识等。

（韩玲　张琨　龙电玲　时均梅　陈艳　叶春春　曹翠君）

第十四章　老年心血管疾病护理常规

第一节　慢性肺源性心脏病护理常规

一、按慢性病期护理

本病早期呼吸循环功能尚能代偿，病人健康状况良好，劳动不受影响，失代偿期肺组织破坏和肺功能严重损害，病人在并发上呼吸道感染时可诱发呼吸衰竭或心力衰竭，此时须按危重病期护理。

二、病情观察

注意有无上消化道出血、心律失常、休克、肾功能减退、电解质紊乱及酸碱平衡失调等。

1.注意病人神志、精神变化；心律、心率的改变；皮肤黏膜色泽、温度、出汗情况等，如病人有神志恍惚，表情淡漠、嗜睡、兴奋、烦躁、谵妄等，提示有肺性脑病先兆。发绀反映缺氧，在耳垂、口唇及指甲较为明显。皮肤潮红、温暖湿润往往是高碳酸血症的表现；皮肤苍白、发绀和冰冷，为休克征象。

2.观察咳嗽、痰液量、性质及呼吸的深浅、快慢、节律的变化等。如阻塞性肺气肿的病人，呼吸多为深缓，呼气延长；病情严重的病人可出现呼吸急促、潮式呼吸，甚至呼吸暂停。肺心病并发感染时痰液由黏液转为脓性，量增多；痰呈黄绿色者应密切注意绿脓杆菌感染。

3.肺心病功能失代偿期病人常因进食少，长期低盐、呕吐、利尿等引起低钾、低氯和低钠血症。低钾、低氯血症，可导致代谢性碱中毒。低钠血症主要表现为神志淡漠、无言语，反应迟钝、乏力、嗜睡等。尿少病人应注意血钾增高。

三、用药注意事项

慎用镇静剂和禁用麻醉剂，以免诱发呼吸抑制和肺性脑病；氨茶碱静脉注射速度宜慢；长期使用抗生素，应注意观察有无双重感染；服用祛痰止咳药，应鼓励病人咳嗽，以使痰液排出。

四、清除痰液，保持呼吸道通畅

若痰干结黏稠，可做蒸汽吸入或雾化吸入，或做环甲膜穿刺，经常翻身叩背，有利于痰的引流。

五、正确合理氧疗

对低氧血症伴高碳酸血症者，应给予低流量（1~2 升/分钟）、低浓度（25%~30%）持续吸氧。

六、血气分析的血液标本采集

用干燥无菌的 2mL 注射器先抽吸肝素溶液 0.5ml（含肝素 750u），并来回抽推活塞，使之匀布空筒内壁，然后排出多余的肝素溶液。在无菌操作下抽取动脉血 2mL，抽出针头迅速刺入软木塞内，以隔绝空气，立即送检。

七、心理护理与健康教育

注意与病人及其家属的沟通，及时解释和说明病情，缓解病人及其家属的紧张和焦虑情绪，使其以愉快的心态配合治疗和护理。向病人及其家属讲解疾病的相关知识、治疗护理要点及相关注意事项等。

A.出院指导：指导病人避免各种诱发因素，注意保暖，防止呼吸道感染。适当做呼吸功能锻炼，提高呼吸道防御能力。

第二节　急性肺水肿护理常规

一、发现病人出现肺水肿症状时，立即停止输液或将输液速度降至最低。

二、及时与医生联系进行紧急处理。

三、将病人安置为端坐位，双下肢下垂，以减少回心血量，减轻心脏负担。

四、加压给氧，减少肺泡内毛细血管渗出，同时湿化瓶内加入 20%~30%的酒精，改善肺部气体交换，缓解缺氧症状。

五、遵医嘱给予镇静、扩血管和强心药物。

六、必要时进行四肢轮流结扎，每隔 5~10 分钟轮流放松一侧肢体止血带，可有效地减少回心血量。

七、认真记录病人抢救过程。

八、病人病情平稳后，加强巡视，重点交接班。

九、心理护理与健康教育：注意与病人及其家属的沟通，及时解释和说明病情，缓解病人及其家属的紧张和焦虑情绪，使其以愉快的心态配合治疗和护理。向病人及其家属讲解疾病的相关知识、治疗护理要点及相关注意事项等，并做好出院指导。

第三节　心力衰竭护理常规

一、一般护理

1.根据心功能情况决定活动和休息原则：心功能一级病人，可不限制活动，但应增加睡眠时间；轻度心衰（心功能二级）病人，可起床轻微活动，但需增加睡眠时间；中度心衰（心功能三级）病人，以卧床休息限制活动量为宜；严重心衰（心功能四级）病人必须严格卧床休息，给予半卧位或坐位。

2.摄入低热量饮食。以低钠、易消化清淡饮食为宜；选择富有维生素、钾、镁和含适量纤维素的食品；避免进食产气及刺激性食物；宜少食多餐。

3.保持大便通畅。

4.给予氧气吸入，一般流量为2~4升/分钟。

5.加强皮肤口腔护理。为防止感染及发生压疮，可用温热水清洁和按摩局部皮肤。

6.严格控制输液量和输液速度，一般为每分钟20~30滴，如使用中心静脉压监测时，应定时观察监测情况，以防加重心衰及诱发水肿发生。

7.心理护理：安慰消除病人的恐惧心理。

二、病情观察和对症护理

1.严密观察病情变化，及时发现心律失常、电解质紊乱、洋地黄中毒、心跳骤停等先兆，以便及时抢救。

2.观察及处理急性左心衰：如发现病人突然极度呼吸困难、发绀、恐惧、烦躁、大汗淋漓、咳嗽伴哮鸣音、咯大量粉红色或白色泡沫痰时，提示出现急性左心衰，应迅速将病人取端坐卧位，双腿下垂，给予高流量吸氧，每分钟4~6升，严重者面罩加压吸氧，氧气经过30%~40%酒精滤过吸入，或给予消泡净（二甲基瓦硅油）吸入。必要时用四肢加压带（或用血压计袖带、止血带代之），进行四肢轮换加压，每15分钟轮换放松其中一个，压力比舒张压略高即可，以减少静脉血液回流，减轻心脏前负荷，改善心衰。使用血管扩张药时应专人观察，密切注意血压变化，调节注射速度。如心率增快超过20次/分钟，血压下降超过20mmHg应立即报告医生进行处理。

3.长期使用利尿剂者，应注意低钠、低钾症状的出现，如全身无力、反应差、神经反射减弱、腹胀、尿潴留等，应按医嘱补充钾盐及放宽饮食中钠盐的限制。

三、心理护理与健康教育

1.注意与病人及其家属的沟通，及时解释和说明病情，缓解病人及其家属的紧张和焦虑情绪，使其以愉快的心态配合治疗和护理。向病人及其家属讲解疾病的相关知识、治疗护理要点及相关注意事项等。

2.做好出院指导，避免情绪激动和过度劳累，合理调节饮食；保持大便通畅和充足的睡眠。

第四节　冠心病心绞痛护理常规

一、给予低钠、低脂、低热量、低胆固醇易消化饮食，多食蔬菜、水果，戒烟酒、浓茶、咖啡等刺激性食物，以防引起冠状动脉痉挛，加重心肌缺血缺氧。

二、避免劳累、情绪波动、精神紧张、饱餐、感冒等诱发因素，做好心理护理和卫生宣教。

三、心绞痛的典型表现：为突然发生的、短暂的（1~5分钟即可缓解）胸骨后或心前区疼痛，并可向左臂放射，伴四肢冰冷、面色苍白等。处理要点如下：

1.立即让病人静坐或卧床休息，停止一切活动，解开衣领。

2.使用见效快的血管扩张药，如硝酸甘油喷雾剂吸入，或硝酸甘油片 0.3~0.6mg 舌下含化，但注意严格掌握剂量，每次不应超过 0.6mg，间隔 5 分钟后可再次用药，避免血压下降。

3.给予氧气吸入，氧气流量 3~4 升/分钟。

4.对诊断尚未明确或对病情需做进一步估计者，应在心绞痛发作时录取心电图，并密切观察神志、脉搏、血压的变化。

四、若病人疼痛持续 15 分钟以上或服药不缓解，要注意与心肌梗死前综合征相区别，立即报告医生，及时采取有效的措施。

五、做好心理护理，心绞痛发作时病人有濒死恐惧感，要关心安慰病人，解除其思想顾虑。

六、健康教育：解释疾病的相关知识，提高病人对预防治疗疾病的认识程度，减少发病，教会病人使用硝酸甘油及保管方法，熟悉药物的副作用，并要随时携带。

第五节 心脏介入术护理常规

一、术前护理

1.详细采集病史资料，包括药物过敏史等。

2.配合医生完成术前检查，签署术前同意书。

3.皮肤准备：两侧腹股沟及会阴部备皮。

4.遵医嘱行青霉素、普鲁卡因皮试以及碘过敏试验，并做好记录。

5.指导病人练习呼气、屏气、咳嗽动作，练习床上排便、进食等活动。

6.保证病人术前充分休息。

7.术前 2 小时禁食禁饮，排尽小便。

8.心理护理：向病人及家属介绍心导管手术的意义、方法、必要性和安全性，解除病人紧张恐惧心理，以取得配合。

二、术后护理

1.同导管室医生交接伤口情况，了解术中情况。

2.监测生命体征，给予床边心电图，行心电监护观察有无心律失常。

3.取平卧位，术侧肢体以弹力绷带加 1kg 砂袋压迫穿刺部位 4~6 小时，肢体制动 6~12 小时，密切观察穿刺部位出血情况，12 小时后若无渗血渗液情况，可鼓励病人下床活动。

4.观察穿刺部位有无出血、血肿，若发现出血，及时用手压迫止血，观察足背动脉搏动情况。

5.遵医嘱给予抗炎、抗凝、补液治疗。

6.加强生活护理。

7.指导病人术后多喝水，将体内的造影剂尽快排出，术后 24 小时内咳嗽、打喷嚏时应轻轻压住腿部伤口，以免震动引起疼痛或出血。

8.如有腰痛、尿潴留、低血压、造影剂反应和血栓形成等应及时通知医生，给予对症处理。

三、心理护理与健康教育

注意与病人及其家属的沟通，及时解释和说明病情，缓解病人及其家属的紧张和焦虑情绪，使其以愉快的心态配合治疗和护理。向病人及其家属讲解疾病的相关知识、治疗护理要点及相关注意事项等，并做好出院指导。

（张琨　龙电玲　时均梅　陈艳　叶春春　韩玲　孙宁）

第十五章 老年内分泌疾病护理常规

第一节 甲亢危象护理常规

一、嘱咐病人绝对卧床休息，加强心理护理，解除病人紧张情绪。对烦躁不安者可适当给予镇静剂，如安定 5~10mg，对神志不清及昏迷病人，应立即给予氧气吸入、导尿，准确记录 24 小时出入液量，并详细记录重病护理记录单。

二、根据医嘱迅速给予抗甲亢药物，如他巴唑 20~40mg 口服 6 小时一次，神志不清者经鼻饲给药。

三、迅速建立静脉通道，以保证药物的供给。

四、严密观察病情变化，注意血压、脉搏、呼吸、心率改变，每半小时测量一次，发现异常及时通知医生。观察体温的变化，每 2 小时测量一次，并记录在重病护理记录单上。高热者给予物理和药物降温，必要时人工冬眠。

五、给予高热量饮食，鼓励病人多饮水，饮水量一天不少于 2000~3000mL，以补充出汗、呼吸加快等所丢失的水分。禁止摄入刺激性食物及饮料，如禁浓咖啡等，以免引起精神兴奋。

六、昏迷者防止吸入性肺炎，需加强皮肤护理，预防压疮的发生。

七、避免诱发甲亢危象的各种诱因。如精神刺激、感染、任意停药、手术和同位素碘治疗前准备不充分。

八、心理护理与健康教育：注意与病人及其家属的沟通，及时解释和说明病情，缓解病人及其家属的紧张和焦虑情绪，使其以愉快的心态配合治疗和护理。向病人及其家属讲解疾病的相关知识、治疗护理要点及相关注意事项等。

第二节 酮症酸中毒护理常规

一、绝对卧床休息，注意保暖，须防压疮及继发感染。

二、出现抽搐、昏迷时，应专人护理，配合抢救，填写重病护理记录单。

三、监测并记录血糖、尿糖、血酮、尿酮水平以及动脉血气分析和电解质变化，注意有无水、电解质及酸碱平衡紊乱。及时留取标本，每 1~2 小时测血糖、血酮及留尿查尿糖、尿酮，按时复查血电解质及二氧化碳结合力。

四、加强口腔护理，防止吸入性肺炎，并经常翻身，注意皮肤护理，预防压疮的发生；注意鼻饲管及导尿管的护理，防止继发感染。

五、昏迷者按昏迷常规护理。

六、密切观察病情变化，如神志状态、瞳孔大小和反应，呼吸、血压和心率等，并详细记录出入液量和胰岛素的用量。

七、立即建立两条静脉通路，正确执行医嘱，保证液体和胰岛素的准确输入。

八、心理护理与健康教育：注意与病人及其家属的沟通，及时解释和说明病情，缓解病人及其家属的紧张和焦虑情绪，使其以愉快的心态配合治疗和护理。向病人及其家属说明疾病相关知识、治疗护理要点及相关注意事项等。

第三节　糖尿病护理常规

一、一般护理

一般糖尿病按慢性病期护理。保持病室清洁、空气清新、保暖，避免与呼吸道病人接触，防止呼吸道感染。由于病人皮肤易发生瘙痒、多汗，故很易引起化脓性毛囊炎、疖、痈等皮肤病。因此应勤洗澡、勤换内衣，保持皮肤清洁，以预防皮肤感染。按时测量体重，以做计算饮食和观察疗效的参考。

二、饮食护理

1.向病人解释饮食治疗的重要性，应严格按照规定进餐，不能另加其他食物和甜食。

2.护士平时须经常督促并查看病人是否将规定的膳食全部吃完。如有剩余，必须退回营养室，以便计算实际进食量，供营养师做治疗中的参考。并应扣除相应的胰岛素注射量，以免发生低血糖反应。

3.应用胰岛素者进餐须准时，一般在注射后 30 分钟进食，以免发生低血糖。

三、检验标本的收集

1.24 小时尿糖定量标本收集：准备干净带盖的容器。嘱病人将当日清晨 7 时之前排的尿倒掉，将以后直至次日清晨 7 时所排的尿全都收集于容器内，送检验科。

2.血糖标本：用干燥的注射器采静脉血 1mL 放于血糖生化抗凝试管中摇匀，并及时送检验科。

3.口服葡萄糖耐量试验：试验于清晨进行，并于前晚 8 时起禁食，清晨先采空腹血标本放置于有抗凝剂的试管内摇匀，防止凝固。然后用温开水 250~300mL 溶解葡萄糖粉 100g 迅速服完。隔 0.5、1、2、3 小时各采集血液标本 1 次。在试验过程中，不得进任何食物。

四、胰岛素使用中的注意事项

1.胰岛素应放置于阴凉处，最好置冰箱内。但将胰岛素从冰箱取出后勿立即使用。应待其与室温一致后使用。

2.注射时用 1mL 注射器抽吸药物，以保证剂量准确。

3.两种胰岛素合用时应先抽吸正规胰岛素，后抽吸鱼精蛋白锌胰岛素。

4.必须经常更换皮下注射部位，消毒严格以防感染。防止局部红肿、疼痛及皮下结节形成。

5.正规胰岛素须在饭前 30 分钟皮下注射，鱼精蛋白锌胰岛素须在早饭前一小时皮下注射，以免发生低血糖。

6.密切观察有无胰岛素过量而引起低血糖反应。

五、酮症酸中毒的护理

病人应绝对卧床休息，注意保暖，按时清洁口腔、皮肤，预防压疮和继发感染等，昏迷者按昏迷常规护理，应密切观察病情变化，如神志状态、瞳孔大小和对光反应、呼吸、血压和心率等，并详细记录出入液量和胰岛素剂量。每 1~2 小时测血糖、血酮及留尿查尿糖、尿酮，按时复查电解质及二氧化碳结合力。

六、心理护理

注意与病人及其家属的沟通，及时解释和说明病情，缓解病人及其家属的紧张和焦虑，养成良好的饮食、运动规律，使病人以愉快的心态配合治疗和护理。

七、出院指导

告知病人出院后仍需控制饮食，并强调饮食管理对本病的重要意义。使之掌握有关治疗糖尿病的知识，特别要学会操作尿糖定性试验。出院后仍须坚持继续检验。凡继续使用胰岛素治疗的病人，须教会皮下注射的方法与部位，药品保存及使用时注意事项。指导病人了解低血糖的症状及处理方法。注意个人卫生，防止发生感染。

（龙电玲 时均梅 陈艳 叶春春 韩玲 张琨 高磊）

第十六章　急诊科疾病护理常规

第一节　急性左心衰的护理常规

一、病人取坐位，双腿下垂，减少静脉回流。

二、吸氧：湿化瓶内加 50%酒精或其他制剂，降低肺泡泡沫表面的张力，使泡沫破裂液化，以利呼吸道通畅。

三、测血压、脉搏、呼吸，做心电图，按常规进行心电监测。

四、严重气急、烦躁不安者，遵医嘱使用吗啡。

五、遵医嘱使用快速利尿剂，并观察利尿剂效果，记录 24 小时出入液量。

六、使用洋地黄者要注意观察病情及毒性反应，如厌食、恶心、呕吐、腹泻和各种心律失常等，如有上述反应，立即报告医生，立即停药或减量。

七、心理护理：以高质量的护理取得病人的信任，做好病人和家属的安慰和解释工作，给病人以心理支持，以利于早日康复。

八、健康教育：向病人及其家属讲解疾病的相关知识、治疗护理要点及相关注意事项及自我保健常识。

第二节　呼吸衰竭护理常规

一、严密观察病情变化，注意神志、呼吸、心率、血压的变化。按常规进行心电监测。

二、持续低流量吸氧，吸氧浓度 1~2 升/分钟，可减轻对呼吸的抑制，有效地改善缺氧状况。

三、保持呼吸道通畅：使头偏向一侧，协助病人翻身拍背，促进痰液排出，并备好吸痰器。

四、慎用镇静剂，如病情需要则应密切观察呼吸的深度、频率、节律、次数，发现异常及时报告。

五、人工呼吸机的使用。

六、做好重病护理记录。

七、心理护理与健康教育：注意与病人及其家属的沟通，及时解释和说明病情，缓解病人及其家属的紧张和焦虑情绪，使其以愉快的心态配合治疗和护理。向病人及其家属讲解疾病的相关知识、治疗护理要点及相关注意事项等。

第三节　休克护理常规

一、取仰卧中凹位，心源性休克者酌情半卧位。

二、注意保暖。

三、给予氧气吸入，保持呼吸道通畅。

四、严密观察神志、瞳孔、体温、脉搏、呼吸、血压的变化，做好重病护理记录，按常规进行心电监测。

五、开放静脉通道 1~2 条，必要时可采用中心静脉置管输液。并遵医嘱给药。

六、严密观察病情变化，准确记录 24 小时出入液量，严重休克者应留置尿管。

七、心理护理与健康教育：注意与病人及其家属的沟通，及时解释和说明病情，缓解病人及其家属的紧张和焦虑情绪，使基以愉快的心态配合治疗和护理。向病人及其家属说明疾病相关知识、治疗护理要点及相关注意事项等。

第四节　急性有机磷中毒护理常规

一、病人安置：迅速安置病人于抢救室内，脱去污染衣物，注意保暖，污染的皮肤用肥皂水彻底清洗，眼部污染用 2% 碳酸氢钠溶液冲洗，防止毒物持续吸收，同时立即通知医生。

二、呼吸管理：病人头偏向一侧，及时清除和吸引呼吸道的分泌物和呕吐物，以保持呼吸道通畅。给予氧气吸入。若呼吸困难、微弱或停止，应立即行气管插管。

三、立即洗胃：洗胃要求及时洗、反复洗、彻底洗，可用生理盐水、温开水或 2%~4% 碳酸氢钠溶液（温度 25~38℃为宜）每次 300~500mL，反复清洗。若敌百虫中毒禁用碳酸氢钠溶液洗胃，以免变成毒性更强的敌敌畏。洗胃的时间和灌洗的量不受限制，直至清亮无味为止。

四、立即开放静脉通道，遵医嘱迅速使用阿托品（或长托宁）和解磷啶，应与洗胃同时进行。

五、密切观察呼吸、脉搏、瞳孔的变化，要警惕阿托品过量引起阿托品中毒。症状如：面色潮红，脉率超过 120 次/分钟，瞳孔散大，皮肤干燥，烦躁不安。一旦出现上述情况立即报告医生。体温升高时，应行降温处理。

六、心理护理与健康教育：注意与病人及其家属的沟通，及时解释和说明病情，缓解病人及其家属的紧张和焦虑情绪，使其以愉快的心态配合治疗和护理。向病人及其家属讲解疾病的相关知识、治疗护理要点及相关注意事项等。

第五节　一氧化碳中毒护理常规

一、迅速将病人搬离中毒环境，移至空气流通处，松开衣带领口，注意保暖。

二、高流量氧气吸入，保持呼吸道通畅。清除口、鼻、咽部分泌物，若出现呼吸抑制及时行气管插管。

三、严密观察病情变化，特别是瞳孔、呼吸、血压及脉搏的变化，发现问题及时通知医生进行处理。

四、及时送高压氧舱进行治疗。

五、做好健康教育。本病预防最重要，应反复进行宣传教育。

六、心理护理与健康教育：注意与病人及其家属的沟通，及时解释和说明病情，缓解病人及其家属的紧张和焦虑情绪，使其以愉快的心态配合治疗和护理。向病人及其家属讲解疾病的相关知识、治疗护理要点及相关注意事项等。

第六节　急性心梗护理常规

一、绝对卧床休息，保持安静，立即高流量吸氧。

二、测血压、脉搏，建立静脉通道，并做好重病护理记录。

三、做心电图检查，按常规进行心电监护。

四、止痛：遵医嘱给予杜冷丁，并做好必要的生化检查。

五、密切观察病人的心律变化，如发现室性期前收缩、窦性心动过缓、房室传导阻滞等心律失常，立即通知医生，并备好可达龙、阿托品等药物。

六、保持大便通畅，必要时服腹泻剂。

七、心理护理与健康教育：注意与病人及其家属的沟通，及时解释和说明病情，缓解病人及其家属的紧张和焦虑情绪，使其以愉快的心态配合治疗和护理。向病人及其家属讲解疾病相关知识、治疗护理要点及相关注意事项等。

第七节　脑出血护理常规

一、保持呼吸道通畅：使病人头偏向一侧，及时吸引呼吸道分泌物及呕吐物，困难者给予氧气吸入，必要时行气管切开。

二、密切观察并记录病人的神志、瞳孔、体温、脉搏、呼吸、血压的变化，以及排泄物、呕吐物的颜色，次数及量，及时发现颅高压、脑水肿并及时与医生联系。

三、注意皮肤的清洁，定时翻身、按摩，防止压疮发生。

四、加强口腔护理，预防口腔并发症。

五、昏迷病人应行鼻饲，以维持机体所需要的热量与营养，增加抵抗力。

六、心理护理与健康教育：注意与病人及其家属的沟通，及时解释和说明病情，缓解病人及其家属的紧张和焦虑情绪，使其以愉快的心态配合治疗和护理。向病人及其家属讲解疾病的相关知识、治疗护理要点及相关注意事项等。

第八节 镇静安眠药中毒的护理常规

一、洗胃：根据病情给予口服洗胃或插胃管洗胃。

二、病情观察：定时测量生命体征，观察意识状态、瞳孔大小、对光反射、角膜反射，若瞳孔散大、血压下降、呼吸变浅或不规则，应及时报告医生，及时处理。

三、保持呼吸道通畅，头偏向一侧，吸净呼吸道分泌物。必要时仃气管插管或气管切开。

四、氧气吸入。

五、心理护理，不宜让病人单独留在病房，防止再度自杀。

六、心理护理与健康教育：注意与病人及其家属的沟通，及时解释和说明病情，缓解病人及其家属的紧张和焦虑情绪，使其以愉快的心态配合治疗和护理。向病人及其家属讲解疾病的相关知识、治疗护理要点及相关注意事项等。

第九节 危重病人护理常规

一、根据病人病情取相应的体位。

二、头偏向一侧，保持呼吸道通畅。给予氧气吸入。

三、建立留置针静脉通道（1~2条），并保持输液通畅。

四、立即通知相关专业的医生进行诊疗。

五、严格遵守"三查七对"制度，准确执行各项医嘱。

六、常规导尿，并保持尿管通畅。

七、加强巡视，密切观察生命体征及病情变化，发现异常，及时报告，及时处理。

八、建立危重病人护理记录单，及时、准确、规范地做好各项护理记录。

九、加强基础护理，预防并发症的发生。

十、心理护理与健康教育：注意与病人及其家属的沟通，及时解释和说明病情，缓解病人及其家属的紧张和焦虑情绪，使其以愉快的心态配合治疗和护理。向病人及其家属讲解疾病的相关知识、治疗护理要点及相关注意事项等。

第十节 心脏、呼吸骤停护理常规

一、根据病人突然发生意识丧失及大动脉搏动消失，或根据心电图示波器上显示出心脏骤停的心律表现，确定病人发生了心脏骤停后，应立即呼唤其他医务人员，同时即刻开放气道，实施人工呼吸和心脏按压。

二、迅速建立静脉通道，至少开放两条静脉，遵医嘱给予复苏药物。

三、立即气管插管，呼吸机辅助呼吸。

四、使用"心肺复苏机"行胸外心脏按压。

五、执行口头医嘱应复述一遍，查对无误后方可应用。药物随用随记。

六、按常规进行心电监测，并随时记录病人的意识状态、心率、心律、血压、呼吸、脉搏、出入液量、血气分析结果等。

七、头置冰帽或冰袋，以保护脑组织。

八、向病人家属交代病情，讲解抢救措施实施的目的并听取他们的意见。

九、如病人意识恢复，要给予情感支持和心理护理，避免因焦虑、恐惧而加重病情。

（龙电玲 时均梅 陈艳 叶春春 韩玲 张琨 孙宁 侯艳）

第十七章　外科换药室护理常规

第一节　体表脓肿切开引流护理常规

一、脓肿切开引流指征

1.体表的脓肿：有波动试验阳性。

2.深部的脓肿：有肢体的肿胀与明显的压痛点，同时伴有发热、白细胞增高等全身症状。诊断性穿刺可抽出脓液。

3.指、趾处感染：根据其解剖特点，以体征为主。

（1）具有搏动性疼痛。

（2）强迫体征（如手下垂时疼痛加剧）。

二、结合手术需要和要求，选择最合适的麻醉方法

1.常用麻醉药物：0.25%利多卡因。

2.局部浸润麻醉：适用于脓肿未破溃者。

3.环行浸润麻醉：适用于脓肿已破溃者。

4.指根神经阻滞麻醉：适用于指、趾的手术。

三、切口的选择

1.头面部、关节处脓肿应顺皮纹的方向切开，可减少疤痕与保持关节的功能。

2.体表的脓肿应顺肢体长轴方向切开，避免损伤血管和神经。

3.急性化脓性乳腺炎病人，如脓肿在乳房处，应以乳头为中心行放射状切口，如在乳晕处，则行弧形切口，避免损伤乳腺管。

4."痈"的处理：应尽量切到病灶的边缘，同时深达筋膜层，行单"十"字式或双"十"字式切开。

5.切口应在脓肿的最低位，大的伤口应行对穿引流，保持上口的引流通畅。

6.脓性指头炎的病人，严禁腹侧切开，须行侧方引流，保持手指的功能。

7.甲沟脓肿的病人，应在甲沟的一侧或两侧行切开引流。

8.甲下积脓、积液及嵌甲的病人，须行拔甲术。

9.化脓性腱鞘炎的病人，应在手指侧面做长切口，严禁超过指横纹。

10.手掌深部间隙感染的病人，根据其解剖特点及感染部位。应注意以下几个方面：

（1）切口应在掌面。

（2）可在大鱼际肿胀和波动最明显处做切口。

（3）在拇指、食指、间蹼"虎口"处做切口。

（4）手背第二掌骨桡侧做纵向切口。

四、心理护理与健康教育

注意与病人及其家属的沟通，及时解释和说明病情，缓解病人及其家属的紧张和焦虑情绪，使其以愉快的心态配合治疗和护理。向病人及其家属讲解疾病的相关知识、治疗护理要点及相关注意事项，并做好出院指导。

五、注意事项

1.要详细询问病史并检查脓肿的部位。严格掌握切开引流指征，注意与寒性脓肿相区别。（寒性脓肿无红、热、痛等急性感染症状，病程长，发展较慢。）

2.要注意观察病人全身情况，加强心理护理，消除病人恐惧感，取得病人的合作。

3.要严密观察病人术中情况及局麻药物的毒性反应，严防意外情况发生。

4.手掌深部化脓感染及化脓性腱鞘炎切开引流后，应给予功能位固定。

第二节　各种伤口的观察及护理常规

一、清洁伤口的观察及处理

缝合伤口的观察及处理：

（1）伤口微红、微肿为正常缝合伤口。

处理：1%活力碘由内向外消毒后，无菌敷料包扎，直至拆线。

（2）伤口微红、微肿，仅针眼处发红、范围不大为缝线反应。

处理：1%活力碘由内向外消毒后，75%酒精纱条覆盖，无菌敷料包扎，加强观察，到拆线时间后及时拆线。

（3）伤口处出现红、肿、痛，无波动感，为伤口感染早期。

处理：局部用1%活力碘由内向外消毒后，75%酒精纱条覆盖，无菌敷料包扎，同时给予红外线照射及微波治疗，给予全身抗炎治疗，促进炎症消散吸收。

（4）伤口出现红、肿、痛、有波动感可判断为伤口感染。

处理：给予提前拆线，扩创引流，按感染伤口换药。

二、甲下积血的处理

1.常规碘酒、酒精消毒患指。

2.用酒精灯火焰消毒环行针。

3.行甲下烙孔引流，挤出积血。

4.用75%酒精给予无菌加压包扎。

5.嘱3日后观察伤口情况。

三、污染伤口的观察及处理

1.小面积烧伤、烫伤的观察及处理：

（1）损伤达真皮浅层，部分生发层健在，为浅Ⅱ度烧伤期（水泡）。

按如下程序处理：

①用1‰新洁尔灭清洗创面。

②用1%活力碘消毒。

③用无菌剪刀剪破水泡的最低位，排出泡液。

④用生理盐水清洗创面。

⑤用1%碘酊湿敷包扎，或用水胶体敷料覆盖，保持伤口的清洁。

（2）损伤达真皮深层，有附件残留，为深Ⅱ度烧伤，感染机会大。

按如下程序处理：

①用1‰新洁尔灭清洗创面。

②用1%活力碘消毒。

③用无菌剪刀清创。

④用生理盐水清洗创面。

⑤用四强油或凡士林纱条敷贴创面包扎。或者涂上水凝胶敷料后覆盖银离子抗菌敷料。

（3）擦伤的观察及处理：受伤后6小时内，表浅无明显污染物。

按如下程序处理：

①用1‰新洁尔灭清洗创面。

②用3%H_2O_2冲洗伤口后，再用生理盐水冲洗伤口创面。

③用凡士林纱布敷贴创面并填入伤口、包扎，伤口有渗血者给予加压包扎。或覆盖水胶体敷料，渗血时可选用藻酸盐敷料和泡沫敷料。

四、感染伤口的观察及处理

1.体表软组织化脓性感染

局部有红、肿、热、痛、功能障碍，可伴有白细胞增高，发热等全身症状。

按如下程序处理：

（1）给予全身抗炎及支持治疗。

（2）用金黄膏外敷：早期可使炎症消散吸收，不吸收者可使炎症局限，形成脓肿，以利于切开引流。

（3）制动，局部微波治疗。

（4）形成脓肿时，须手术切开引流。

2.切开引流后的伤口：

（1）切开引流通畅：外层敷料有大量液体；而切口内脓液甚少者。

（2）切开引流不畅：外层敷料干燥无液体，而将伤口引流物松动或拔出时，却有大量液体流出。按如下程序处理：

①切口引流不畅者，用探针探明切 El 是否低位引流，是否有异物残留或切口太小，必要时行扩创引流。

②引流通畅者，用生理盐水清洗伤口。

③将引流物纱条，如四强油纱条放置入伤口底部，不可太紧，或选用水凝胶敷料清除坏死组织，覆盖银离子敷料控制感染和渗液。

④当换至脓性分泌物减少后，更换庆大霉素或生理盐水换药。或当使用银离子敷料 2~3 次炎症控制后，肉芽组织生长健康，可选用水胶体敷料和泡沫敷料。

五、慢性溃疡伤口

1.炎症期（黑色）伤口：伤口相对干燥，有坏死组织，当坏死组织较多时，伤口表面有一层厚黑色的干痂，用无菌剪刀剪除坏死组织，使用溃疡灵等去腐生肌的药物纱条引流，或选用水凝胶敷料清除坏死组织，覆盖银离子敷料控制感染。

2.肉芽形成期（黄/红色）伤口：伤口坏死组织减少，渗出液开始增加，并达高峰，伤口呈黄色或红色或兼而有之，继续用溃疡灵等去腐生肌的药物纱条、凡士林纱条换药，也可根据伤口情况选用水胶体敷料、泡沫敷料、藻酸盐敷料、银离子敷料。

3.上皮化期（粉红色）伤口：伤口肉芽新鲜，伤口周边表皮开始向中心爬行，伤口逐渐缩小，渗出液减少，用凡士林纱条、生理盐水纱条换药，或用水胶体敷料保护新生组织，促进上皮细胞的生长。

第三节　换药操作规程

一、热情接待病人，询问病情，安排合适体位。

二、严格执行无菌操作技术原则，按外科换药原则执行。

去除污染敷料，检查伤口情况，正确评估伤口。

三、洗手、戴口罩，准备换药所需用物，戴手套。

四、消毒或用生理盐水清洗伤口，根据伤口情况选用合适敷料，包扎伤口。

五、整理用物，洗手，记录。

六、做好健康教育，向病人介绍相关知识及保健常识，并预约好下次的换药时间。

七、注意事项

1.操作过程中随时观察病人全身情况，避免因疼痛、恐惧产生的不适，尽量减轻病人的疼痛和恐惧心理。

2.实行保护性医疗，保护病人的隐私，特殊部位在单间治疗。

3.根据伤口情况，选择合适敷料。

4.严格遵守无菌操作原则和消毒隔离制度。

5.伤口包扎要求牢固、舒适、美观，必要时绷带加压包扎。

第四节　绷带包扎的注意事项

绷带包扎的部位必须清洁干燥，对皮肤皱褶处可撒滑石粉并用棉垫或纱布间隔，骨隆突处应用棉垫保护。

1.使病人位置舒适，抬起患肢，保持功能位。

2.根据绷带包扎的部位，选择宽窄合适的绷带。

3.一般从远心端向近心端包扎，使卷带平贴包扎部位，并紧握卷带，勿使其落地污染，绷带包扎开始常行环行两周固定。

4.绷带包扎每周用力要均匀，松紧适当，指（趾）端最好露在外面，以便观察肢体血液循环情况。

5.每周绷带应遮盖上周绷带的1/2或1/3，以达到充分固定并节省绷带，并注意整齐与美观。

6.绷带包扎完毕，先环行两周，再用胶布或撕开带尾打结，固定绷带的固定结应放在肢体的外侧面，忌固定在伤口敷料上、骨隆突处或病人坐卧时压迫的地方。

7.解除绷带时，先解开固定结或胶布，然后顺绷带包扎的反方向，以双手互相传递松解，绷带已被分泌物浸透或干涸时可用剪刀剪开。

（叶春春　韩玲　张琨　龙电玲　时均梅　陈艳　曹翠君）

第十八章 普通外科疾病护理常规

第一节 肠梗阻护理常规

一、非手术治疗的护理

1.饮食：肠梗阻病人应禁食；如梗阻症状缓解，有排气、排便，腹痛及腹胀消失后可进流质饮食；忌食易产气的甜食和牛奶等。

2.胃肠减压的护理：应观察和记录引流液的颜色、性状和量，若发现有血性引流液，应考虑有绞窄性肠梗阻的可能。

3.体位护理：生命体征平稳者可取半卧位，使膈肌下降，减轻腹胀对呼吸循环的影响。

4.缓解腹痛和腹胀

（1）若无肠绞窄或肠麻痹，可应用阿托品类抗胆碱药物解除胃肠道平滑肌痉挛，使腹痛得以缓解。

（2）不可随意使用吗啡类止痛剂，以免掩盖病情，延误诊断或治疗。

（3）可热敷腹部或针灸双侧足三里穴等。

（4）如无绞窄性肠梗阻，也可从胃管注入液体石蜡，每次 20~30mL。

5.呕吐的护理：呕吐时嘱病人坐起或头偏向一侧，及时清除口腔内呕吐物，以免误吸引起吸入性肺炎或窒息，给予漱口，保持口腔清洁，并观察记录呕吐物的颜色、形状和量。

6.记录出入液量和合理输液。

7.严密观察病情

（1）定时测量记录 T、P、R、BP，观察腹痛、腹胀、呕吐及腹部体征变化情况。

（2）若病人体征和症状不见好转或反而加重，应考虑肠绞窄的可能。

二、术后护理

1.观察病情：生命体征、腹部症状和体征的变化。腹痛、腹胀的改善程度、呕吐、肛门排气、排便情况等。留置胃肠减压和腹腔引流管时，观察、记录引流液的颜色、性状和量。

2.体位护理：预防麻醉后头痛，常规去枕平卧 6~8 小时，血压平稳后给予半卧位。

3.饮食护理：禁食，禁食期间给予补液。待肠蠕动恢复并有肛门排气后开始进少量流食，进食后若无不适，逐步过渡至半流食。

4.胃肠减压和腹腔引流管的护理：妥善固定引流管，保持引流畅通，避免受压，扭曲，应固定在同侧，引流管、负压盒应每天定时更换，并记录颜色、性状和量。

5.并发症的观察和护理：若无发现腹部胀痛、持续发热、白细胞计数升高、腹壁切口红肿，或腹腔引流管周围流血较多并带有粪臭味的液体时，应警惕腹腔内或切口感染以及肠瘘的可能。

6.活动：如病情允许，鼓励早期下床活动，促进肠蠕动，防止肠粘连。

三、健康教育

1.入院宣教：介绍病区环境、作息、探视、陪伴制度、管床医生、护士及开水的供应。

2.保持个人和环境卫生。

3.解释半卧位的意义。

4.解释禁食、胃肠减压的意义。

5.解释术后翻身，早期下床活动的意义。

6.介绍术后有效咳嗽的方法。

7.解释快速输液的意义。

8.介绍保持呼吸道畅通的方法。

9.测量 BP、T、P、R、BP 的意义。

10.术后第一天给予合适的腹带约束，减少缝合处张力，使吻合口愈合，减轻腹痛。

11.出院病人的健康教育

(1) 注意饮食卫生，不吃不洁食物，避免暴饮暴食。

(2) 嘱病人进易消化食物，少食刺激性食物，避免腹部受凉和饭后剧烈运动，保持大便畅通。

(3) 老年便秘病人应及时服用缓泻剂，以保持大便畅通。

(4) 出院后若有腹痛、腹胀、无肛门排气、排便应及时就诊。

四、心理护理：注意与病人及其家属的沟通工作，及时解释和说明病情，缓解病人及其家属的紧张和焦虑情绪，使其以愉快的心态配合治疗和护理。

第二节　腹部损伤病人护理常规

腹部损伤是常见的外科急症，其发生率在平时约占各种损伤的 0.4%~2.0%。空腔脏器受损破裂时，则可因并发严重的腹腔感染而威胁生命，损伤的死亡率可高达10%左右。早期，正确的诊断和及时、合理的处理是降低腹部损伤病人死亡的关键。

一、急救护理

腹部损伤可合并多发性损伤，在急救时应分清轻重缓急。首先处理危及生命的情况，如心跳骤停、窒息、张力性气胸、大出血等。对已发生休克者应迅速建立畅通的静脉通路，及时输液，必要时输血；对开放性腹部损伤者，妥善处理伤口，及时止血和包扎固定。若有肠管脱出可用无菌或清洁器皿覆盖保护后再包扎，以免肠管受压、缺血而坏死。

二、病情观察

1.观察生命体征的变化：每 15~30 分钟测定脉搏、呼吸、血压 1 次。

2.腹部检查：每 30 分钟检查 1 次，注意腹膜刺激征的程度和范围变化。

3.血常规检查：疑有腹腔内出血者，每 30~60 分钟检查 1 次，动态了解红细胞计数、白细胞计数、血红蛋白等以判断腹腔内有无活动性出血。

4.其他：必要时重复 B 超或血管造影等检查。

5.观察期间需特别注意

（1）不能随意搬运伤者，以免加重伤情。

（2）不注射止痛剂（诊断明确者除外），以免掩盖伤情。

（3）禁食和灌肠，因腹部损伤病人可能有胃肠道穿孔或肠麻痹，禁食和灌肠可避免肠内容物进一步溢出，造成腹腔感染或加重病情。

6.病情观察期间，若出现下列情况之一，应高度警惕腹内脏器损伤的存在：

（1）持续性剧烈腹痛，呈进行性加重，同时伴恶心、呕吐等消化道症状。

（2）早期出现明显的失血性休克表现。

（3）明显的腹膜刺激征。

（4）腹部明显胀气、肠蠕动减弱或消失。

（5）便血、呕血、尿血或指套染血等，此时，应立即通知医师做好紧急手术的术前准备。

三、休息与体位

绝对卧床休息，大、小便不离床；若病情稳定，可取半卧位。

四、输液和饮食

禁食期间需补充足量的液体，防治水、电解质及酸碱平衡失调，待肠功能恢复后，可进流质饮食。

五、心理护理

关心病人，加强交流，向病人解释腹部损伤后可能出现的并发症、相关的治疗和护理，使病人解除焦虑和恐惧，稳定情绪，积极配合各项治疗和护理。

六、完善术前准备

一旦决定手术，应尽快完成手术前准备，除常规准备外，还应包括：

1.交叉配血。

2.补充血容量：血容量严重不足的病人，在严密监测中心静脉压的前提下，可在 15 分钟内输入液体 1000~2000mL。

七、术后护理

1.病人安置：病人手术完毕回病室后，给予平卧位。全麻未清醒者头偏向一侧，注意呕吐情况，保持呼吸道通畅。正确连接各种引流装置，全麻清醒或硬膜外麻醉病人平卧 6 小时，血压、脉搏平衡后改为半卧位，并鼓励病人多翻身，多活动，预防肠粘连。

2.禁食、胃肠减压的护理：术后继续胃肠减压、禁食，肠蠕动恢复后，拔除胃管，逐步恢复经口饮食，禁食期间做好口腔护理，以防止口腔感染，每日 2 次。

3.观察病情变化：术后密切监测生命体征变化，如出现异常，及时通知医生，对危重病人尤其应注意循环、呼吸、肾功能的监测和维护。

4.补液、给药和营养支持：根据医嘱，合理补充水、电解质和维生素，必要时输新鲜血液、血浆、维持水、电解质、酸碱平衡，给予肠内、外营养支持，术后继续应用有效抗生素，进一步控制腹腔内感染。

5.切口和引流管护理：观察切口敷料是否干燥，有渗血、渗液及时更换；观察切口愈合情况，及早发现切口感染的征象；观察腹腔引流情况，对负压引流者及时调整负压，妥善固定引流管，防止脱出或受压，保持引流畅通，预防腹腔内残余感染。做好相关记录。

八、健康教育

1.加强宣传劳动保护，安全生产，安全行车，遵守交通规则的知识，避免意外损伤的发生。

2.普及各种急救知识，在发生意外事故时，能进行简单的急救或自救。

3.一旦发生腹部损伤，不论轻重，都应经专业医务人员检查，以免延误诊治。

4.出院后要适当休息，加强锻炼，增加营养，促进健康，若有腹痛、腹胀、肛门停止排气、排便等不适症状时，应及时到医院就医。

第三节　胃大部切除术护理常规

一、术前护理

1.完成心、肺、肝、肾功能及各项常规检查。

2.做好心理护理，缓解术前紧张和焦虑。

3.饮食护理：给予高蛋白、高热量、高维生素易消化的饮食，注意少量多餐，术前 1 日进流质饮食，术前 12 小时禁食、禁饮。

4.手术当天早晨插鼻胃管。

5.术前完成常规备皮、灌肠及麻醉前用药等。

二、术后护理

1.体位护理：硬膜外麻醉平卧6小时或全麻清醒后，如血压平稳，应取半卧位。

2.病情观察：每1~2小时测量BP、P、R一次，病情严重者，还应注意观察病人神志、体温、尿量等。

3.鼓励病人深呼吸，协助病人排痰，禁食期间注意口腔护理。

4.胃肠减压的护理：应注意妥善固定，保持胃管通畅，观察引流液的色、质、量，并记录。

5.饮食护理：术后禁食24~48小时，肠功能恢复后，可拔除胃管。拔管当日少量饮水，每次4~5汤匙，1~2小时1次；第2天进半量流质饮食，每次50~80mL；第3天进全量流质饮食，每次100~150mL；进食后无不适，第4日可进半流质饮食，以稀饭为宜；术后第10~14天可进软食。

6.鼓励病人早期活动，除年老体弱或病情较严重者外，术后第二天可开始做较轻微活动，第三天可进行床边活动。

7.观察术后并发症的发生，如出血、感染、十二指肠残端破裂与吻合口瘘、术后梗阻、倾倒综合征等。

三、健康教育

1.术前准备内容

（1）手术前应完成心、肺、肝、肾及各项常规检查。

（2）饮食：术前1日进流质饮食，术前12小时禁食、禁水。

（3）术前1日给予备皮、清洁灌肠。

（4）手术当天早晨上胃管，注射术前用药。

2.术后注意事项

（1）卧位：术后回病房，应去枕平卧6小时，6小时后可在床上活动、翻身，如病情平稳，最好取半卧位，半卧位可使腹肌松弛，减轻切口张力，缓解切口疼痛，也有利于呼吸和循环，同时有利于腹腔引流。

（2）保持胃管有效引流，留置胃管是胃大部切除术后重要的治疗措施之一，应注意以下问题：

①妥善固定。

②保持胃管通畅，防止胃管扭曲、打折。

③胃液的颜色、性质、量。

（3）饮食：进食原则：少量多餐，细嚼慢咽，循序渐进。

术后待肠功能恢复，肛门排气排便后，可拔除胃管，拔管当日给少量饮水，每次4~5汤匙，1~2小时1次，第2天进半量流质，每次50~80mL，第3天进全量流质，每次100~150mL，进食后如无不适，第4日可进半流质，以稀饭为宜，术后第10~14天可进软食。

（4）卧床时应多做深呼吸，禁食期间应注意口腔护理。

(5) 术后可早期下床活动，术后第二天可开始轻微活动，第三天进行床边活动；第四天在室内活动。

四、心理护理：注意与病人及其家属的沟通工作，及时解释和说明病情，缓解病人及其家属的紧张和焦虑情绪，使其以愉快的心态配合治疗和护理。

第四节　急性腹膜炎的护理常规

一、术前护理

1.体位护理：病人无休克的情况下可取半卧位，休克病人应取仰卧中凹位。

2.应禁食；做好胃肠减压的护理，观察并记录胃液的颜色、量和性状。

3.监测：定时测量 T、P、R、BP，观察尿量及腹部体征的变化，对休克病人还应监测中心静脉压和血气分析的数值。

4.输液护理：输入适量（丢失量+生理需要量）的晶体和胶体液，保持水、电解质及酸碱平衡，输入足量的液体后血容量仍低者，可输入血浆或全血。

5.抗生素的应用：诊断明确后遵医嘱使用抗生素，多为广谱抗生素。

6.诊断未明确者应严禁使用吗啡类止痛药。

7.心理护理：注意与病人及其家属的沟通工作，及时解释和说明病情，缓解病人及其家属的紧张和焦虑情绪，使其以愉快的心态配合治疗和护理。

8.做好术前各项常规准备。

二、术后护理

1.病人的交接：向麻醉师和手术者详细了解手术经过、麻醉情况、腹腔内炎症情况、手术方式等，重点了解各引流管放置的部位及引流状况并妥善固定。

2.体位护理：全麻清醒前可去枕平卧，头偏向一侧，全麻清醒后或硬膜外麻醉平卧 6 小时后如血压、脉搏稳定者可改为半卧位。

3.饮食和胃肠减压的护理：术后禁饮食 2~3 天，肠蠕动功能恢复排气后拔除胃管，进流质饮食，如无腹痛、腹胀、呕吐等不适，过 2~3 天后改为半流质，术中行胃肠道切除吻合者适当推迟进食时间，加强胃管的护理并观察记录胃液的色、量和性状。

4.观察 T、P、R、BP 及尿量的变化。

5.输液护理：维持水电解质及酸碱平衡，积极补充水电解质、维生素及蛋白质，必要时需输入血浆或全血，满足机体高代谢和修复的需要。

6.应用抗生素：遵医嘱继续使用广谱抗生素。

7.引流的护理：妥善固定引流管，保持引流通畅并仔细观察，记录引流量及性状的变化。负压双套管的护理要点如下：

(1) 引流管的连接：内套管接负压吸引器，外套管接敞口引流袋。

（2）妥善固定以防滑脱，保持引流通畅，负压有效。

（3）保护引流管周围皮肤：用凡士林纱布或氧化锌油膏涂擦。

8.活动：鼓励病人及早翻身，根据情况可适当活动，以促进肠蠕动，预防肠粘连。

9.心理护理：注意与病人及其家属的沟通工作，及时解释和说明病情，缓解病人及其家属的紧张和焦虑情绪，使其以愉快的心态配合治疗和护理。

10.预防急性化脓性腹膜炎术后并发腹腔盆腔残余感染的发生：

（1）密切观察病人的体温、白细胞计数、全身中毒症状及腹部局部体征变化。

（2）有无大便次数的增多、尿频或排尿困难。

（3）病人有无主诉下腹坠胀，里急后重等盆腔脓肿表现。

三、健康教育

1.多食高热量、高蛋白质、高维生素、易消化的饮食。

2.注意体温及腹痛情况，保持大便通畅，防止便秘。

3.可适当活动，防止术后肠粘连。

4.若腹痛突然加重，应及时到医院就诊。

第五节　直肠、结肠癌术前术后护理常规

一、术前准备

1.术前检查：病人入院第 2 天，检查血常规、血型、凝血机制等；同时完成心电图、X 线胸片、B 超等相关检查。

2.饮食护理：术前 3 天给予流质及少渣饮食（如粥、面条、鸡蛋、豆浆、汤水），术前禁食 8~12 小时、禁水 4~6 小时，以防止麻醉手术过程中出现呕吐而引起窒息或吸入性肺炎。

3.皮肤准备：术前 1 小时洗发、洗澡，局部备皮。

4.配血、输血：大手术前备血，贫血者须输血。

5.皮肤过敏试验：为防止发生药物过敏反应，手术前应遵医嘱做相关药物过敏试验。

6.肠道准备：手术前 3 小时，口服泻药及肠道抗菌药。手术头晚及手术当日晨清洁灌肠，主要是防止麻醉后肛门括约肌松弛而在手术过程中排大便；防止粪便污染腹腔，减少伤口的感染。

7.手术前用药：手术前给病人注射镇静、镇痛药，以减少呼吸道分泌物。

8.入手术室前的注意事项：病人无感冒发热或女性无月经来潮（若有异常应及时报告医护人员）；病人常规留置尿管，取下假牙、眼镜、发夹、手表等。

9.心理护理：帮助病人及其家属消除手术恐惧感，调节好病人的心理状态，帮助病人正视自身疾病，树立与疾病作斗争的信心和决心，积极接受治疗和护理。

二、术后护理

1.体位：硬膜外麻醉者需平卧 6 小时，防止脑脊液压力降低引起头痛；全麻者清醒后血压稳定可减轻腹壁的张力。

2.活动：手术后第 1 天帮助病人翻身，以利于血液循环，防止压疮发生，促进肺换气及胃肠蠕动，减少肺部并发症和防止腹部胀气；根据病情，手术后早期下床活动，可减少肺部并发症及静脉血栓的形成，有利于肠功能及其他机能的恢复。

3.饮食护理：手术后第 1~3 天禁食，直到肠功能恢复、肛门排气后方可进食，第 4~6 天开始进少量的流质（如米汤、菜汤、瘦肉汤、果汁），第 7~8 天进半流质少渣饮食（如粥、面条、鸡蛋、豆浆、汤水），第 9 天后根据情况可考虑恢复正常饮食。少吃过甜的食物，避免食用产气的食物（如牛奶、豆制品等）及刺激性食物。

4.生活护理：每日为病人温水擦浴，更换清洁衣服；注意口腔、头发及会阴部卫生。

5.静脉输液中的注意事项：注意观察穿刺部位有无皮下肿胀、疼痛；在输液过程中，应防止输液管道人为造成的扭曲、受压。

6.术后留置引流管的注意事项：防止扭曲、受压，引流管固定床边，要有足够的长度，以免翻身或活动时将留置管拉出。

7.伤口的护理：手术后伤口的疼痛 24 小时内最为剧烈（适当应用镇痛剂），2~3 天后疼痛明显减轻；嘱病人咳嗽或翻身时用手轻压伤口，减轻伤口的张力；伤口原则上不换药，敷料渗血、渗液或脱落时应及时向医护人员报告，及时换药；腹部手术 7 天拆线，年老或体弱病人延长拆线的时间，拆线后 3 天根据情况可以洗澡。

8.心理护理：帮助病人树立战胜疾病的信心，及时了解病人的心理活动及需求，尽量满足病人的护理要求，使病人以良好的心态配合治疗和护理。

三、出院指导

1.饮食：多食蔬菜、水果、海带、紫菜，这些食物有清热润肠、通便、防治肠癌的作用。注意饮食卫生，避免肠道感染与腹泻。

2.活动：术后 1 个月可在室内锻炼，自理生活；2 个月后可进行散步、打简化太极拳等体育活动，避免急剧弯腰、打滚等剧烈运动；3 个月后可逐渐恢复日常工作和活动。

3.监测病情变化：术后定期化疗，定期复查血常规、肝肾功能等。如出现腹痛、腹胀、大便异常、食欲不振、贫血或消瘦等，应及时就医，并附带出院时给予的门诊病历和出院指导，以便医生了解病情。

第六节 阑尾炎护理常规

一、术前护理

1.心理护理：向病人及其家属说明手术的相关情况及注意事项，消除紧张和恐惧心理。

2.加强病情的观察：定时测量生命体征，加强巡视、观察病人的腹部体征和症状，防止阑尾穿孔并发腹膜炎，禁用镇静止痛剂。

3.术前 6 小时禁食禁水，避免增加肠内压力，禁服泻药和灌肠。

4.遵医嘱准时给予麻醉前用药。

二、术后护理

1.密切监测生命体征及病情的变化，定时测 T、P、R、BP 并准确记录，观察病人腹部体征的变化。

2.体位护理：去枕平卧 6 小时，防止脑脊液外漏而引起头痛，如置有引流管，待血压平稳后即改为半坐卧位，以利于引流和防止炎性渗出液流入腹腔。

3.切口和引流管的护理：保持切口敷料清洁干燥，及时更换有渗血、渗液污染的敷料，观察切口愈合情况，及时发现切口出血及感染的征象，妥善固定引流管，防止扭曲、受压，保持通畅，经常从近端至远端挤压引流管，防止因血块或脓液而堵塞，观察并记录引流液的颜色、性状及量，当引流液量逐渐减少，颜色逐渐变淡呈浆液性，病人体温及血象正常，可考虑拔管。

4.饮食护理：术后禁食，并经静脉补液，待肠蠕动恢复、肛门排气后，可饮少量水，如无不适，可进适量流质饮食，逐步过渡到普通饮食，正常情况下第 3~4 天可进普通饮食。

5.活动：鼓励病人术后在床上翻身，活动肢体，待麻醉反应消失后即下床活动，以促进肠蠕动恢复，减少肠粘连的发生。

三、健康教育

1.对非手术治疗的病人，应向其解释禁食的目的，教会病人自我观察腹部症状和体征变化的方法。

2.指导病人术后饮食，鼓励病人摄入营养丰富齐全的食物，以利于切口愈合，饮食的种类及量应循序渐进，避免暴饮暴食，注意饮食卫生，避免进食不洁食品。

3.向病人介绍术后早期下床活动的意义，鼓励病人尽早下床活动，术后近期内避免重体力劳动特别是增加腹压的活动，防止形成切口疝。

4.病人出院后，若出现腹痛、腹胀等不适症状，应及时就诊。

第七节　肛瘘护理常规

一、术前护理

1.饮食护理：少吃辛辣刺激性食物，多吃新鲜蔬菜水果及脂肪类食物，忌饮酒。

2.坐浴：用 1:5000 高锰酸钾每日坐浴 2~3 次，每次 20 分钟，每次便后也需坐浴。

3.急性炎症期可应用抗生素，便秘者可服用缓泻剂。

二、术后护理

1.术后 2~3 日进半流质少渣饮食。

2.术后要保持大便通畅，可服缓泻剂如石蜡油、蜂蜜等，痛时服止痛片。

3.手术后第二天开始坐浴，用 1:5000 高锰酸钾溶液每日早晚及便后各坐浴 1 次。

4.保持肛门周围皮肤清洁干燥，可在肛门周涂氧化锌软膏，减少局部皮肤刺激。

三、健康宣教

1.饮食应清淡少渣，不吃辛辣食物，可喝果汁，吃新鲜水果蔬菜。

2.积极防止肛瘘的形成，肛门周围组织感染要及时治疗，平时注意肛门及阴部卫生。

四、心理护理

注意与病人及其家属的沟通工作，及时解释和说明病情，缓解病人及其家属的紧张和焦虑情绪，使其以愉快的心态配合治疗和护理。

第八节　痔疮护理常规

一、术前护理

1.心理护理：由于病人病程较长，病情反复发作，常有焦虑心理。因此，术前要安慰病人，尽量让病人放心，安静，精神放松，保持充足的睡眠，以利于肌肉放松，方便手术治疗。

2.坐浴：用 1:5000 高锰酸钾溶液每日坐浴 2 次，每次便后也需坐浴。

3.饮食护理：术前 3 日进半流质少渣饮食，术前 1 日进全流质饮食，手术当日早晨禁食。

4.肠道准备：术前 3 日口服缓泻剂及肠道杀菌剂预防感染。术前晚及术日晨清洁灌肠。

5.术前备皮，有利创面愈合，防止感染，方便手术操作。

二、术后护理

1.切口渗血情况：注意观察刀口敷料，若有少量血液渗出者，不需特殊处理，密切观察；若出血较多者，须立即报告医师及时处理。

2.切口疼痛：由于肛门结缔组织致密且神经末梢丰富，对痛觉敏感，病人常诉刀口疼痛，对于疼痛较轻者护理人员应做好解释工作，可给予安定或去痛片口服；疼痛较重者，可使用强痛定、盐酸曲马多、杜冷丁肌肉注射，但忌长期或大量使用，以免成瘾。

3.排尿异常：尿潴留是一种常见的并发症，多发生在术后当日或次日，此现象多由切口疼痛，反射性引起膀胱颈及尿道括约肌的痉挛所致。发生尿潴留时，可局部热敷、流水法诱导排尿，若无效可在严格的无菌操作下进行导尿术。

4.肛周护理：排便后，立即清洗肛周，用1:5000高锰酸钾溶液坐浴，保持局部卫生，促进肛周的血液循环，有利于伤口愈合。

5.饮食护理：手术后当日，可进流质饮食，如牛奶、蛋汤、米汤、藕粉等，以控制大便在术后第1~2日排出；术后2~4日宜进少渣半流质饮食，如稀饭、面条、馄饨及水果等，鼓励病人按时排便；术后5日，可进普食，适当摄入鸡、鱼、肉等营养滋补食物及一定量的含纤维素的蔬菜水果；术后7~10日，含纤维素的蔬菜水果不宜多吃，因此期正值切口处线头脱落期间，若粪便过多或排便频繁均易导致切口继发性出血。手术10日以后即可恢复正常饮食。

三、健康宣教

1.养成良好的生活习惯，按时起居，养成每日定时排便的习惯。多吃新鲜蔬菜、水果以保持大便通畅。

2.每日早晨喝一杯淡盐水，忌辛辣燥热刺激食物，少抽烟，少喝酒，不宜暴饮暴食。经常参加户外活动，增强体质。

3.若发现排便困难，及时到医院检查。

第九节 人工肛门（肠造瘘口）护理常规

一、心理准备

腹壁需做永久性人工肛门者，心理创伤超过生理创伤，术前护理人员向病人详细说明人工肛门对治疗的必要性，处理并不复杂，亦不会影响生活和工作，使病人面对现实、接受事实，并树立起勇敢生活下去的信心。

二、人工肛门袋的使用

1.使用前清洁造口及周围皮肤并用软纸擦干。除去胶片外面的粘纸贴于造口位置，轻压胶片环及其周围，使其紧贴皮肤。用防水纸胶贴于胶片周围，防止洗澡时水渗入胶片内。

2.将便袋尾端包住夹子再与外夹相扣，再关闭夹子的一端，便袋关闭完毕。

3.将便袋两旁的扣洞用腰带扣上，稳固便袋。

4.便袋内容物超过1/3时应将便袋取下清洗，替换另一便袋。

5.便袋取下后拔开便袋夹，使便流人马桶，清洗晾干备用。

三、造瘘口护理

1.观察造瘘口肠黏膜的血液循环，肠造口有无回缩、出血及坏死。

2.术后早期勤换药，肠管周围用凡士林纱布保护，直至切口完全愈合。

3.使用造口袋后，应观察造口袋内液体的颜色、性质和量，如造口袋内有气体及排泄物，说明肠蠕动恢复，可开始进流质。

4.造口处拆线后，每日进行扩肛 1 次，防止造口狭窄。

5.保护造口周围皮肤，减少肠液的刺激及湿疹的出现，常用氧化锌软膏或防漏膏保护皮肤。

四、健康教育

1.嘱病人注意个人卫生，防止食物中毒等原因引起腹泻，避免食过多的粗纤维食物，如笋、芹菜等。

2.饮食中应忌洋葱、大蒜、豆类、山芋等有刺激性气味或可能引起胀气的食物，以免造成肠管和肠造口的梗阻以及频繁使用造口袋引起生活、工作的不便。调节饮食使大便成形，必要时口服收敛药。

3.教会病人进行自我护理，如肛门袋的使用、局部皮肤的护理等。

4.训练排便习惯，如为降结肠或乙状结肠造口术者，可定时反复刺激，以养成良好的排便习惯。

5.适当掌握活动强度，避免过度增加腹压，导致人工肛门结肠黏膜脱出。

6.会阴部切口用 1:5000 高锰酸钾温水坐浴，配制浓度以杨梅红色为标准，如切口未完全愈合者应教会病人或病人家属消毒切口及更换敷料。

第十节 蛇咬伤护理常规

一、急救护理措施

1.稳定情绪，伤肢休息：咬伤后保持镇静，切忌奔跑，要休息或搀扶缓行。

2.绑扎伤肢，减少蛇毒吸收：被毒蛇咬伤后立即就地取材，用比较柔软的绳索、布带或细橡皮管，在伤口上方 5~10cm 处环形缚扎，松紧度以能阻断浅静脉和淋巴回流即可，不要妨碍动脉，每隔 30~60 分钟将缚扎处放松 1~2 分钟，以免静脉过度淤血使肢体受损。

3.排出伤口内毒液：伤口用肥皂水洗净，然后用大量清水冲洗伤口，冲洗后用消毒尖刀将咬痕处呈"十"字形或"廿"字形切开，扩大创口使毒液外流，同时在伤肢的指（趾）蹼背侧皮肤上，以小尖刀刺破皮肤，将肢体下垂，用手自上而下挤压，加速含蛇毒的组织液排出。

4.局部降温：伤肢浸于冷水中（4~7℃）3~4 小时后改用冰袋，或用 1:5000 冷高锰酸钾溶液浸泡。

二、进一步的治疗护理措施

1.伤口处理：严重者彻底清创，季德胜蛇药片外敷内服，用法：伤后即服 20

片，以后每 6 小时服 10 片，全身症状减轻，局部消肿后即可停药，此药外敷时需碾碎后用酒稀释搅拌均匀后敷在伤口周围。

2.减轻机体中毒症状：应用破伤风抗毒液和抗生素防治感染，用单价或多价抗蛇毒血清缓解症状，使用前应做过敏试验，注射速尿、利尿酸钠、甘露醇或选用中草药利尿排毒。

3.一般支持疗法：输液和其他抗休克治疗措施，溶血、贫血现象严重时，予以输血、抗过敏治疗，并应观察伤肢末梢循环状况、尿量的记录，看病人神志是否清楚，有无复视。

4.危重病人的处理：观察病人生命体征的变化，加强各器官功能的支持治疗，保护重要脏器功能。

三、健康教育

外出时提高自我防范意识，避开丛林茂密、人迹罕至处，避免意外伤害事故的发生，教患者自救、互救知识，在丘陵地区行军作战、值勤、工作时，可将裤口、袖口扎紧，衣领扣紧，尽可能不赤足。

四、心理护理

注意与病人及其家属的沟通工作，及时解释和说明病情，缓解病人及其家属的紧张和焦虑情绪，使其以愉快的心态配合治疗和护理。

第十一节　胃管的护理常规

一、妥善固定，防止打折，避免脱出

1.固定胃管应用白色橡皮胶布贴于鼻尖部，胶布应每天更换。

2.胃管插入的长度要合适，成人一般约 45~55cm，喂食前先检查胃管是否在胃内，判定胃管在胃内的方法如下：

(1) 用注射器回抽可从胃管内抽出胃内容物。

(2) 用注射器向胃管内打气，用听诊器在胃部可以听到气过水声。

(3) 将胃管放人水中无气泡溢出。

3.保持胃管的通畅，防止打折，改变体位时应防止胃管脱出。

二、保证胃管通畅

1.定时冲洗：每 4 小时 1 次。冲洗时应根据胃管的型号、手术部位、手术方式等选择 5mL 或 10mL 注射器用 3~5mL 生理盐水冲洗胃管。冲洗时注意用力不可过猛。若有阻力不可硬冲，以免损伤胃壁或吻合口，造成出血或吻合口瘘。冲洗时若有阻力应先回抽胃液。如有胃液抽出表示胃管通畅，可再冲洗。若抽不出胃液、冲洗阻力大，应及时通知医生，及时处理。

2.根据胃液分泌的情况定时抽吸胃液，一般每 4 小时 1 次。抽吸胃液时吸力不可过大，以免损伤胃壁，造成黏膜损伤出血。

三、密切观察胃液的颜色、性质、量，并做好记录

1.观察胃液的颜色、性质：胃液颜色一般为墨绿色（混有胆汁）。若颜色为鲜红色，提示胃内有出血；若颜色为咖啡色，提示胃内有陈旧性血液；胃液出现颜色或性质的改变，应及时通知医生，给予相应处理。

2.准确记录胃液的量：若胃液量过多，应及时通知医生，及时处理，避免引起水电解质紊乱。

四、插有鼻饲管、胃管或禁食的病人口腔清尤为重要

鼓励病人刷牙漱口，养成良好的卫生习惯。生活不能自理的病人或昏迷的病人给予口腔护理。

五、鼻饲的护理

1.鼻饲前应先确定胃管在胃内，且没有腹胀、胃潴留之症状后，再行鼻饲。

2.鼻饲量每次不超过 200mL，根据全天总量和病人的消化吸收情况合理分配，制定间隔时间。鼻饲后用温开水冲净鼻饲管，并把管安置好。持续鼻饲应均匀灌入。

3.鼻饲温度要适宜，以 35℃左右为宜。持续灌入时鼻饲液温度应与室温相同。过热易烫伤胃壁黏膜，过凉易引起消化不良、腹泻。及时清理口、鼻腔分泌物。

4.鼻饲开始时量易少，待病人适应后逐渐加量并准确记录鼻饲量。

5.胃管冲洗

（1）食道术后冲洗胃管：用 10mL 注射器抽 3~5mL 生理盐水缓慢冲洗。若遇有阻力，先回抽，抽出胃液表示胃管通畅。若冲洗阻力大或胃管脱出应及时通知医生。

（2）胃大部分或全胃切除术后冲洗胃管：用 5mL 注射器抽 1~2mL 生理盐水，先回抽，若有胃液抽出，再缓力冲洗胃管。冲洗后应将冲入生理盐水抽出。若冲洗阻力大或胃管脱出应及时通知医生。

（3）结肠、直肠术后冲洗胃管：用 5~10mL 注射器抽 5mL 左右生理盐水缓力冲洗。若冲洗不畅，可适当调整胃管位置。

（4）幽门梗阻病人胃管冲洗：需洗胃病人应遵医嘱定时给予 3%盐水每次200mL 打入胃管，夹闭胃管半小时后用负压吸引将胃内容物吸出。冲洗时若遇阻力，可稍用力冲，切记不可暴力冲洗。若胃管堵塞应及时通知医生更换胃管。

六、健康教育

1.向病人及其家属讲解放置胃管的目的及重要性。

2.指导病人及其家属正确护理胃管；活动、翻身时注意保护胃管，防止脱出、打折。

第十二节　急性胰腺炎护理常规

急性胰腺炎，特别是坏死性胰腺炎的病理变化甚为凶险，而且护理工作量很大，需要持续很长时间，特别是术后，如果没有正确和精心的护理，要成功地挽救病人的生命是不可能的。

一、急性胰腺炎非手术治疗时应严密观察病情，注意腹部体征变化，如出现出血坏死性胰腺炎的几项特点时，须立即做好术前准备。

二、应熟知各项实验室检查的临床意义，以便根据检查结果的变化对病情严重的程度做出及时正确判断。

三、对重症胰腺炎的术前术后应严密观察有无多种脏器功能衰竭如（心、肺、肾）等临床表现，并根据病情监测血气分析，做出正确诊断，及时采取针对性的治疗措施。

四、注意观察病人的各种排泄物，并注意其性质、颜色、量，特别注意出现出血的可能。

五、出血性坏死性胰腺炎术后往往留置许多导管，故护士应了解每根导管的治疗作用，方能正确地进行护理。

六、要注意保护各引流管通畅，防止滑脱，保持无菌，每24小时更换一次，详记引流量，并注意观测其引流的性质、色泽及量。

七、凡用于腹腔冲洗的生理盐水（或其中加用抗生素）应随配随用，定时定量地冲洗，以防发生并发症。

八、加强基础护理，特别是皮肤护理，如有并发胰液外漏，要注意保持负压引流通畅，必要时可用保护剂及氧化锌保护窦口周围皮肤，保持床单干燥、整洁。

九、心理护理与健康教育：注意与病人及其家属的沟通工作，及时解释和说明病情，缓解病人及其家属的紧张和焦虑情绪，使其以愉快的心态配合治疗和护理。向病人及其家属说明疾病相关知识、治疗护理要点及相关注意事项，并做好住院指导。

第十三节　门静脉高压症分流术护理常规

分流术是一种较大且复杂的手术，做好术前、术后护理至关重要。

一、术前护理

1.嘱病人卧床休息，严重脾肿大者避免剧烈活动，防止脾破裂大出血。

2.饮食忌干硬食物，避免损伤食管下段曲张静脉而引起出血。

3.预期性分流术者，术前三天进行肠道准备，减少肠道细菌，防止血氨增高和感染，手术日晨做清洁灌肠。

4.术前配合医生做好各种生化检查及心、肝、肾功能检查。

5.肝功能障碍者要护肝治疗，术前三天应补充维生素 K，增强凝血机制。

6.加强基础护理，做好心理准备，以取得病人的主动配合，利于手术治疗。

7.术前一日备皮、备血，做好青霉素和普鲁卡因皮试。

8.术前插胃管时，注意动作轻巧，多涂些石蜡油，以防损伤曲张的静脉而引起消化道大出血。

二、术后护理

1.定时监测血压、脉搏，观察伤口敷料有无渗血，严密观察病情变化，出现病情恶化大出血应及时补充血容量，并立即报告医生以采取紧急抢救措施。

2.注意水电解质平衡，正确记录 24 小时出入量。

3.注意观察腹腔引流管是否通畅，有无扭曲，定时记录引流液的性质及量。

4.术后应平卧，24 小时病情稳定后改半卧位，一般宜卧床休息 7~10 天。如有胃肠减压，注意负压不能太大，以免损伤胃底曲张静脉而致出血。

5.有急性腹痛、腹胀及腹膜刺激征时，应疑有肠系膜血管栓塞或血栓形成，按急腹症处理。

6.分流术后有不同程度肝功能减退，应观察有无神志、意识改变，严防肝性脑病的发生。

术后一般体温在 38.5℃以下，4~5 天后恢复正常，若体温在 39℃以上持续不退者，应考虑感染的可能。

7.术后病人不宜进食生硬及刺激性食物，给予高热量多种维生素，低蛋白、低脂饮食。

三、心理护理与健康教育

注意与病人及其家属的沟通工作，及时解释和说明病情，缓解病人及其家属的紧张和焦虑情绪，使其以愉快的心态配合治疗和护理。向病人及其家属说明疾病相关知识、治疗护理要点及相关注意事项，并做好住院指导。

第十四节 胰腺癌手术前后护理常规

胰腺癌的治疗以手术治疗为主并辅以化学药物治疗，包括胰、十二指肠切除，胰体、尾及脾切除，全胰及十二指肠切除，手术一般创伤大，并发症多。

一、术前准备

1.改善营养情况，可给予高热量、高蛋白、高碳水化合物饮食，少量多次输新鲜血浆、白蛋白、新鲜全血等。

2.改善凝血功能，术前注射维生素 K。配合医生做好各种检查，如心、肺、肝、肾等检查，纠正电解质紊乱，有感染则应及时应用抗生素。

3.术前晚及术晨清洁灌肠，并放置胃管，准备做好一切术后用品，如氧气、监护仪、负压吸引器等。

二、术后护理

1.按一般腹部手术护理常规。

2.密切注意脉搏、血压、呼吸的变化，警惕术后大出血。

3.引流管的护理，妥善固定各引流管，保持其引流通畅，注意引流物的颜色、性质及量的变化，一般术后 48 小时血性渗出较多，以后逐渐减少，若引流量多，用负压吸引器吸引，并观察有无血容量不足、有无胰漏、胆漏及肠漏情况的发生。肠漏时注意保护皮肤。

4.详记 24 小时出入量，注意防止水、电解质的失衡，并及时了解肝、肾功能情况。注意预防肺部并发症及伤口感染，必要时应用抗生素。

三、心理护理与健康教育

注意与病人及其家属的沟通工作，及时解释和说明病情，缓解病人及其家属的紧张和焦虑情绪，使其以愉快的心态配合治疗和护理。向病人及其家属说明疾病相关知识、治疗护理要点及相关注意事项，并做好住院指导。

第十五节　肝叶切除护理常规

对于拟行肝叶切除者，术前应注意营养和了解肝功能受损程度，特别对伴有肝硬化和肝功能差者，注意提高手术耐受力，防止术后出血和肝昏迷的发生。

一、术前护理

1.做好病人的心理护理，说明手术的必要性，解释术中可能出现的不适，以便取得病人及其家属的配合。

2.全面检查心、肺、肝、肾脏器功能和凝血机制。

3.给予高糖、高蛋白、高维生素、低脂饮食。

4.药物的应用：

（1）保肝药物，静脉补充能量、肌苷、维生素 B、维生素 C。

（2）凝血药物，肌注或静脉注射维生素 K 10~20mg，2/日。

（3）抗生素，术前 2~3 天肌注青霉素 80 万 u，2/日。

5.严密观察体温的变化，如系肿瘤要区分感染热、肿瘤热。

6.术前两周禁烟，练习深呼吸和咳嗽排痰，术前三天练习床上排便。

7.术前一日常规备皮、备血，做青霉素、普鲁卡因皮试。

8.胃肠道准备术前 12 小时禁食，4 小时禁饮，术晨置胃管，灌肠 1 次。

二、术后护理

1.密切观察术后病情变化，每小时测量脉搏、呼吸、血压1次。

2.术后第二天，血压平稳后取半卧位，要避免过早活动，以免肝断面术后出血。

3.如果进行肝极限切除术，术后48小时内应有专人护理。严重肝硬化，术中肝门阻断者术后24~48小时内常规吸氧，流量2~4升/分。

4.饮食方面，肠蠕动恢复后即可进食，以后逐步改流质、半流质或饮食。

5.观察伤口敷料外有无渗出情况，保持各引流管通畅，注意其色泽、量的变化。准确记录24小时出入量，若发现异常随时与医师联系。

6.术后应定期复查肝功能和各项生化指标，注意术后有无黄疸和肝昏迷前期表现。

三、心理护理与健康教育

注意与病人及其家属的沟通工作，及时解释和说明病情，缓解病人及其家属的紧张和焦虑情绪，使其以愉快的心态配合治疗和护理。向病人及其家属说明疾病相关知识、治疗护理要点及相关注意事项，并做好住院指导。

第十六节　胆道疾病护理常规

一、术前护理

1.注意合理饮食，给予高糖、多种维生素、低脂饮食。

2.改善凝血机能，应补充维生素K。

3.做好各项生化检查，配血交叉试验及药物过敏试验及备皮等工作。

4.术前12小时开始禁食，4~6小时禁水，术前半小时给予镇静剂肌肉注射。

二、术后护理

1.严密观察术后生命体征变化，每2小时测量血压、脉搏、体温1次。

2.术后去枕平卧6小时，全麻病人将头偏向一侧，待病人清醒血压稳定后可改为半卧位。

3.注意观察伤口有无渗血、渗液及感染情况，观察引流管是否通畅，记录引流物颜色、性状及量，留置T管按T管常规护理。

4.做好口腔卫生，用复方硼酸溶液漱口。

5.饮食与营养，一般术后24~48小时内禁食，肠道功能恢复后进少量流质饮食，4~5天后进半流质，2周后可进软食或普食，以高热量、高蛋白、多种维生素低脂饮食为宜。

6.定期协助病人翻身，保持床铺平整，干燥，防止压疮的发生。

7.嘱病人早期下床活动，以减少并发症发生。

8.拆线后嘱病人注意休息，保持大便通畅，以免因腹压增加而致伤口裂开。

三、心理护理与健康教育

注意与病人及其家属的沟通工作，及时解释和说明病情，缓解病人及其家属的紧张和焦虑情绪，使其以愉快的心态配合治疗和护理。向病人及其家属说明疾病相关知识、治疗护理要点及相关注意事项，并做好住院指导。

第十七节　纤维胆道镜检查术护理常规

纤维胆道镜（简称纤胆镜）可在直视下借助附件对胆道疾病做出正确诊断和及时治疗，具有安全可靠、简便易行的特点。

一、适应证

1.胆道结石、气泡、血凝块、异物、蛔虫。

2.胆道出血。

3.胆道梗阻伴发热、黄疸。

4.胆道肿瘤。

5.胆道畸形、狭窄。

二、术前准备

1.向病人说明检查（治疗）的重要性，解除其思想顾虑，以利配合。

2.访问病史及手术方式，T管造影拍片，查血常规，出凝血时间、血小板、肝功能及血清淀粉酶。

3.胆道术后4~6周可行经T管纤胆镜（POC）检查为宜。

4.术前10~20分钟肌注阿托品0.5mg、安定10mg。

5.准备生理盐水1000mL+庆大霉素16万u。

6.用物准备：纤维胆道镜用福尔马林薰箱消毒，备齐无菌纤胆镜操作包、手套、注射器、针头、20~22号"T"两根。

三、术后护理

1.术后24小时内观察腹痛情况及体温变化。

2.复查血常规、肝功能、血清淀粉酶，如有异常应给予补液、抗炎、保肝、解痉等处理。

3.行POC检查应观察引流液色、质、量的变化，如发现异常应立即报告医生，给予处理。

4.观察T管引流情况，48小时后做T管造影。肝内、外胆管未见结石者，24小时即可拔管。

5.注意观察有无胆道感染、窦道穿孔、胆道出血。急性胰腺炎等并发症发生。

四、心理护理与健康教育

注意与病人及其家属的沟通工作，及时解释和说明病情，缓解病人及其家属的紧张和焦虑情绪，使其以愉快的心态配合治疗和护理。向病人及其家属说明疾病相关知识、治疗护理要点及相关注意事项，并做好住院指导。

第十八节　经皮肝穿刺造影护理常规

PTC 为经皮肝穿刺胆管造影技术，主要用于梗阻性黄疸，肝内胆管扩张者，了解梗阻的部位及范围。

一、造影前准备

1.向病人介绍检查程序取得合作，协助病人练习吸气、呼气和屏气动作。

2.协助检测血小板、出凝血时间、凝血酶原时间及肝肾功能。

3.做好肝胆急诊手术准备，一旦出现造影并发症便于急诊手术。

4.做好碘、青霉素、普鲁卡因过敏试验。

5.准备造影剂 20%~30%胆影葡胺 60mL 和局部麻醉药物 1%普鲁卡因 200mL。

6.术前 6 小时禁食，术前半小时肌注安定 10mg，禁用吗啡，以免引起 Oddi 括约肌痉挛而混淆诊断。

7.准备急救药品及器械。

二、造影后护理

1.绝对卧床休息 24 小时，禁食 6 小时。

2.腹部用腹带包扎，减少并发症的发生。

3.密切观察体温、脉搏、血压的变化，注意有无休克早期症状发生。

4.按医嘱补液，常规应用抗生素、止血药物 2~3 天。

5.注意术后有无内出血、胆汁外溢性腹膜炎、败血症、脏器穿孔、胆道感染等并发症发生。

三、心理护理与健康教育

注意与病人及其家属的沟通工作，及时解释和说明病情，缓解病人及其家属的紧张和焦虑情绪，使其以愉快的心态配合治疗和护理。向病人及其家属说明疾病相关知识、治疗护理要点及相关注意事项，并做好住院指导。

第十九节　经内窥镜逆行行胰胆管造影护理常规

ERCP 是通过纤维十二指肠内窥镜，将导管从十二指肠乳头开口插入胆管如胰胆管内，以显示胆胰系统疾病性质的一种方法。

一、适应证

1.梗阻性黄疸、肝内胆管扩张不明显者。

2.胆管结石、胆管胰腺肿瘤和胆管狭窄。

3.做过胆管肠道吻合术的胆道残余结石或吻合口狭窄者。

二、造影前准备

1.向病人介绍检查的重要性，让病人了解检查过程，以取得病人的合作。

2.按胆道和胰腺疾病进行常规的症状、体征和必需的化验检查，肝、胆、胰超声；同位素；CT 资料，并查血、尿淀粉酶。

3.做药物过敏试验，如碘、青霉素、普鲁卡因。

4.检查前 2~3 日最好不做钡餐透视和钡灌肠，以防钡剂在结肠肝曲及横结肠存留，影响 ERcP 的影像效果。

5.检查前禁食 10~12 小时，静脉补液并预防性应用抗生素；术前 10~30 分钟肌注阿托品 1mg、杜冷丁 50~100mg。

6.检查时病人需脱掉带纽扣的上衣和带金属的腰带，取下义齿、眼镜、手表等物交病人家属或帮助保存。

7.准备抗过敏及抗休克等急救药品及器材。

三、造影后护理

1.嘱病人安静休息 3~5 小时以上。

2.咽麻恢复后 1~2 小时可进食，先以软食为宜，若当日不能进食可给予静脉补液。

3.密切观察腹痛及体温变化情况。

4.常规应用抗生素 3 日，以防感染，特别注意胰腺炎、胆管炎及败血症的发生。

5.注意观察有无胃肠道出血，穿孔等并发症的发生。

第二十节　三腔二囊管护理常规

门静脉高压症致食管胃底静脉曲张破裂大出血时，常规需紧急抢救，多用三腔二囊管压迫止血。

一、留管期间每 12 小时放空气囊 1 次，每次 20~30 分钟，以免因长时间压迫而使黏膜溃疡坏死。三腔二囊管放置时间不应超过 3~5 天。

二、病人应采取侧卧位，或头偏向一侧，以利引流咽部分泌物，以免引起吸入性肺炎。

三、随时抽吸胃内容物，并记录量及性质，注意牵引的方向，牵引重量以 0.5kg 为宜，过重可引起局部鼻翼压迫性溃疡。

四、防止气囊上滑压迫咽喉部位，引起窒息，应观察病人有无呼吸困难、烦躁、胸闷甚至出现咽喉部位压迫感症状，此时应立即放气，随后拔出。如需要，再重置三腔二囊管。

五、加强鼻口腔护理，防止口腔黏膜溃疡感染。

六、如出血停止应先放空食管气囊，再放空胃气囊，并观察 24 小时，如确无再出血，应嘱病人口服石蜡油 20~30mL，再将三腔管拔出。

第二十一节　"T"管引流护理常规

"T"管引流术适于胆道疾病，手术中探查胆总管。

一、妥善固定，谨防"T"管脱出，引流袋用胶布或别针固定于床架以减少牵拉，昏迷或烦躁病人应上约束带。

二、保持"T"管引流通畅，防止扭曲受压，定期用手挤压"T"管，当引流不畅时应找原因，确定为泥沙样结石堵塞时可用生理盐水或抗生素溶液缓慢冲洗，切忌加压推注，术后早期内忌加压。

三、每日记录胆汁引流量，并观察胆汁性状。

四、保护"T"窦道皮肤并保持清洁，引流袋每日更换一次，更换时注意无菌操作。纱布浸湿应立即更换，"T"管窦口周围炎症表现可用锌氧膏或凡士林保护皮肤。

五、"T"管引流时应观察病人全身情况：体温下降、食欲增加、精神好转，同时大便转深黄，皮肤黏膜黄疸消退等。

六、"T"管引流 2 周后，经"T"管造影并正常时可拔出"T"管，拔管前先试行夹闭 1~2 天，夹管时间观察病人如无腹痛、发热、黄疸即可拔出"T"管。

七、拔管指征

1.胆汁量逐日减少，表示胆道通畅。

2.胆汁澄清，胆道炎症得到控制。

3.无腹痛、发热、黄疸消退，食欲增加。

4.提示肝内、外胆管无病变。

第二十二节　乳腺癌病人护理常规

一、术前护理

1.心理护理：做好解释工作，介绍疾病的相关知识，解除病人的思想顾虑。

2.术前常规检查：心电图、胸片、凝血功能、肝肾功能等。

3.妊娠期或哺乳期的乳腺癌病人，应立即中止妊娠或停止哺乳。

4.乳头有溢液或肿瘤局部破溃者要及时更换敷料，保持局部清洁，并用抗生素控制感染。

5.术前常规准备：备皮、皮试、术前 6~8 小时禁食等。

二、术后护理

1.与麻醉师交接病人，观察其神志、测量生命体征并记录。

2.体位：去枕平卧 6 小时后可取半卧位。

3.引流管的护理：妥善固定，保持有效负压引流，每 24 小时更换负压引流装置并记录引流物的颜色、性质及量。

4.心理护理：言语、动作轻柔，减少不良刺激，尽量少暴露病人身体，维护病人尊严。

5.饮食：术后 6 小时，血压平稳、无呕吐可进普食。

6.避免患侧上肢测血压、穿刺，防止皮肤破损。

7.患肢功能锻炼

（1）术后 1~3 日：伸指、握拳、屈腕。

（2）术后 3~4 日：坐位屈肘。

（3）术后 5~8 日：用手摸对侧的肩部和同侧的耳部。

（4）术后 9~13 日：上肢伸直、抬高、内收、屈曲，肩关节至水平位。

（5）术后 14 日后：练习肩关节，用健侧手帮助患侧手放置颈后，由低头位至挺胸位，进而练习手越过头顶摸对侧耳部，但腋下有积气积液、术后引流量较多或近腋窝的皮瓣有较大面积坏死时，应当延迟或减少肩关节的活动。

三、健康教育

1.督促和指导病人进行患肢功能锻炼。

2.近期避免患侧上肢搬动、提拉重物。

3.为矫正胸部形体的改变，可佩戴义乳或行乳房再造术。

4.术后 5 年内避免妊娠。

5.按时化疗，定期复查，如有不适随时就诊。

第二十三节　甲状腺肿瘤手术护理常规

一、术前护理

1.心理护理：做好解释工作，介绍疾病相关知识，解除病人的思想顾虑。

2.术前常规检查：心电图、胸片、凝血功能、肝肾功能等，必要时行气管软化试验。

3.指导病人练习头颈过伸位。

4.术前 2 周禁烟。

5.术前常规准备：备皮、皮试、术前 6~8 小时禁食等。

二、术后护理

1.与麻醉师交接病人，观察其神志、测量生命体征并记录，密切观察病人呼吸情况及有无声嘶。

2.体位：去枕平卧 6 小时后可取半卧位。

3.有颈部引流管者妥善固定、保持有效引流，每 24 小时更换引流袋并记录引流物的颜色、性质及量。

4.观察病人伤口敷料情况，若有渗湿及时更换并观察伤口有无积液、积血及呼吸道压迫症状。

5.饮食：术后 6 小时，血压平稳、无呕吐可进流质或半流质温凉饮食。并观察有无呛咳现象。

6.协助病人排痰，必要时行雾化吸入。

7.观察病人有无手足抽搐、针刺感和麻木感等。

三、健康教育

1.拆线后指导病人练习颈部活动，防止瘢痕挛缩。

2.术后 1~3 天少数病人可有声嘶现象，多为水肿压迫喉返神经所致，水肿消除后可恢复正常。

3.颈部伤口可用美皮护贴，有减少疤痕的形成，以利美观。

第二十四节　下肢静脉曲张护理常规

一、术前护理

1.心理护理：做好解释工作，介绍疾病相关知识，解除病人的思想顾虑。

2.术前常规检查：心电图、胸片、凝血功能、肝肾功能等。

3.手术前一天训练病人床上大小便，取得病人配合。

4.术前准备：备皮（上至脐平，下至足趾，包括整个患侧下肢。注意足部卫生，做好皮肤清洁）、皮试、术前禁饮食 8 小时。并发小腿溃疡者，应卧床休息，抬高患肢 20~30 度，用 30%硼酸溶液湿敷或生理盐水换药，术晨换药 1 次，并用无菌巾包扎，以免污染手术野。

5.术前一天用甲紫或记号笔画出静脉曲张的行径。

二、术后护理

1.与麻醉师交接病人，测量其生命体征并记录。

2.体位护理：术后去枕平卧 6 小时，以后可取半卧位，患肢给予抬高 20~30 度。

3.饮食护理：6 小时后给予高营养、易消化、富含纤维素饮食，防止便秘。

4.活动指导：术后 24 小时内鼓励病人行背屈活动，24~48 小时可适当下床活动，避免站立或活动过久。

5.加强基础护理和生活护理。

6.慢性溃疡者，应继续换药。

三、健康教育

1.出院后可穿弹力袜或用弹力绷带 1~2 个月，晚上睡觉时将患肢抬高 20~30 度。

2.勿长时间站坐。

3.术后半年到一年内可能有下肢酸痛或麻木感。

4.禁烟，坚持适量运动。

5.定期门诊随防。

（韩玲 张琨 龙电玲 时均梅 陈艳 叶春春 赵媛）

第十九章　泌尿外科疾病护理常规

第一节　肾周围脓肿护理常规

一、心理护理：向病人讲解疾病相关知识及卧床休息的重要性。使其对疾病的治疗护理有所了解，积极主动配合医务人员的工作。

二、休息指导：嘱病人安静卧床休息，尽量减少床上活动和避免侧受力、受压。特别是高热期间应绝对卧床休息，待高热消退，症状稳定后，指导其做适量活动。

三、饮食指导：由于高热使机体代谢增强，消耗增加，所以，增加营养、改善机体状况显得尤为重要。应嘱其摄入高蛋白、高热量、高维生素等易消化食品的同时注意补充充足的水分，禁食刺激性食品。

四、寒战、高热的护理：寒战期间应注意保暖，尽量避免身体外露。寒战过后，高热时应给以降温处理。可采用酒精擦浴、冰敷等物理降温。放置冰袋时应用毛巾将冰袋包裹好，如果冰融化应及时更换。

五、降温后的护理：体温下降后，由于出汗较多，应注意皮肤的清洁。用温开水擦洗，再用毛巾擦干，并及时更换衣裤。给病人擦洗时应注意保持室内温度，避免受凉。鼓励其多饮水，以补充体内水分的不足。

六、疼痛的护理：病人腰背部疼痛不适时，应采取适当的体位，为减轻局部疼痛，可垫一小软枕或气垫圈。适当给予镇痛药以缓解不适。

七、给予有效抗生素抗感染治疗，必要时通过血、尿培养加药物敏感试验以选择有效抗菌素。同时，注意保护肾功能，尽量选用对肾功能损害小的有效药物。

八、脓肿切开引流时，应观察切口外敷料渗出情况，如有渗湿，及时更换，保持局部清洁干燥。

九、健康教育：注意与病人及其家属的沟通，及时解释和说明病情，缓解病人及其家属的紧张和焦虑情绪，使其以愉快的心态配合治疗和护理。向病人及其家属说明疾病相关知识、治疗护理要点及相关注意事项，并做好住院指导。

第二节　膀胱炎护理常规

一、心理护理与健康教育：膀胱炎是泌尿系统中最常见的炎症之一，常有尿频、尿急、尿痛及排尿烧灼症状，有时也会出现腹部不适现象。病人常会为此而感到焦虑不安。同时膀胱炎在急性期未完全控制时，会转变成慢性膀胱炎，易反复发作。有时病人因害怕慢性炎症不愈会影响肾脏，因而更焦虑不安。所以护士应多与病人交流，耐心讲解有关疾病方面的知识，使其对病情有所了解，加强战胜疾病的信心，主动配合治疗及护理。

二、生活护理

1.急性期，嘱病人避免剧烈活动或重体力劳动，最好是卧床休息。

2.鼓励病人多饮水，每天至少饮 2000~3000mL 水，达到稀释和冲洗尿中细菌或毒素的目的。

3.鼓励病人时常排空膀胱，以排除感染的尿液，白天每 2~3 小时排尿 1 次，夜晚排尿 1~2 次，以避免尿液淤积和膀胱过度膨胀，引起下腹部胀痛不适。

4.下腹部胀痛明显时，可在局部适当保暖及热敷以减轻症状。出现痉挛现象时可予解痉药物治疗。

三、抗生素的应用：急性膀胱炎，抗生素治疗一周，一般可治愈，若二周仍无法根除菌尿，则应考虑是否合并或继发于其他泌尿疾病，需进一步检查明确诊断。慢性膀胱炎药物治疗约需 3~4 周，有些病人可能持续数月之久，一般需做尿培养或药敏实验，有针对性地选择抗生素治疗。所以，护士应耐心仔细地指导病人，使其能持续彻底治疗。

四、保持尿液酸化：嘱病人口服维生素 C；多进食酸性食物如肉类、禽蛋类、橘子及所有谷类，禁饮碳酸饮料及任何使用发酵粉或苏打制造的食物。通过酸化尿液，抑制细菌生长。

五、出院指导

1.为预防膀胱炎复发，应嘱病人多饮水，每天至少 2000~3000mL。不要养成憋尿的习惯。

2.注意个人卫生，勤洗澡、勤更衣。女性病人保持会阴部清洁，使用卫生纸时由前往后擦拭；男性病人注意包皮垢的清洗，洗澡时最好采用淋浴。晚上最后一次排尿和早晨第一次排尿后可在尿道口周围涂以抗生素软膏。

3.包皮过长者应及时行包皮环切术，以减少复发机会。

4.嘱病人夜晚服药前先排空膀胱，以增强药物的效力。

六、对于有感染而无症状者，指导病人定期行尿液常规检查或尿细菌学检查，若尿液检查异常应及时处理。

第三节　前列腺炎护理常规

一、心理护理：前列腺炎主要症状为尿频、尿急、会阴部、下腹或阴茎胀痛不适，并伴有尿道口流出白色黏液，腰背部胀痛、全身无力、失眠、少数病人还伴有早泄、阳痿等症状。病人常出现苦闷、担忧的心理。护士应主动与其交流，给予心理安慰，讲解疾病有关知识，介绍治疗效果好的病例，以提高病人心理适应能力，增强其战胜疾病的信心。

二、对症护理

1.排尿障碍：当病人出现尿道刺激征时，应指导病人进行热水坐浴。膀胱部位可行热敷或针灸治疗，必要时行耻骨上膀胱穿刺造瘘术，不宜行导尿。

2.会阴部胀痛不适：病人出现会阴部胀痛不适时，应给予解痉、止痛处理。

3.高热：高热时及时给予药物及物理降温，退热后及时更换衣裤，保持皮肤清洁干燥，嘱病人多饮水，以补充体内水分不足，必要时静脉补液。

三、给予大剂量抗生素抗感染治疗，必要时通过血、尿、精液培养加药物敏感试验来选择有效抗生素。

四、健康教育

1.急性期应嘱病人卧床休息，保证充足睡眠，有利炎症早日吸收、消退。禁止行前列腺按摩。

2.注意个人卫生，勤洗澡、勤更换内衣裤。

3.对慢性前列腺炎的病人应指导行前列腺按摩，并每周一次理疗及热水坐浴，可减少局部炎症、促进吸收、改善血液循环。必要时请心理医生给予心理治疗。告知病人前列腺液培养加药敏试验，对指导慢性前列腺用药有重要的指导意义。

第四节　肾结核护理常规

一、术前护理

1.心理护理和健康教育：肾结核是由结核杆菌引起的慢性、进行性、破坏性病变，若不及时治疗，病变可进一步播散到泌尿生殖系统，导致严重并发症。护理人员首先要热情和蔼、关心体贴病人，详细讲解疾病的相关知识，既要让病人知道肾结核的严重性，又要让其了解。肾结核的可治愈性，使其在配合治疗的同时增强战胜疾病的信心。另外，也可使病人在治疗疾病的过程中学到该疾病的相关知识。

2.完善各项准备工作

（1）常规做三大常规检查和血生化检测，并做静脉尿路造影，了解病肾破坏程度和对侧肾功能情况。

（2）了解病人药物治疗情况，没有行抗结核治疗者术前加强抗结核治疗半个月再手术。

（3）对消瘦、抵抗力差的病人，术前给予高蛋白、高热量、高维生素饮食，必要时经静脉输入复方氨基酸或静脉高营养物质，提高其对手术的耐受能力。

（4）术前12小时禁食，4~6小时禁饮，必要时术前灌肠1次。

（5）术前备皮、备血，防止出血或渗血过多以补充血容量不足。

二、术后护理

1.术后去枕平卧6~8小时，头偏向一侧。防止麻醉后并发症或呕吐物阻塞气管造成窒息现象。

2.密切观察生命体征变化，定时测量体温、脉搏、心率和血压。

3.保持肾床引流管通畅，观察引流液颜色和量，随时注意有无肾蒂继发性出血。

4.加强抗生素和抗结核药物治疗，预防切口或尿路感染，同时消除残余结核杆菌的感染。

三、健康教育

1.出院后继续口服抗结核药物 6 个月至 1 年，消除残余结核杆菌的感染。

2.定期复查肝、肾功能和尿常规，对肝功能损害大的药物改用其他药物替换；肾功能受损者应及时查明原因，了解是源于药物毒性损害还是病灶的加重，及时预防或缓解对健肾的进一步损害。

3.定期复查静脉尿路造影，了解肾、输尿管及膀胱是否有病变或病变加重，早诊断，早治疗。

4.多饮水，注意休息，加强营养丰富食物的摄入。

5.女病人两年内不能怀孕。

第五节　淋病护理常规

一、心理护理和健康教育：淋病是由淋病双球菌引起的泌尿生殖系统化脓性炎症性疾病，是目前最流行的性传播疾病之一。病人不仅承受着疾病带来的痛苦，更承受着社会或心理上的压力及恐惧。护理人员对他们的态度要和对其他病人一样，一视同仁，不能背后议论或有鄙视的态度。既要阐明疾病的危害性，使病人认识到问题的严重性，又要解释疾病的可控制性，缓解病人的思想顾虑和心理压力。同时，加强性传播疾病的宣教工作，并做好保护性医疗措施。增强病人的信赖感及对疾病治疗的信心，解除病人对性传播疾病的无知和恐慌心理，达到治疗和教育的双重目的。

二、个人卫生及护理：淋球菌属嗜二氧化碳的需氧菌，营养要求高，对外界理化因素抵抗力差，最适宜潮湿、37℃的环境生长。传播途径主要经性接触传染，少数经间接接触或母婴垂直感染。因此，病人要注意个人卫生，内裤每日更换，单独洗涤并用开水烫洗杀菌，洗漱及毛巾用具分开，勤换被褥及床单，严防疾病的交叉感染。

三、防止病变迁延或并发症的发生

1.嘱病人遵医嘱及时、定量、规范、彻底地用药。

2.待临床症状完全消失一周后，取初尿的沉渣做涂镜及培养，同时尿道（男性）或宫颈（女性）取材做涂镜或培养，临床症状完全消失后三周，男性病人取前列腺液做涂镜及培养，连续三次均为阴性，才视为治愈。

四、健康教育

1.治疗期间应避免性生活。同时，加强性伴侣的检查和治疗，防止交叉感染。

2.卧床休息，禁止一切剧烈活动。

3.禁食刺激性食品，如酒、浓茶及咖啡等。

4.注意局部卫生，污染的衣裤、被褥及时清洗、消毒。

5.用药一定按时、定量，避免滥用、泛用或不规则应用抗生素。

第六节　肾脏畸形护理常规

一、保守治疗的护理

1.介绍疾病的相关知识：肾脏畸形多表现在数目、结构、形态和位置的异常，无临床症状者，无须治疗。但畸形的肾脏常比发育正常的肾脏易患病，常出现的并发症如：感染、结石、高血压、损伤等。据资料报道，患有肾脏畸形的人，有的人可以一生不发病，有的人发病或出现并发症后通过保守治疗、对症处理后，也能平安度过一生。

2.提供积极的心理支持

（1）掌握病人心理状态，讲解同种病例长期存活的现状.以消除其思想顾虑，增强自信心。

（2）加强病人的自身保护意识：①根据病情保护好自己的肾脏，如孤立肾病患者应注意不要使肾脏受伤；马蹄肾病人易引起肾结石，故应积极预防、治疗肾结石；异位肾病人若因其他疾病需手术时，要告诉医生自己是异位者，以免造成医源性误伤。②合理安排生活、饮食，注意不过多劳累，随天气变化而加减衣服，避免感冒等一切导致抵抗力下降的因素。

3.饮食护理

（1）鼓励多饮水，勤排尿，以预防结石及感染的发生。

（2）少吃高蛋白质、高盐类饮食，适量控制脂肪的摄入，以免增加肾脏负担。

4.并发症的护理

（1）感染、结石的护理：感染、结石是部分畸形肾常见的并发症。临床可表现为血尿、疼痛、脓尿及尿闭。治疗多以补液、抗炎、解痉等对症为主。感染按泌尿系统感染常规护理；结石参照泌尿系统结石保守治疗的护理。

（2）高血压的护理：单侧。肾发育不全可并发高血压，应监测血压变化；进食无盐低钠饮食；尽量避免精神刺激；按时服用降压药；控制和预防高血压并发症，如脑血管意外、心衰等。

（3）肾积水的护理：避免外伤。重度积水的病人应及时行肾穿刺引流和手术。

（4）呕吐、便秘的护理：畸形的肾脏往往会压迫邻近的脏器、血管或神经，如出现相应的压迫症状时需给予对症处理，出现呕吐时应给予心理安慰，及时清理呕吐物，漱口，协助更换衣、被。

二、肾畸形手术

1.合并感染、结石时的手术护理，与肾结石、脓肾的手术护理相同，但要特别注意肾功能和引流通畅。

2.融合肾（蹄铁肾、盘形肾、乙状肾及块肾）因其手术难度大、危险性高，术后应特别注意出血、漏尿和保护肾功能。

3.两个以上畸形肾，若其中一个肾功能丧失，健肾功能良好者，可行肾切除，护理按肾切除术前后护理。

第七节　单纯性肾囊肿护理常规

一、保守治疗的护理

1.心理护理：向病人讲解疾病的相关知识，以及加强自身保护的重要性，提高其对疾病的认识，做到既不悲观又不轻视。嘱病人如发现不适，及时治疗，以防止病情加重。

2.健康指导

（1）小的囊肿可选择肾囊肿穿刺治疗，如囊肿较大压迫肾脏或反复感染，囊肿穿刺复发均可采取开放性囊肿切除术。

（2）建立良好的起居习惯，适当锻炼，锻炼强度以不感到疲劳为度。

（3）一般情况下，症状轻者，饮食无特殊禁忌。可给予营养丰富、易消化饮食，以增强营养，提高机体抵抗力。症状较重者注意摄入低钠饮食。

（4）定期随诊，如有不适，及早治疗。

二、穿刺术的护理

1.术前护理

（1）心理护理：讲解穿刺术相关知识，消除病人紧张、恐惧心理，使其精神放松，提高手术耐受性。

（2）积极完善术前相关检查，如血常规、出、凝血时间、肝、肾功能等，注意肾功能情况，有无心、肺及其他疾患的存在。

（3）注意保暖，防止受凉。必要时给予抗生素以预防感染。

2.术后护理

（1）心理支持：帮助其了解术后可能存在的相关问题，以减轻病人对未知的恐惧，从而能安心休养。

（2）病情观察：①观察生命体征的变化，小便颜色的改变，注意是否存在一过性血尿等并发症的发生，如有异常，及时处理。②穿刺后三天，复查 B 超，观察穿刺后近期效果，同时定期复查 B 超，了解有否远期复发的可能。③药物的应用及观察：可给予补液、抗感染、止血治疗，观察药物不良反应，有无副作用。注意保护肾功能。④局部护理：保持穿刺点及周围皮肤清洁干燥，有无红、肿、热、痛，勿感染。⑤饮食指导：术后可给予清淡、营养丰富、易消化饮食，注意保持大便通畅，多食蔬菜、水果。⑥健康指导：勿从事过重体力劳动，术后一周内应减少活动，出院后，不适随诊。

第八节　多囊肾护理常规

一、心理护理

多囊肾属先天性疾病，平时无任何症状病人会产生轻视心理，合并感染、结石、出血时可加重对肾功能的损害，病人又易产生悲观情绪。护理人员应讲解疾病的相关知识，使病人及其家属能够正确对待该疾病，从而主动配合治疗和护理。

二、健康教育

1.同单纯性肾囊肿。

2.发现患多囊肾，虽无症状也应定期复查，防止并发症的发生。出现并发症及时控制病情，降低肾功能的损害。

3.嘱病人卧床休息，减少体力活动，稳定情绪，必要时给予抗炎、止血、解痉、镇痛、输液等对症处理。有高血压的病人行降血压药物治疗，同时限制钠盐的摄入。

三、监视肾功能

多囊肾压迫肾实质易导致肾功能的损害，一旦肾脏失代偿即可出现肾功能衰竭，注意观察每日尿量、尿比重的变化，了解面部颜色及浮肿情况，尽可能早诊断、早治疗使病情延缓加重。

四、手术治疗的护理

1.B超定位肾囊肿穿刺术同单纯性肾囊肿穿刺术。

2.开放性肾囊肿去顶减压术同单纯性。肾囊肿去顶减压术。

3.腹腔镜下肾囊肿去顶减压术同腹腔镜下单纯性肾囊肿去顶减压术。

4.出院指导：向病人及其家属交代此病具有家族遗传性，可能会影响后代，使其有心理准备。注意定期随访。

第九节　肾积水、输尿管肾盂连接处梗阻护理常规

一、术前护理

1.诱导病人良好的情绪，以利手术治疗。肾盂输尿管连接梗阻以先天性原因为主，多见于儿童。由于儿童心理活动复杂，常表现为惊慌、大哭大闹或因恐惧而出现忧郁、孤僻、不合群的现象，甚至不配合治疗。护理人员应以友善的态度与其交

谈，必要时一起游戏，以取得患儿的信任，诱导其良好情绪，从而轻松配合治疗。

2.保持体温恒定，防止呼吸道感染，在更换尿布或敷料时，应尽量减少暴露面积，注意调节室温在 24~25℃之间。

3.术前准备

（1）完善各项检查，评估病人对手术的耐受力，如胸透、心电图、肝、肾功能、出、凝血时间。

（2）对营养不良的病人给予高蛋白、高热量、维生素丰富的饮食，必要时可静脉输入高营养物质。

（3）做好肠道准备，准确掌握小儿泻药或灌肠剂的剂量。注意操作动作轻柔，以使病人舒适。婴幼儿可在手术前 2 小时禁乳；较大儿童于术前晚 10 点禁食、禁饮。

（4）备皮、备血。

二、术后护理

1.防止窒息及吸入性肺炎的发生：护理好全麻术后未清醒的患儿，应去枕平卧位，保持呼吸道畅通，头偏向一侧。

2.保持各引流管通畅，妥善固定，防止引流管脱出。

（1）肾盂输尿管外支架管每天用灭滴灵冲洗 1~2 次，术后 9~14 天拔除。

（2）肾周引流管在。肾盂支架管之后拔除。

（3）肾造瘘管应在外支架管拔除后，注入镁蓝液或经造瘘管注入造影剂，保证吻合口通畅后再拔出。

3.严密监测体温、脉搏、呼吸、血压变化。告诉病人及其家属，体温在术后 3 天内可波动在 37.5~39℃之间，之后体温会逐渐下降至正常，不要因此而紧张。

4.提供心理支持：患儿术后会产生恐惧感和疼痛，会拒绝治疗与护理配合。护理人员应尽量以娴熟的技术和热情的服务消除其害怕心理。同时，调整适当的体位以减轻疼痛。

5.加强生活护理，促进患者身心舒适。患儿术后不懂得照顾自己，因此，护士必须指导其家属协助患儿翻身、更换衣裤、整理床单，必要时，可用敷料或绷带包扎伤口，防止患儿因痛、痒而挠抓，引起伤口继发感染。

6.健康教育：鼓励病人多饮水，勤排尿，摄取营养丰富的饮食，注意保暖，防止受凉。不适随诊。

第十节　肾造瘘护理常规

一、术前护理

1.心理护理：告诉病人及其家属，先天性肾盂输尿管连接处梗阻，因积水重，分泌性造影不显影或伴有感染，应急诊做肾造瘘。适当讲解手术的目的及经过，以消除其思想顾虑。并指出手术中需病人配合的地方。

2.严格遵守无菌操作原则，用物均须严格消毒。

二、术后护理

1.安慰病人穿刺已成功，以解除紧张情绪。

2.观察引流物的颜色、性状及量。防止造瘘管折叠、扭曲、受压及脱出。尿流不畅或因血块、脓块、坏死组织堵塞时，应及时调整引流管位置或用手挤压造瘘管，无效者可用 5~10mL 生理盐水冲洗。引流袋注意保持低位，每日更换 1 次。

3.严格记录造瘘管的尿量，监测肾功能恢复情况。

4.术后抗感染治疗，分泌物较浑浊时给予 0.5%灭滴灵液冲洗，每日 2 次。

第十一节 尿道下裂（会阴型）护理常规

一、术前护理

1.提供良好的身心照顾

（1）对较小的婴幼儿取得其家长的支持与配合极为重要，这样才能为患儿提供最佳的生活安排及最有效的心理安慰。

（2）较大儿童极易产生恐惧心理，从而拒绝治疗。因此，应先给予热情的态度和细致的护理，同时还要做好心理护理，说明手术的重要性以及手术后的配合，消除患儿心理上的顾虑。简要阐述手术治疗是在于达到男性站立排尿和成年后能进行性生活的目的。

2.合并尿道外口狭窄者，应行尿道外口扩张或切开。

3.拟形成尿道外的皮肤阴毛先行电解，愈合后再行手术。

4.术前灌肠，防止术后过早排便污染阴囊及会阴切口。

5.注意皮肤清洁消毒，可用 1/2000 新洁尔灭溶液从尿道外口注入 3mL 消毒后尿道。

6.7 岁以上患儿按要求备皮。

二、术后护理

1.注意伤口出血及观察阴茎头血液循环情况。

2.保持膀胱造瘘管通畅，以免过早由尿道排尿而污染切口，每日用 1/5000 呋喃西林液冲洗膀胱 2 次。

3.嘱多饮水，尽量减少尿道感染的发生，常规使用抗生素及止血药物。

4.术后使用镇静药，10 岁以上病人应服己烯雌酚，防止阴茎勃起而出血。

5.会阴型术后病人 2 天后进流食，以免过早排便而污染伤口。

6.注意避免敷料污染，如尿液浸湿或粪便污染敷料，应及时更换。

7.为防止尿道内分泌物积聚或积脓引起尿道感染致尿道皮肤瘘，每日用消毒棉球由尿道近端向远端轻柔挤压 2~3 次，使分泌物从尿道外口排出。尿道支架管于术后 7~9 天拔除，若为导尿管则术后 10~12 天拔除。

8.术后 10~12 日可试行排尿，如无感染，术后 2 周拔除膀胱造瘘管。如尿道切口感染，可继续留置膀胱造瘘管 2 周，如仍不愈合可能已形成尿瘘，可拔除膀胱造瘘管，半年后再行尿瘘修补。

9.鼓励进食含纤维丰富的食物，保持大便通畅，必要时可用开塞露塞肛，同时，排便时切忌用力，以免小便从引流管周围渗出，影响成形尿道愈合，形成尿瘘。

第十二节　尿道狭窄护理常规

一、术前护理

1.除常规检查胸透、心电图、出、凝血时间外，应行尿道造影以了解狭窄部位及程度。

2.保持会阴部清洁，防止感染。

（1）术前常规应用抗生素。

（2）拟行尿道成形术者，术前用肥皂水、清水清洗会阴部皮肤。

（3）尿道内有脓液时，应及时清除覆盖于尿道外口的脓痂。

3.心理护理：病人常因排尿障碍，影响生活质量而情绪不佳、烦躁、易怒，护士应耐心地询问，倾听病人有何不适，及时给予对症的开导和处理。

4.合并尿道周围感染的尿道瘘者，应先行膀胱造瘘，使炎症消退后再施行手术。

5.加强生活护理，减轻烦躁情绪及身体上的不适。

二、术后护理

1.注意导尿管的护理：留置导尿管起支架和引流作用，一般保留 4 周，同时保持膀胱造瘘管通畅。

2.保持会阴部清洁干燥：每天用 1:1 000 新洁尔灭棉球擦洗尿道口及尿道周围 2~3 次，防止逆行感染。

3.适当使用镇静剂和雌激素，以免阴茎勃起。

4.保持大便通畅，必要时给缓泻剂。

5.行尿道扩张者应观察有无尿道热、出血、假尿道的形成，若尿扩后并发急性感染，须使病人卧床休息并鼓励其多饮水，尽量用物理降温法，注意观察降温后体温变化。同时加强营养，及时更换衣、被。

三、健康教育

1.嘱病人定期来院进行尿道扩张。

2.嘱病人防止便秘，戒酒，节制性生活。

3.嘱病人做好可能复发、须再次手术的思想准备。

第十三节　双侧睾丸未降护理常规

一、术前护理

1.心理护理：病人因考虑术后是否会影响生育功能，而心理压力极大，所以护士应多与病人交流，讲解疾病相关的知识和治疗效果好的病例，使病人充满信心地与医务人员合作。

2.对于年龄较小的病人，应多与其家属接触，以取得家属的理解和支持。对患儿态度和蔼，以娴熟的技术、耐心的话语赢得其信赖。

3.术前准备：常规做血、尿、大便检查，了解肝、肾功能，出、凝血时间等，并做好备皮、药敏试验及麻醉前胃肠道准备。

二、术后护理

1.体位：术后平卧，头偏向一侧，小儿防止发生窒息及吸入性肺炎。6~8小时后可垫枕，牵引侧下肢应保持伸直。

2.观察体温变化：每4小时测量1次，如果体温超过38.5℃，应给予退热处理，以酒精擦浴等物理降温法为宜。

3.局部护理

（1）观察阴囊有无红肿、疼痛和渗出，如渗出液较多时应及时更换敷料，保持局部清洁干燥。

（2）尿道外口每日用1/1 000新洁尔灭消毒棉球擦洗2次，以防感染。

（3）大便后及时清洗干净，保持肛周清洁。

4.预防感染：鼓励病人多饮水，以保持引流通畅。同时，行补液、抗感染治疗。

5.饮食护理：进食高蛋白质、高热量、富含维生素的饮食，并注意保持大便通畅。

6.药物的应用：术后遵医嘱酌情配合使用促进睾丸细胞发育的药物。

第十四节　肾结石护理常规

一、保守治疗护理

1.饮食指导

（1）嘱病人全天多次饮水，保持每日尿量在2 000mL左右。以充分稀释尿液，减少结石的复发率。或大量饮水配合利尿解痉治疗，促进小结石的排出。同时加强观察有无尿石排出。

（2）给予低糖、低蛋白质、富含维生素B6的食物。并严格限制高草酸食物，如豆制品、菠菜、土豆等。

2.抗生素的应用及观察：感染症状严重者，给予一定量的抗生素控制症状。加强观察，进行药物使用前后的效果比较，以指导正确合理地应用抗生素。

3.积极治疗引起尿石症的原发性疾病。如甲状旁腺功能亢进、高尿酸血症。

4.健康教育

（1）病人身体状况良好并结石较小时，嘱其适当锻炼，辅以跑、跳等动作。排尿时，注意尿液排在容器内，观察有无结石排出。

（2）试用中西结合治疗，以利排石。

5.肾绞痛的护理

（1）当病人疼痛时，护理人员应适当地陪伴并给予安慰。耐心地听其诉说感受并表达出关心的态度。

（2）给予解痉、镇痛治疗。可经肛门塞入双氯芬酸钠栓，也可在痛点皮内注射蒸馏水 1 mL，必要时可行局部热敷。

（3）卧床休息，避免剧烈运动。

（4）中医针灸，强刺激肾俞、京门、三阴交或阿是穴可以达到解痉、止痛效果。

（5）肾绞痛严重伴虚脱者，给予补液、对症治疗的同时，严密监测病人的生命体征及一般情况。

（6）肾绞痛伴有血尿者，在给予补液、抗感染、止血治疗的同时，护理应注意观察血尿的程度、出现时间，并指导、协助病人完成有关检查以利确诊。

（7）疼痛停止 3 周后，行静脉尿路造影了解结石大小、部位及有否肾积水。

（8）嘱其多饮水，使全天尿量达 2 000mL 左右。

二、体外冲击波碎石（ESWL）护理常规

1.碎石前护理

（1）心理护理：向病人耐心地讲解碎石原理，以减轻病人的恐惧心理，增加病人的安全感，使病人在治疗中积极配合，不随意移动体位。同时，说明治疗后血尿为正常反应，以避免不必要的焦虑。

（2）完善各项术前准备：①了解病人全身情况，评估病人对手术的耐受力：做血常规，肝、肾功能测定、出凝血时间、行血小板计数，完善心电图、腹部平片及肾分泌造影检查。患肾无功能、结石远端尿路梗阻、妊娠、出血性疾病、严重心脑血管病、安置心脏起搏器者、急性尿路感染等情况，不宜碎石治疗。②胃、肠道的准备：治疗前一天进半流质饮食，晚间用番泻叶 20g 开水泡服，术日晨禁食。高龄及体弱者可于治疗当日行温肥皂水灌肠以清洁肠道。③对疼痛敏感者可于治疗前 30 分钟肌注杜冷丁 50~75mg。

2.碎石后护理

（1）保证充足的尿量：鼓励病人多饮水及静脉输液有利于增加尿量和结石排出，同时达到内冲洗的目的，减轻碎石后血尿。

（2）尿液的观察：血尿是碎石后最常见的症状，多不严重一般为淡红色，1~2 天后消失。嘱病人注意观察尿中有无碎石排出，收集后做结石成分分析。

（3）协助体位排石：由于结石存在肾内部位不同，改变体位对排石有一定帮助：

①下盏结石用头低位，并叩击背部可加速排出。②蹄铁形肾结石采用俯卧位有助于结石排出。③巨大肾结石治疗后不宜立即下床，而采用患侧在下的侧卧位，以避免碎石拥挤形成石街。

（4）治疗后1、3、7天拍腹部平片，以观察结石粉碎及排出情况，加强观察有无石街形成，若有应及时给予处理。

（5）出院指导：①出院后若出现肾绞痛、发热、血尿等异常现象时需立即返院就诊。②碎石未完全排出者，出院后定期门诊追踪检查。做到早诊断、早治疗。③饮食指导：胱氨酸结石的病人限制含蛋氨酸较多的食物，如肉类、蛋类及乳类食品；草酸钙结石病人应食低草酸、低钙的食物，如尽量少食菠菜、海带、香菇、虾米等食物；磷酸钙和磷酸镁铵结石病人应行低钙、低磷饮食，少食豆类、奶类、蛋黄等食物；尿酸结石病人应吃低嘌呤饮食：如牛奶、鸡蛋，应多吃水果和蔬菜，碱化尿液。禁食：肝、脑、肾等动物内脏，肉类、菠菜、豆类、芦笋、香菇等也要尽量少吃。

三、经皮肾镜碎石

1.碎石前护理

（1）心理护理：做好必要的解释工作，让病人对此治疗有所了解，避免紧张，积极配合。

（2）完善碎石前检查：检查血常规、肝、肾功能，特别是出、凝血时间和血小板计数。

（3）严格掌握适应证：拍腹部平片了解脊柱有无侧弯，如有，则禁做此治疗。高血压病人待血压控制稳定后方可进行此治疗，急性尿路感染时禁作此治疗，宜抗感染治疗，待炎症完全控制后再行此项检查。

（4）碎石定位：手术当日复查腹部平片，明确结石位置的变化。

2.碎石后护理

（1）保持引流通畅，嘱多饮水，或行静脉输液增加尿量，有利排石。

（2）尿液的观察：肉眼血尿一般数天内消失，若肉眼血尿消失3周后又再次出现，说明有继发出血，可考虑为感染、动静脉瘘、假性动脉瘤等，给予保守治疗。

（3）体温的观察：碎石后多为中度热（不超过38℃），一般24~48小时内转为正常。如高热则按高热护理常规护理。

（4）呼吸的观察：了解双侧呼吸音的变化可及时发现有无液气胸。

（5）适当给予补液、止血、抗感染治疗，注意卧床休息，避免过度劳累。

（6）饮食指导：同体外冲击波碎石。

四、腹腔镜取石

1.术前准备

（1）心理护理：向病人介绍腹腔镜是近几年国内外开展的新技术，具有：创伤小、术后恢复快等优点，消除病人思想顾虑积极配合手术治疗。

（2）完善各项检查：同经皮肾镜碎石。

（3）腹腔镜需在全麻情况下完成手术，应按全麻手术前护理。

2.术后护理

（1）按全麻后护理常规护理。

（2）保持引流液通畅，观察引流管的颜色、性质及量。

（3）术后第2天可下床稍适活动。

（4）观察皮下气肿的范围及程度：若发现皮下气肿严重时可用粗针头插入或局麻下切小口以利减少和控制皮下气肿的蔓延。

（5）给予积极的情绪支持和生活照顾，保持病员舒适。

五、肾手术治疗的护理

1.术前准备

（1）心理护理：向病人解释肾结石的手术方法，术后的护理要点，使病人对手术过程有所了解，解除病人思想顾虑，积极主动配合手术。

（2）完善术前各项准备，常规检查肝肾功能、血液分析、出凝血时间，评估重要脏器的情况，以减少术中、术后并发症的发生。

（3）健康指导：①给予高维生素、高蛋白质、易消化食物，增强病人对手术的耐受力。②注意休息，避免劳累。吸烟者应戒烟，并预防感冒。③练习咳嗽及床上排大、小便，以促进术后早日恢复。

（4）控制感染：有感染症状者给予补液、抗感染治疗，严密观察体温变化，鼓励多饮水。

（5）术前准备：按手术常规在术前进行禁食、禁饮、皮试等准备工作。

2.术后护理

（1）术后6小时去枕平卧，头偏向一侧，防止吸入性肺炎及窒息的发生。

（2）监测生命体征的变化，定时测量体温、脉搏、呼吸、血压或心电监护监测。

（3）引流管的护理：保持引流管通畅，防止受压、扭曲及脱出，常规更换引流袋，每天一次，注意引流袋位置应低于造瘘管或导尿管，防止尿液反流，严密观察引流物的颜色、性状及量，必要时计24小时尿量，一般3天拔除肾周引流管，1个月后可拔除双J管。

（4）常规给予补液、止血、抗生素、抗感染治疗，嘱病人不宜过早活动，以免引起出血，由于肾组织较脆，在组织恢复期稍加活动就可能影响组织恢复。

3.健康教育

（1）嘱病人多饮水，保证每天尿量在2000mL以上，避免结石复发。

（2）注意调整饮食，根据结石的性质挑选、控制饮食。参照体外冲击波碎石饮食指导。

第十五节　输尿管结石护理常规

一、保守治疗：同肾结石保守治疗。

二、体外冲击波碎石：同肾结石体外冲击波碎石。

三、腹腔镜取石：同肾结石腹腔镜取石。

四、输尿管镜取石的护理

1.术前准备

（1）做好解释工作，消除病人的顾虑，讲解操作中的注意点，以取得病人的充分配合。

（2）常规检查血、尿、出凝血时间，评估其身体状况。

（3）常规拍腹部平片及肾分泌造影检查，了解输尿管有无狭窄，防止输尿管镜无法置入。

（4）老年病人如患有前列腺增生症及尿路感染未控制者禁做此项治疗。

2.术后护理

（1）尿液的观察：输尿管镜碎石后，常规放置双 J 管，既可做支架和内引流，又能解除输尿管炎症、水肿造成的暂时性梗阻，防止术后输尿管漏尿和输尿管狭窄。护士在护理中应警惕可能发生的并发症，严密观察尿液的颜色、性状及量。一般术后 3 天，尿液颜色可从淡红转为清亮，活动后稍加重。若病人突然出现鲜红色尿液或肾区胀痛及腹部不适等症状时，应及时报告医生，并做相应处理。

（2）预防膀胱刺激征，嘱病人多饮水，保证 24 小时尿液达到 2000mL 以上。

（3）根据取石中实际损伤的程度，决定导管留置时间，无明显损伤者，输尿管导管留置 1 周；双 J 管留置 1 月。防止输尿管狭窄。

（4）给以补液、止血、抗感染治疗，预防并发症的发生。

（5）了解病人取石后的心理状态，经予相应的心理护理。

五、手术治疗

1.术前护理

（1）～（5）同肾结石手术术前护理。

（6）术晨拍腹部平片，再次定位。拍片前应行肠道准备。

2.术后护理

（1）～（5）同输尿管镜取石术后护理。

（6）观察有无漏尿，如有渗尿及时更换敷料，并做好皮肤护理。

3.健康教育：同肾结石术后宣教。

第十六节　膀胱结石护理常规

一、保守治疗：同肾结石保守治疗。

二、膀胱镜碎石的护理

1.术前准备

（1）检查前排尿，清洗外生殖器及会阴部。

（2）行膀胱镜检查，了解膀胱容量，≤100mL则禁做此项治疗。

（3）了解有无前列腺增生及尿道狭窄，以便治疗结石时同时除祛病因。

（4）常规检查血、尿、出、凝血时间，评估病人身体状况。

（5）协助病人截石位并注意保持舒适、防止受凉，充分暴露会阴部的同时防止发生骨折及脱位。

2.术后护理

（1）卧床休息，适当制动。

（2）嘱其多饮水，或静脉输液，以利于结石的排出，并按医嘱给予抗感染治疗。

（3）保持导尿管通畅，观察尿液颜色、性状及量。

（4）注意调整饮食，根据结石的性质挑选、控制饮食。参照体外冲击波碎石的饮食指导。

三、心理护理与健康教育

注意与病人及其家属的沟通，及时解释和说明病情，缓解病人及其家属的紧张和焦虑情绪，使其以愉快的心态配合治疗和护理。向病人及其家属说明疾病相关知识、治疗护理要点及相关注意事项，并做好住院指导。

第十七节　肾损伤护理常规

一、保守治疗护理

1.心理护理：肾损伤多由外伤引起，面对突然打击，病人情绪波动较大。同时损伤后肉眼血尿使病人产生恐惧心理。所以护士要向病人进行讲解，讲述血尿相关知识和损伤相关知识，使其消除恐惧感，增强治疗信心。积极与医护人员配合治疗。

2.绝对卧床休息：为防止出血加重，嘱病人绝对卧床休息2~4周。尽量减少床上活动，体位改变时宜缓慢，必要时由护士或家属协助完成。饮食和排便等也应在床上进行。告诉病人，因肾组织较脆，在组织恢复期稍加活动就有可能影响组织修复甚至加重损伤。

3.密切观察病人生命体征的变化：定时测血压、脉搏，必要时采用心电监护，同时注意观察面色及腰背部疼痛的性质、程度及局部肿块的变化，如出现血压下降、脉搏细速、呼吸加快及唇色发绀等休克症状时，应迅速补充血容量，输液、输血、镇静、止痛等抗休克治疗。如休克发生快或快速输血仍不能纠正的，应随时做好手术的准备工作。对休克抢救成功者，病情稳定时还应继续监测血压脉搏，防止继发性出血。

4.血尿的观察：血尿是肾损伤的主要症状。所以护士应密切观察血尿的颜色、性状。若病人经补液、抗炎、止血治疗后血尿颜色逐渐变浅变淡表明治疗有效。对已经确诊为肾损伤但无血尿的病例，更应该注意腹部体征的变化，不能单纯以血尿轻重判定肾损伤的程度。

5.留置导尿管的护理：肾损伤的病人均应放置导尿管，便于减少病人活动引流尿液同时密切观察血尿变化。嘱病人多饮水，并给以补液、抗感染治疗预防感染。保持引流管通畅，必要时用1:2000呋喃西林溶液行膀胱冲洗。防止血块、脓块堵塞尿管。每天用1:1000新洁尔灭棉球擦洗尿道外口2次，防止逆行感染。

6.饮食指导：给以高热量、高维生素及清淡易消化、营养丰富的食品，戒烟酒，多食蔬菜、水果保持大便通畅，大便时不宜过度使用腹压。

7.健康教育：出院后2个月避免重体力劳动，不能骑车以及一切可能使腹压增加的运动，注意休息，保持机体营养，遵医嘱合理用药。如有血尿应立即卧床休息并尽快复诊。

二、手术治疗的护理：同肾手术术前后护理。

第十八节　睾丸扭转护理常规

一、保守治疗的护理

1.心理护理：睾丸扭转是指精索沿其纵轴旋转，精索内血液循环发生障碍，致睾丸缺血或坏死，甚至影响生育，给病人造成严重的躯体痛苦和心理负担。护理人员要关心体贴病人，给予心理疏导，稳定病人痛苦、急躁、紧张的情绪，一方面使之能够积极配合治疗，另一方面还能起到降低提睾肌的痉挛，减轻疼痛的作用。尽可能使该病能够通过保守治疗得到控制。

2.手法复位的护理：睾丸扭转起病急，疼痛剧烈，常伴有恶心、呕吐的现象。诊断明确后立即给予镇静、止痛及补液治疗，待疼痛缓解后方可行手法复位，复位成功后，局部用温热水纱布温敷15分钟，然后用丁字带托起阴囊，使患睾充分休息。

3.密切观察睾丸变化，如睾丸大、小，界限是否清楚，位置及局部肿胀，压痛情况。程度减轻说明复位成功，程度加重提示复位不成功。

二、手术治疗的护理

1.术前准备

（1）该病需尽可能早地做好术前准备，力争在出现症状后6小时完成手术。

（2）备皮时动作应轻柔。因疼痛、肿胀，外阴部备皮常感不适或出现皮肤划伤，加重病情。宜先用温水湿敷，再剃去阴毛，清洁切口区域。

（3）术前常规检查，一般不需备血。

2.术后护理

（1）同麻醉后常规护理。

（2）观察睾丸变化。除睾丸扭转坏死不可恢复，必须切除睾丸外，原则上尽可能保留患睾，行复位、固定。术后注意睾丸大小、质地及肿胀、压痛、分界等情况，随时判断睾丸恢复情况，了解复位后的效果。

（3）加强抗炎及促进生精细胞功能的药物治疗，如能量合剂、腺苷辅酶 B12、维生素 E、肌苷等，使睾丸损害降低到最低限度，加快睾丸功能的修复。

（4）保持切口敷料干燥，渗液较多时随时更换，阴囊用丁字带托起，术后 7~8 天拆线。

（5）出院前可复查彩色多普勒 B 超，了解患侧精索、睾丸血运情况。

（6）嘱病人注意休息，避免剧烈运动。继续口服维生素 E、肌苷或 ATP、腺苷辅酶 B12 等类药物 1 个月。

第十九节　肾上腺嗜咯细胞瘤护理常规

一、术前准备

1.提供良好的心理支持与安慰：由于病人情绪易激动，对周围事物敏感，所以护理人员应特别注意语言的合理使用，措辞要恰当。态度要和蔼，切实在护理操作过程中做好"三轻"。以减少各种精神及环境刺激，避免诱发和加重疾病。

2.控制血压：可口服苯苄胺，使血压下降至正常再进行手术。注意给药途径及剂量的准确性，随时监测血压变化，并根据血压变化调整药量。同时注意心率有无改变。

3.生活护理

（1）病人由于代谢障碍可能出现糖尿病症状，也可并发感染，因此应嘱病人注意适当锻炼，以机体耐受为度，增强机体抵抗能力。

（2）进食营养丰富、易消化、富含维生素的食物。

（3）随气温变化增减衣物，防止因受凉而影响手术进行。

（4）扩容治疗：由于病人的动脉长期处于收缩状态，故血容量较正常低。术前掌握血压变化，补充血容量是关键的一个环节。于术前补充足量的液体或全血，以防止或减轻肿瘤摘除后的低血压现象。

（5）掌握正确留取尿标本的方法：①留取 24 小时尿查 VMA 时，告诉病人检查前 24 小时内禁食巧克力、咖啡及含有香精的食物，防止出现假阳性。②为避免情绪、体位、活动及外界刺激的影响，可收集病人睡眠或发作后 3 小时内的尿标本，测定 VMA 含量以保证结果的准确度。

二、术中护理

1.及时调整肿瘤切除前降压药的浓度、剂量及滴速。手术时尽量避免挤压肿瘤。

在中断肿瘤血运和切除时即停用降压药。立即加快输液、输血速度，滴注升压药物。严格按血压变化调整滴速。

2.注意严密观察生命体征及中心静脉压。记录术中出血量及补液量。

三、术后护理

1.血压平稳后送回病房，去枕平卧位6~8小时，并派专人守护。24~48小时内不宜搬动或改变体位，以免发生急性循环衰竭。

2.严密监测血压及脉搏变化：正确掌握输液、输血的量及升压药的浓度及滴注速度。

3.训练病人咳嗽、排痰；加强口腔护理；完善各项基础护理，预防肺部感染等并发症的发生。

4.肠功能恢复后，给予高热量、高蛋白饮食。

5.减轻病人的心理压力：病人术后会对疾病愈后产生各种想法，如担心能否恢复健康。护理人员应提供机会，让其表达内心的感受，及时给予正确的指导和耐心的安慰，消除其压力，争取其家属的配合也是改善病人心理压力的一个好方法。

第二十节　前列腺增生症护理常规

一、经尿道前列腺电切术（TURP）的护理

1.术前护理

（1）心理护理：TURP是一项新开展的手术，病人担心效果是否好而顾虑较多，护理人员要耐心、细致地向病人介绍手术的优点，使其消除顾虑积极配合手术。

（2）引流膀胱内尿液清除炎症感染：急性尿潴留时，留置导管4~7天再行TURP手术；慢性尿潴留致肾功能不全者，宜行耻骨上膀胱穿刺造瘘引流尿液，待肾功能改善后做手术。

（3）完善各项准备，评估病人对手术的耐受力。①常规心电图、胸透、血尿常规、肝肾功能、出凝血时间检查。了解重要脏器的功能状况，若有异常，术前应积极对症治疗。同时应注意病人有无糖尿病，如空腹血糖高，术前应用降糖药使之降至正常水平后再手术治疗。对伴有高血压的病人应控制血压。②如有尿路感染应用抗生素，控制感染。③常规备血200~400mL。④术前可酌情给予安定或心痛定，控制病人因紧张出现血压的升高。

2.术后护理

（1）严密观察生命体征变化：定时测量体温、脉搏、呼吸及血压或心电监护监测，如出现神志淡漠、反应迟钝、血压上升或下降时，要考虑TURP综合征，应及时行补钾、补钠、利尿等处理。体温在术后三天内可波动在37.5~39℃，之后会逐渐下降，若出现持续高热，应报告医生找出发热原因，给予相应处理。

（2）持续膀胱冲洗的护理：要注意保持引流管通畅。如发现引流管道被血块堵塞应及时清除。观察引流液的颜色、性质及量。并根据引流液颜色调整冲洗速度。术后出血量少，引流液颜色清亮可考虑改为间断膀胱冲洗或停止冲洗。一般 5~7 天拔除导尿管。

（3）术后静脉补液应注意适当多给 5% 葡萄糖盐水，起渗透性利尿作用。

（4）使用抗生素防止感染，并辅以止血药物。

（5）排气后可嘱病人多饮水，保持大便通畅。避免过度使用腹压。如大便干结禁用肥皂灌肠。

（6）术后如无出血现象，就可下地适当活动，但注意应有人在身旁照顾，禁忌剧烈活动，防止继发性出血发生。

（7）出院后指导病人避免剧烈活动及重体力劳动使腹压增高。多食高热量、高蛋白质、维生素类食品，保持大便通畅，防止便秘，必要时给缓泻剂。

二、前列腺摘除术的护理

1.术前护理

（1）心理护理：前列腺增生症系男性老年人的常见病，也是造成尿潴留的主要原因，前列腺摘除术是治疗前列腺增生症的主要方法之一，因病人年龄大，身体衰弱且常合并呼吸道、心脑血管疾病，病人担心能否耐受手术的心理压力大。护士要多与病人交流，了解病人心理动态，介绍疾病的相关知识，使病人对手术有充分的了解和心理准备。

（2）健康教育：劝吸烟者戒烟，防止因呼吸道疾病而影响手术的恢复。告诉病人术后可能出现的情况如：引流管内有血性液体或有排便感觉时不要紧张，属术后正常反应，拔除导尿管后，可出现尿频、尿急、轻度尿失禁症状，多由于插管时间长，膀胱肌肉收缩无力和外括约肌的损伤造成，应指导病人做提肛练习，以恢复盆腔肌和外括约肌的功能。

（3）术前准备：①有尿潴留或并发泌尿系感染，肾功能不良时应留置导尿管一段时间，达到引流尿液、控制感染、改善肾功能的目的。②术晨导尿，用生理盐水冲洗膀胱至冲出液体呈清亮，并保持 100mL 在膀胱内，使膀胱充盈，有利于手术操作。常规行清洁灌肠，减少术后腹胀，促进肛门提前排气。③常规备皮、备血，术前 12 小时禁食，4 小时禁饮。

2.术后护理

（1）密切观察生命体征变化，术后定时测量体温、脉搏、呼吸、血压或持续心电监护监测，如出现血压下降、脉搏增快症状时，应立即加快输液、输血速度，严密观察有无继发性出血，配合医生及时处理。

（2）膀胱冲洗的护理：膀胱冲洗时应观察引流液的颜色，根据引流液的颜色调整冲洗的速度，保持通畅，如有血块堵塞可用注射器加压抽吸。冲洗时注意观察病人的反应，发现引流液为鲜血伴腹胀、腹痛时应停止冲洗。

（3）出血的观察及护理：前列腺术后多采用气囊导尿管压迫止血，若发现冲洗液为鲜红色时应考虑气囊是否破裂，并及时处理。气囊应在术后 48 小时逐渐减压，以利于前列腺窝收缩愈合，减压后，若发现尿液再次变红可再充气加压止血。

（4）引流管的护理：导尿管应妥善固定，防止扭曲、受压，保持引流通畅，耻骨后引流管血性引流物 24 小时内小于 10mL 术后 2~3 天拔除；膀胱造瘘管于术后一周拔除，拔除后给予凡士林纱条填塞，防止漏尿，气囊导尿管于术后 10 天拔除。

（5）膀胱痉挛的护理：出现膀胱痉挛时，应做好病人的心理护理，缓解压力可分散注意力，也可用解痉药物缓解症状，必要时用 0.1%~0.5% 利多卡因 50mL 注入导尿管后保留 1 小时，冬天可将冲洗液适当加温，使水温保持在 30℃左右，避免膀胱痉挛发生。

（6）加强基础护理：在带管期间，注意保持会阴部清洁，每天用 1:1000 新洁尔灭清洗尿道口 2 次。

（7）健康指导：

①术后暂禁食，待肠功能恢复后可进高热量、高蛋白质、维生素类食品，保持大便通畅，防止便秘，必要时给缓泻剂。如大便干结，禁用肥皂水灌肠。②如无出血现象，可适当活动，注意避免使用腹压，防止继发性出血发生。

三、膀胱造瘘术的护理

1.术前护理：向病人讲解膀胱造瘘的目的、意义，并取得病人的配合，以利造瘘顺利进行。

2.术后护理

（1）保持引流管通畅，观察尿液的颜色、性质及量，防止造瘘管扭曲、受压而影响尿液排出。10 天内严防脱落，以免尿液外渗到周围组织。

（2）对严重血尿或膀胱术后的病人，可做密闭式持续膀胱冲洗。

（3）膀胱刺激症状明显者，鼓励病人多饮水，以达到冲洗膀胱的目的。

（4）如需长期置管，应 3~4 周更换引流管一次，注意执行无菌操作。

第二十一节　肾移植护理常规

一、肾移植适应证：各种终末期肾病病因。

1.慢性肾炎终末期。

2.肾病综合征。

3.多囊肾。

4.肾盂肾炎。

5.其他：泌尿系肿瘤切除 3 年后，预期存活率 5 年以上。

二、肾移植禁忌证

1.活动性肝炎。

2.活动性肺结核。

3.严重心衰。

4.严重肿瘤病人。

三、若干特殊检查标本采集法

1.血型、DBO、PRA：用红头不抗凝试管取静脉血 5mL。

2.小时 LA 分型：用灰头试管（同取血常规试管）取静脉血 3mL。

3.受者淋巴毒：用红头不抗凝试管取静脉血 3mL。

4.环孢素血药浓度：用灰头肝素钠抗凝试管取静脉血 2mL。

四、术前护理

1.心理护理：准备行。肾移植病人因长期受疾病的折磨而身心疲惫，再加上沉重的经济负担，病人有着极大的精神压力。并且术后可能发生的并发症更让病人感到害怕、焦虑不安。这种心理活动直接影响病人的康复。因此护士要多与病人交流，及时了解病人的精神状态和心理反应，积极主动地进行有针对性的心理护理，使病人处于良好的身心状态，能较好接受和配合诊疗。

2.健康教育

（1）告诉病人一定要保持良好的心态，积极应对手术，增强战胜疾病的信心。

（2）肾移植手术不同于一般的外科手术，截至目前，还没有一个理想预测术后效果的指标，主要是因为。肾移植手术的排斥反应会自始至终存在，病人及其家属应做好打持久战的准备，严格遵守医嘱，积极主动地反映病情，努力配合治疗，争取早日康复和达到高质量的生活。

（3）病人手术后将长期使用免疫抑制剂，这样会导致机体免疫能力下降，可能会出现其他方面的并发症，如细菌、病毒感染，肝功能受损，骨髓抑制等，更有甚者由于种种原因出现不可逆转的排斥反应，从而不得不切除移植肾。所以说术后恢复过程是很复杂的，病人及其家属既不要恐惧害怕，又要有必胜的信念，顽强地与病魔斗争到底。

（4）病人一般术前 24~48 小时内必须透析一次，有些病人术后可能还要行透析治疗。

（5）术后病人进行的是特别护理，时间为 7~10 天，无须家人陪伴。并且为了减少感染的发生，特护期间禁止床边探视。花草等物均不得移入病房，家人可为病人准备专用的洗漱用具一套、开衫外套，以及服药用的牛奶或果汁。牛奶或果汁有利于免疫抑制剂的吸收，并且最好长期坚持使用其中的一种服药。

（6）帮助病人了解术前将做的相关准备，使其进入良好的备术状态，顺利接受手术。

3.病人准备

（1）此时病人处于良好的备术状态，并已完善术前相关检查。麻醉师及医生将找病人及其家属谈话、签字，通知手术时间。

（2）护士准确执行医嘱，温馨服务于病人：术前日，病人备皮、备血，做抗生素皮试，并指导术前禁食水 8 小时。术前晚保持良好的睡眠，必要时给安定。

（3）手术当日，术前 2 小时灌肠，测得 T、P、R、BP、体重并准确记录。病人更换干净的病号服，不穿内衣及裤子，除去饰物、手表、假牙等，并将贵重物品交于家属保管。术前半小时用牛奶或果汁服用免疫抑制剂，打术前针。

4.房间准备：整理、清洁房间，用 125mL/L 健之素擦拭地面、墙面、床、桌、椅、门、窗等，然后紫外线照射 1 小时。

5.用物准备：铺麻醉床、备腹带、别针 2 个、集尿器 1 个、输液架、心电监护仪、吸氧管、雾化机、输液泵、微量泵、肝素帽、多用插座等。

6.药物准备

（1）液体：10%葡萄糖 500mL、5%葡萄糖 500mL、5%葡萄糖盐水 500mL、林格氏液 500mL、0.9%氯化钠 100mL、5%葡萄糖 250mL、10%葡萄糖 250mL。

（2）针剂：抗生素、甲基强的松龙、速尿、vitC、西咪替丁、肝素钠、多巴胺、硝普钠、氨茶碱、10%氯化钾、10%氯化钠、10%葡萄糖酸钙，必要时备普庆可服等抗排斥药物。

（3）口服药：速尿、心痛定、拜心同、洛汀新、硫糖铝、免疫抑制剂（骁悉、新山地明）。

（4）术中用药：白蛋白 20g、甲强龙 1 g、抗生素（用物备短 J 管，必要时备尿管）。

（5）外用：口灵、皮肤洗剂。

五、术后护理

1.监测生命体征

（1）病人回病房后一般去枕平卧 6~8 小时，观察其神志、面色，持续心电监护。平稳后，根据情况调整监测频率。一般收缩压保持在 120~160mmHg，舒张压保持在 100mmHg。当收缩压>180mmHg 或<120mmHg，舒张压>100mmHg 时，则应通知医生或给降压药。给药前要清楚病人的基础血压在什么范围，对什么药较敏感，平时怎样服药。

（2）监测 T、R 每日 4 次。

2.注意切口情况，观察移植肾区有无肿胀隆起，指导病人合理体位，勿挤压，保持切口外敷料干燥，腹带包扎完好。妥善固定引流管，保持引流通畅，注意引流液颜色、性状、量的改变，每天更换引流袋。当切口渗血，肾周引流量>100mL/小时，肾区疼痛时排斥反应的特点：①突然出现高热，清晨时体温最低，以后逐渐增高。②移植肾的大小、质地发生改变，有压痛及局部张力增加。这是观察排异反应的主要指标。同时也伴随出现一些其他症状：如畏寒、头昏、疲倦、腹胀等。如发现情绪改变，甚至食欲减退也应考虑是否有排异反应的可能，应及时配合医生进行处理。

3.严格记录 24 小时出入液量及每小时尿量，并根据尿量调整输液速度及饮水量，以保持出入平衡。

24 小时内每.500mL 尿量补 10%的葡萄糖酸钙 1 克+10%氧化钾 1.5 克+10%浓氯

化钠 2g。

4.预防感染：病人术后行保护性隔离，医务人员应严格执行消毒隔离制度，合理使用抗生素治疗。鼓励病人早期翻身、咳嗽、深呼吸、雾化吸入 Bid，以预防肺部感染的发生。加强基础护理，保持病人皮肤清洁干燥，床单整洁无屑。会阴护理 Bid，紫外线消毒房间 2 次/日，每次 30 分钟。病人外出应戴口罩帽子，注意保暖，预防感冒，避开人多的场所。

5.鼓励早期下床活动。第 1 天可床上翻身，第 2 天床上坐起，第 3 天应下地活动。早期活动将提高血流速度，增加血流量，从而提高移植肾的存在。

6.饮食的护理：术后未通气，暂禁食。通气后给予半流质。然后逐渐过渡到新鲜、营养丰富、富含纤维素食物，保持大便通畅。宜适量优质蛋白，控制主食及糖的摄入。多饮水，量出为入。不吃腌制或罐头制品，戒烟、酒，勿进任何补品如人参、木耳、红枣等。

7.口服药物注意事项

（1）就目前来说，除同卵双生子之间的肾移植外，只要病人的移植肾存在功能，就应终身服用免疫抑制剂。病人用药的剂型、剂量应严格遵守医嘱，不得自己随意增减调整药量，有问题要及时向医生反映。

（2）除常规服用免疫抑制剂外，如要使用与治疗有关的其他药物，如降压药、保肝药、感冒药等都需征得有关医生的同意，在医生的指导下按时按量服用。

（3）避免应用免疫增强剂：肾移植病人，如服用或注射免疫增强剂，轻者可诱发急性排斥反应，重者可导致移植肾功能的衰竭。免疫增强剂有：①各种营养补品，如人参、蜂王浆、蜂王精；②各种预防注射疫苗，如脑炎疫苗、流脑疫苗等；③各种生物制品，如人血免疫球蛋白、干扰素、转移因子等；④其他，如中药单味甘草，外用神功元气袋等。

（4）避免使用肾毒性药物：①抗生素类，庆大霉素、链霉素、丁胺卡那霉素；②磺胺类药物，如磺胺嘧啶、复方新诺明等，如必须服用，应多饮水，或加服碳酸氢钠、碱化尿液；③易造成肾功能指标变化的药物。

六、出院指导

肾移植手术成功仅仅是一个开始，要保证一个较好的生活质量，还有很多注意事项：

1.病人应保持良好的心理状态，永葆乐观开朗的性格，拥有稳定的情绪，有战胜一切困难的信心。

2.病人要养成良好的生活习惯，使生活规律化，保证充足的休息与良好的睡眠，避免过度疲劳。克服不良的生活习惯，如抽烟、酗酒，减少染发、烫发次数等。术后 3 个月，无特殊情况可从事轻体力劳动，如一般家务。适当参加社会活动和健身活动，如散步、练气功、太极拳等。注意体力活动的循序渐进，防止过强、过量及时抗性的体育活动。因为移植肾常规放在髂窝，比较表浅，所以应注意保护肾区，防止受伤。并尽量使用坐式马桶。

3.让病人学会做好每日的自我监测和日常记录，如 T、BP、体重、每日入量、尿量、大便、各种化验结果、用药情况，注意排斥反应的发生。家中备体温表、血压计、体重秤。出现以下情况及时就医：尿量明显减少，发热、咳嗽、咳脓痰、严重腹泻、药物无法控制的高血压、移植肾受外伤、严重头昏、心慌、憋气等不适时。

4.用药指导

（1）只要移植肾存在功能就应终身服药，并且坚持用果汁或牛奶服用。剂型和剂量不得随意增减。

（2）除常规服用免疫抑制药物外，如需服用与治疗有关的其他药物，如降压药、保肝药、感冒药等都需征得医生的同意，在医生的指导下按时按量服用。

（3）避免应用免疫增强剂：肾移植病人，如服用或注射免疫增强剂，轻者可诱发急性排斥反应，重者可导致移植肾功能的衰竭。免疫增强剂有：①各种营养补品，如人参、蜂王浆、蜂王精；②各种预防注射疫苗，如脑炎疫苗、流脑疫苗等；③各种生物制品，如人血免疫球蛋白、干扰素、转移因子等；④其他的如中药单味甘草，外用神功元气袋等。

（4）避免使用肾毒性药物：①抗生素类：庆大霉素、链霉素、丁胺卡那霉素；②磺胺类药物：如磺胺嘧啶、复方新诺明等，如必须服用，应多饮水，或加碳酸氢钠、碱化尿液；③易造成肾功能指标变化的药物。

5.饮食指导：术后病人饮食应清淡，营养均衡，给予优质蛋白，控制主食及糖的摄入。

（1）低盐：因大部分病人术前有高血压病史，部分病人有心脏病史，术后服免疫抑制剂都有不同程度的血压升高，因此-肾移植术后病人应坚持低盐饮食。

（2）低脂：免疫抑制药物可引起高脂血症，导致动脉硬化，因此食物易清淡，防油腻，限制高胆固醇食物的摄入。如不食用煎炸食品，不吃动物内脏，如蛋黄、软体鱼等。

（3）低糖：因长期应用免疫抑制剂，可诱发药物性糖尿病，因此生活中应限制糖的摄入。

（4）高钙：大量免疫制剂可抑制钙的吸收，促进钙的排出，引起病人低钙，导致骨质疏松。因此，应注意补钙，可多食用牛奶及其制品，增加户外活动。

（5）禁止一次性大量摄入高蛋白食物，采用高蛋白饮食的同时，必须同时吃些米饭、馒头等碳水化合物食品，使蛋白质能充分发挥其作用。病人食欲不振时可少食多餐。

（6）多食富含纤维素食物，如西红柿、黄瓜、芹菜等，以保持大便通畅。避免用力排便，以免增强腹压，对移植肾产生不利影响。

（7）防止体重增长过快，术后体重最好维持在低于标准体重的5%范围内。标准体重=身高-105。如果体重大于标准体重的10%时，应控制蛋白质及主食的摄入。以免在短期内体重增长过快，影响体内环孢素的血药浓度，从而不得不增加环孢素的用量。

（8）禁止免疫增强剂的摄入，如黑白木耳、香菇、红枣、蜂王浆、人参等。

（9）注意饮食卫生，尽量选择新鲜、优质的食品，病人的食具应消毒。

6.预防感染的发生：

（1）保持身心愉悦，适当活动，增强身体抵抗力。

（2）上呼吸道感染对移植肾的危害较大，避免与上呼吸道感染者接触，要注意保暖，预防感冒。

（3）避免人多拥挤的环境，少去公共场所及人群密集的地方，必要时戴口罩。

（4）注意个人卫生，勤洗澡，更换衣物，保持居室清洁，空气新鲜。

7.多饮水：正常情况下，人体每天从呼吸道丧失水 350mL，从肠道丧失 150mL，从皮肤蒸发水 500mL，气温高时从皮肤蒸发的水分更多。因此，每天的最少饮水量（包括食物中水）应为尿量+1000mL。气温高时，饮水量要相应增加，这样才能够保证移植肾的血液灌注，使肾功能不致受损。

8.控制血压：在服用降压药的情况下，收缩压不应超过 160mm 小时 g，舒张压不应高于 90mm 小时 g。

9.及时处理各种小外伤及身体的一般疾病，在就医时说明是肾移植病人。

10.性生活适度，女病人应注意避孕，如想妊娠应与移植医生及妇产科医生取得联系，以决定是否妊娠。多向医生了解应注意的事项。

11.出院时可常规带药：氟哌酸、心痛定、感冒清热冲剂等，以备不时之需。

12.注意定期复查：监测血尿常规、肝肾功能、血脂、血糖及环孢素血药浓度。行肾移植术后，排斥反应随时可诱发，药物的吸收和生效有明显的个体差异，而且许多药物有一定的毒副作用，这就使定期复查成为必要，以便早期发现异常，及时采取有效措施。

（张琨 龙电玲 时均梅 陈艳 叶春春 韩玲 曹翠君）

第二十章　骨外科疾病护理常规

第一节　牵引病人护理常规

一、凡做牵引的病人，密切观察患肢的血液循环的情况，术后三天内注意足背动脉搏动情况和活动功能，如有循环和运动障碍应及时处理，并报告医生。

二、保证牵引作用的完全发挥，不随意增减牵引重量，特别防止过度牵引以避免骨不连，指导病人保持正确卧位，根据治疗需要抬高床头或床尾约25~30cm。

三、对皮牵引的病人，应经常注意有否胶布脱落及绷带松散，及时处理，有胶布过敏者应更换牵引方法。

四、防止克氏针针眼感染，每天用75%酒精点滴针眼1~2次，并盖无菌纱布，嘱病人不能用手触摸针眼处。

五、预防压疮：床褥要平整、柔软，骨突起处垫以橡皮圈或海绵垫。与牵引架有接触处垫棉垫，以减少摩擦；指导病人每日2次用温水擦洗全身，用红花酒精按摩骨突起处，1~2次/日，勤翻身。

六、预防泌尿和呼吸道并发症：嘱病人多饮水，加强全身营养，鼓励病人定时抬起上身或坐起，每日多次做深呼吸运动，鼓励咳痰，增加肺活量。

七、指导功能锻炼：从牵引24小时后，开始做肌肉舒缩活动，再做关节活动，从小到大，由弱到强，避免垂足、肌肉萎缩、关节僵盲等并发症。

八、心理护理与健康教育：注意与病人及其家属的沟通工作，及时解释和说明病情，缓解病人及其家属的紧张和焦虑情绪，使其以愉快的心态配合治疗和护理。向病人及其家属说明疾病相关知识、治疗护理要点及相关注意事项，并做好住院指导。

第二节　石膏病人护理常规

一、凡新上石膏的病人均应列入交班项目。

二、未干涸的石膏应正确搬动，保持正确体位，有恰当的衬垫，避免在石膏上造成压迫点而引起并发症。

三、夏天可将石膏暴露在空气中，冬天可用烤灯促石膏早干。

四、石膏干固后有脆性，通过杠杆作用在关节处易发生折断，应避免。

五、保持石膏的清洁，避免大小便污染，足部行走的石膏应穿木鞋、旧布鞋以保持清洁。

六、石膏固定病人的观察

1.肢体血运的观察：视石膏远端肢体的颜色、温度、感觉、运动，重视病人的主诉，有异常及时处理并报告。

2.石膏内创面出血的观察：

（1）石膏表面的颜色、血液渗透的范围和速度；

（2）疑有动脉出血或严重渗透，应观察石膏边缘有无血液经低处引流出来；

（3）结合血压、脉搏动态的观察及全身情况分析，有动脉出血或血压不稳定时，应采取紧急措施，并报告医生。

3.疼痛的观察：看石膏是否包扎过紧或石膏内产生隆起、皱褶等，结合病人的主诉查找原因。

4.石膏内感染的观察：看石膏内有无创面，有创面的石膏固定，应在该处开窗换药，并注意防止窗户水肿。注意有无局部热痛、体温升高，上肢有无腋窝淋巴结肿大，下肢有无腹股沟淋巴结肿大。化验有无白细胞增多或局部有异常臭味等，如有异常及时进行抗感染处理。

5.躯干部石膏的病人腹部不适，可用热水袋敷，以少食多餐为宜，不宜过饱，适当更换体位。

6.石膏病人寒冷季节应注意外露肢体的保暖，防止冻伤。盛夏季节巨大型石膏固定的病人，应防止因散热不良发生中暑。

7.对解除石膏的病人，指导做有规律的肌肉收缩运动，抬高患肢，可减轻不适和体位性水肿，必要时用弹性绷带包扎患肢，改善静脉回流。

8.功能锻炼：上肢锻炼手的功能，如握拳，没有固定的关节进行活动，下肢锻炼行走负重，如股四头肌舒缩等。

七、心理护理与健康教育：注意与病人及其家属的沟通工作，及时解释和说明病情，缓解病人及其家属的紧张和焦虑情绪，使其以愉快的心态配合治疗和护理。向病人及其家属说明疾病相关知识、治疗护理要点及相关注意事项，并做好住院指导。

第三节　外伤性截瘫护理常规

一、向病人及其家属说明相关病情和治疗、护理措施，取得其合作，促使疾病早日康复。

二、呼吸道并发症的预防及处理：鼓励病人咳嗽和深呼吸，措施因人而异，初期可适当给以镇静剂，定时翻身并叩其胸背部，帮助排痰，也可以用引水瓶的方法增进肺泡功能，必要时给以雾化吸入，对高位截瘫的病人可行气管切开，保护呼吸道通畅，降低肺部并发症及死亡率。

三、泌尿系统并发症的预防及处理

1.截瘫早期，持续导尿，24 小时开放引流，可防止膀胱机能损伤和尿路感染。

2.留置尿管 2 周后定时放尿，每 3~4 小时放尿 1 次，晚上 6 小时放尿 1 次，有助于自律膀胱的建立。

3.每周更换导尿管 1 次，更换前先排空膀胱，拔管后 4~6 小时再插入。

4.长期使用尿管者多饮水，保持会阴部清洁、干燥，每日多巡视病人，防止尿管扭曲受压，保持通畅，每日换尿瓶 1 次，防止逆行感染。

5.如有泌尿系统感染，应持续放尿，抬高床头 20~30cm，用抗菌素液体做膀胱冲洗，每次量不超过 250mL，最后一次药液按需保留，以提高疗效。

四、压疮的预防及护理

1.定时更换体位，保持皮肤清洁干燥，骨隆突处给予保护。

2.保持床铺整洁、干燥。

3.已发生压疮者，按压疮护理常规进行。

五、胃肠功能紊乱的护理

1.定时进餐，多饮水，多食粗纤维食物。

2.腹胀、便秘者，可行排气、导泄等处理。

3.大便失禁者，应查明原因，对症处理（慎用收敛药）。

六、体温失调的护理

1.高热的处理：以物理降温为宜，必要时行药物降温。

2.低温的处理：采用保暖措施，物理升温。

七、心理护理与健康教育：注意与病人及其家属的沟通，及时解释和说明病情，缓解病人及其家属的紧张和焦虑情绪，使其以愉快的心态配合治疗和护理。向病人及其家属说明疾病相关知识、治疗护理要点及相关注意事项，并做好住院指导。

第四节　腰椎间盘突出症的术前、术后护理常规

一、术前护理

1.耐心细致地解释工作，解除病人担心手术而引起或加重瘫痪的恐惧心理。

2.指导病人卧床休息，训练床上大、小便。

3.按骨科手术前常规准备：备皮、备血，做好药物过敏试验。

二、术后护理

1.常规生命体征的观察。

2.按截瘫病人进行皮肤护理，协助病人翻身，防止压疮。

3.观察双下肢感觉、运动及括约肌功能的变化，遵医嘱给予脱水剂以预防术后

反应性脊髓水肿。

4.注意观察切口渗血、渗液，防止术后所形成的血肿压迫脊髓神经而加重神经的损伤，应注意病人有无恶心、呕吐、头痛等症状，如出现以上症状，应考虑脊膜破裂脊髓液流出。

5.观察术后体温变化，术后5~7天体温升高者，应检查手术切口有无感染。

6.术后卧床休息，切口拆线后逐渐练习背肌，术后3个月下地行走，加强肢体功能锻炼，定时做肌肉按摩，关节活动，术后3周内注意不要弯腰负重，谨防腰扭伤。

三、心理护理与健康教育

注意与病人及其家属的沟通，及时解释和说明病情，缓解病人及其家属的紧张和焦虑情绪，使其以愉快的心态配合治疗和护理。向病人及其家属说明疾病相关知识、治疗护理要点及相关注意事项，并做好住院指导。

（陈艳　龙电玲　时均梅　叶春春　韩玲　张琨　曹翠君）

第二十一章 心血管外科疾病护理常规

第一节 体外循环手术后护理常规

一、病人返回恢复室后，护士应主动向手术者、麻醉师、体外循环师及手术室护士了解手术方法、机器运转及心脏阻断时间、术中有无特殊情况及注意事项。

二、严密观察病情

1.循环系统的观察

每隔15~30分钟测量血压1次，病情平稳后逐渐延长测量间隔时间。定时测 cVP 并观察其动态变化。必要时监测其他血流动力学指标。周围循环系统功能的观察：皮肤颜色、温度、湿度、有无发绀及动脉搏动情况。持续心电监测，严密观察心率、心律变化，发现异常要及时报告医生。

2.呼吸系统的观察

妥善固定好气管插管，防止打折、移位或脱出。气管插管套囊不要过度充气，避免长时间压迫气管黏膜引起喉头充血、水肿或痉挛。保持呼吸道通畅。气管内吸痰时注意呼吸、心率、心律的变化。吸痰前、后要用加压给氧。吸痰时间不超过15秒，防止急性缺氧。预防肺部并发症的发生。定时翻身、拍背，鼓励拔除气管插管后的病人进行有效咳嗽。病人痰液黏稠不易咳出时，要给予超声雾化吸入。

3.伤口及引流液的观察

观察伤口有无渗血，胸腔引流液的量及性质，是否在单位时间内突然增多，如连续3小时多于4mL/kg时要报告医生，考虑2次开胸。

4.泌尿系统的观察

观察记录尿量及性质，发现异常及时通知医生，留置尿管超过3天者要以1/1 000呋喃西林冲洗尿管，防止尿路感染。

5.消化系统的观察

观察胃肠减压管引流出胃液的量和性质，有无消化道出血征象。是否腹胀，肠鸣音的恢复时间及强弱。

6.神经系统的观察

观察意识状态，有无嗜睡、意识模糊、表情淡漠、兴奋躁动、多语、错觉等症状。瞳孔大小，是否对称，对光反射是否灵敏。视神经乳头有无水肿、充血、肌张力是否减退或增强。

7.水电解质酸碱代谢情况

严格掌握经静脉输入的液体量，并准确记录出入量，密切观察水电解质及酸碱代谢情况。

三、心理护理与健康教育：注意与病人及其家属的沟通，及时解释和说明病情，缓解病人及其家属的紧张和焦虑情绪，使其以愉快的心态配合治疗和护理。向病人及其家属说明疾病的相关知识、治疗护理要点及相关注意事项，并做好住院指导。

第二节　室间隔缺损（VSD）术后护理常规

一、按低温体外循环术后护理常规。

二、密切观察病人的心律、心率的变化，术中低温、缺氧、酸中毒、心传导系统局部组织水肿、心内膜下出血以及机械性损伤等。术后均可出现心动过缓，三度房室传导阻滞。术后应注意：

1.密切观察病人的心律、心率的变化，定期或连续描记心电图。

2.出现房室传导阻滞或心率减慢时，常静脉输入异丙肾上腺素（$0.01\sim0.2\mu g/kg$/分钟），同时给激素或极化液等心肌营养药物，如术中已安装好临时起搏导线，应启动起搏器，并进行监护。

3.术后出现室性早搏大于6次/分，应静脉给利多卡因（$1mg/kg$/次），然后根据病情调整利多卡因用量及滴速。

三、对肺动脉高压病人应严密观察及精心护理，预防发生肺高压危象，参见肺动脉高压术后护理。

四、维护左心功能

由于手术修补VSD，左向右分流消除，左心血容量增大，因此，左心功能的维护尤为重要。术后早期应控制静脉输入晶体液的量，以$1mL/kg$/小时为宜，并注意观察LAP不能高于CVP。

五、心理护理与健康教育：注意与病人及其家属的沟通，及时解释和说明病情，缓解病人及其家属的紧张和焦虑情绪，使其以愉快的心态配合治疗和护理。向病人及其家属说明疾病相关知识、治疗护理要点及相关注意事项，并做好住院指导。

第三节　胸腹主动脉瘤切除术后护理常规

主动脉瘤是主动脉管壁因各种原因的损伤和破坏后引起的瘤样扩张，其发病部位可在升主动脉及弓降部。

一、观察出血、渗血征象

1.每小时测量并记录引流量，保持管道通畅，认真观察引流液颜色及性质。

2.观察有无内出血征象。如病人突然出现血压下降、心率快、面色苍白时，及时报告医生并做好抢救准备。

3.了解术中出血情况。如术中失血过多，应及时补充血容量。

二、严密观察血压的变化

1.术前病人多有高血压，术后注意保持血压平稳，勿使血压忽高忽低，过高时可引起渗血和吻合口出血。过低时因血容量不足，引起重要脏器缺血缺氧。

2.血压过高时要适当用硝普钠等降压药物，应密切监测血压，观察药物效果及副作用。

三、观察脑部及肢体活动情况。

四、观察肾功能，注意尿量及尿液是否正常，定期送尿常规及尿比重检验。

五、术后禁食 3 天，留置胃管，注意观察胃肠功能，有无恶心、呕吐、腹痛、腹胀等症状。

六、术后绝对卧床 1 周后再逐渐恢复活动。

七、心理护理与健康教育：注意与病人及其家属的沟通，及时解释和说明病情，缓解病人及其家属的紧张和焦虑情绪，使其以愉快的心态配合治疗和护理。向病人及其家属说明疾病的相关知识、治疗护理要点及相关注意事项，并做好住院指导。

第四节　瓣膜置换术后护理常规

一、按全麻、低温体外循环术后护理常规。

二、严密观察，及时发现换瓣术后常见的并发症。

1.早期心功能不全或低心排出量综合征：换瓣病人术前心功能多较差，加之术中心脏的创伤和缺血、缺氧，以及麻醉药物的影响，术后易发生心功能不全或低心排，应严密观察心率、心律、血压的变化及血流动力学指标，维持左房压在 12~15mm/小时/g，根据血流动力学指标，遵医嘱补充血容量并给予正性肌力药和血管扩张药，进行强心利尿治疗。准备记录出入量，术后早期每天的液体入量控制在 1500~2000mL 为宜。补液速度不能过快，以免加重心脏负担。严重低心排者可考虑 IABP 治疗。

2.术后心律失常：换瓣术后出现心律失常较多，常见的心律失常有：室性早搏，室性心动过速，心房纤颤，室上性心动过速及窦性心动过缓。应密切观察心率、心律变化，发现异常及时报告医生。

3.电解质紊乱：换瓣病人往往因术前禁食、长期利尿、术后尿多等因素，导致电解质紊乱。严重低钾血症者可引起恶性心律失常。因此术后应勤查电解质，以便及时发现电解质紊乱的情况。血清钾一般维持在 4.5~5.0 mmol/L。

4.术后出血：换瓣术后 3 小时内病人的渗血较多，应密切观察引流液的量及性质，必要时要进行 ACT 监测（激活全血凝固时间试验）。若 ACT 时间接近生理值，胸液持续 3 小时大于 200mL/小时，则考虑二次开胸止血。在观察出血变化和等待二次开胸期间，要及时输血，补充血量。

5.瓣周漏：当所替换的瓣膜又出现新的收缩期或舒张期杂音，血流动力学不稳定，或病人突然发生心衰时，应高度警惕瓣周漏，做床旁心电图进一步确诊。瓣周漏需二次手术治疗，病人等待手术期间要遵医嘱积极进行强心利尿治疗。

6.溶血：术后早期若发生溶血，则应碱化尿液，保护肾功能，并注意利尿。如果溶血未见减轻，则可能是瓣周漏或瓣膜机械破坏导致的严重溶血，需二次手术治疗。

7.瓣膜失灵：术后早期较早见，一旦发生立即引起血流动力学的严重失调，常来不及抢救而死亡。如不能及时识别，病人则无法救治。诊断主要靠观察病人的临床表现：突然晕厥、发绀、呼吸困难和无脉等急性循环障碍的征象。同时听诊心脏瓣膜关闭声。少数病人，经胸外按压、叩击或电除颤后，卡住的瓣叶可被弹开，心跳恢复，循环障碍可缓解，但不久又出现，一旦确诊就要紧急再次手术。

8.栓塞：一般机械瓣比生物瓣多见，主要为抗凝治疗不当所致，应密切观察有无脑栓塞、肢体动脉栓塞等的征象。

三、加强呼吸道护理：术前因病人常伴有肺动脉高压或反复肺部感染，肺间质水肿、肺纤维化等，加之体外循环的影响，术后肺功能会受到不同程度的损害。应做好呼吸道护理，防止肺部并发症。

四、高凝治疗的护理：术后视所换瓣膜给予抗凝治疗。定时进行凝血酶原时间及活动度的测定。观察有无出血征象：如皮下出血点、血尿等。

五、心理护理与健康教育：注意与病人及其家属的沟通。及时解释和说明病情，缓解病人及其家属的紧张和焦虑，使其以愉快的心态配合治疗和护理。向病人及其家属说明疾病相关知识、治疗护理要点及相关注意事项，并做好住院指导。

第五节　冠状动脉搭桥术后护理常规

一、密切监测心电图

及时发现 CABG 术后心律失常，较常见的有室性心律失常和室上性心律失常。

二、监测血流动力学和血氧饱和度变化，持续有创动脉血压监测，30 分钟记录一次，定时测量肺动脉压（PAP）、肺毛细血管嵌顿压（PCWP）、心排血量等。详细记录测量参数。

三、保持血压平稳：术后血压过高使心肌耗氧量增加，血压过低则会使心肌供血不足。所以，术后要维持适合病人自身的血压，对 CABG 术前合并高血压的病人血压控制不低于术前血压的 20~30mmHg。术后早期应充分镇静及合理应用血管扩张剂以控制高血压，并注意血压不能忽高忽低。

四、体温及末梢循环：维持正常的体温，使末梢循环尽快恢复，可使心肌耗氧量降低。术后早期积极复温，注意保暖。体温高于 38℃时及时采取降温措施：如冰袋降温，酒精擦浴或药物降温。

五、观察胸腔或心包腔出血：保持引流通畅，观察引流液的量及性质并准确记录。

六、呼吸功能的维护

1.充分供氧。

2.保证通气，保持呼吸道通畅。

3.如 PaO_2 低，可采用鼻塞和面罩同时供氧，重者可采用呼吸机间断加压给氧。

七、维持水、电解质及酸碱平衡。

八、肾功能的维护。

九、合并糖尿病的护理。

1.CABG 术后病人查血糖或尿糖。若合并糖尿病者，每天查 3 次。

2.术后当日病人的血糖应激性增高，静脉内仅输入不含葡萄糖的液体，如林格氏液、生理盐水等，不做降糖处理。

3.术后第一天开始，根据血糖的结果，静脉内输注胰岛素。即使病人的血糖高也要注意补充病人的基本糖需要，防止酮症酸中毒。

4.病人开始进食后，给予糖尿病饮食，严格按术前的主食量控制饮食，并尽可能使用术前口服的降糖药及剂量。

十、术后病人根据需要用抗凝、抗聚类药物，如阿司匹林、潘生丁、低分子肝素等。注意观察病人用药后的反应，如出血、胃肠道不适等。

十一、伤口的护理：严格按外科换药要求，遵守无菌技术原则，严防感染发生。

十二、拔除胃管后 4 小时可进食，先给流质、半流质饮食，再给普食，应为富含维生素、纤维素且易消化的食物。注意保持大便通畅。

十三、心理护理与健康教育：注意与病人及其家属的沟通，及时解释和说明病情，缓解病人及其家属的紧张和焦虑，使其以愉快的心态配合治疗和护理。向病人及其家属说明疾病相关知识、治疗护理要点及相关注意事项等。

十四、冠状动脉搭桥+室壁瘤切除术后护理要点

1.注意维护左心功能，严格控制液体入量，术后早期每天总入量小于总出量。

2.加强强心利尿，术后当日即开始给西地兰或地高辛、洋地黄治疗达 6 个月以上。

3.原则上不用或慎用抑制心功能的药物。

4.应用硝酸甘油，控制输液速度，观察用药效果。

5.抗凝治疗在术后 48 小时开始，首次口服华法令 5~6mg，以后根据凝血酶原时间及活动度而定。

6.防止术后顽固性低钾。

7.及时治疗术后心律失常。

8.术后做 18 导联心电图和超声心电图检查。

十五、出院指导

1.日常生活指导：注意劳逸结合，避免受凉，生活要有规律。

2.用药指导：按时服药，不可自行中断用药，注意观察用药疗效和副反应。

3.定期门诊复查。

（时均梅　陈艳 叶春春　韩玲　张琨　龙电玲 侯艳）

第二十二章　胸外科疾病护理常规

第一节　胸外科一般护理常规

一、术前准备

1.评估病人的健康问题：了解体温、脉搏、呼吸、血压和出、凝血时间以及心、肝、肾功能，还包括手术部位皮肤有无化脓性病灶、各种化验报告、女性病人月经来潮日期以及病人的情绪等。

2.根据手术部位做皮肤准备：术前1天病人应沐浴、理发、剃须、剪指甲、更衣，不能自理者由护士协助。按手术部位做好手术野皮肤准备工作：

（1）后外切口：术侧的前胸正中线至后脊柱线，包括腋下，上从锁骨水平线至剑突下。

（2）正中切口：前胸左腋后线至右腋后线，包括双侧腋下。

（3）食管三切口：左颈部、右胸部（同后外切口）、腹部（包括脐孔、会阴部）。

（4）胸腹联合切口：左胸部（同后外切口）、左上腹部。

3.遵照医嘱检查血型、备血，完成常规药物的皮肤敏感试验，如青霉素、普鲁卡因。

4.肠道准备：肠道手术按医嘱进行肠道准备，一般手术前12小时禁食，术前4~6小时禁水。

5.准备术中用物：按需要准备相关特殊药品、X线片、CT片、MRI片、胸带、腹带等。

6.术前指导：指导病人做床上大小便练习、床上翻身练习以及深呼吸、有效咳嗽练习，防止术后并发症。指导肺功能训练，预防感冒，防止术后肺部并发症。

7.手术前1日18：00、术日晨测体温、脉搏，取下假牙、眼镜、发夹、饰品、手表及贵重物品交家属或护士长，按医嘱给予术前用药。

8.准备床单及术后所需物品　包括麻醉床、输液架、吸引器、氧疗装置、引流管（袋）以及各种监护设备。

9.向病人及其家属说明本次手术的重要性、手术前后需配合治疗、护理的注意事项，取得病人的合作。

10.病人送手术室后，备好监护仪器及常规抢救物品。

二、术后护理

1.与麻醉医师及手术室护士当面交接病人，了解术中情况及术后注意点，按各种麻醉后常规护理。

2.正确连接各种管道，如：输液管、引流管、氧气管等，注意妥善固定，保持通畅。

3.正确执行术后医嘱，落实各项治疗和护理措施。

4.根据手术及麻醉情况取相应体位。如全麻术后未清醒的病人给予平卧位，头偏向一侧。全麻清醒，生命体征平稳给予半卧位或45°卧位。

5.注意保暖，防止意外损伤。病人若有烦躁不安，应使用约束带或床栏保护防止坠床。

6.呼吸道护理：保持呼吸道通畅，观察有无呼吸道阻塞现象，防止舌后坠、痰液堵塞气道引起缺氧、窒息。根据医嘱给予吸氧、雾化吸入，刺激隆突、坐起拍背，鼓励病人咳痰，必要时行鼻导管吸痰或气管镜吸痰，以促进肺扩张。严密观察气管位置，如突然发生呼吸困难，应立即报告医生。

7.密切观察生命体征变化，观察切口有无渗液、渗血，如切口敷料外观潮湿，应及时通知医生换药，使用胸带时松紧度要适宜，并观察和记录引流液的颜色、性质及量，以便及早发现出血、消化道等并发症。做好监护记录。

8.根据医嘱指导病人合理饮食，早期宜清淡易消化的流质、半流质，逐渐增加高蛋白、高热量、维生素丰富的饮食，增加营养摄入。同时应注意多进粗纤维饮食，保持大便通畅。

9.高热、昏迷、禁食、置胃管、口腔手术或疾患、生活不能自理的病人每日口腔护理2次；留置导尿管者，每日会阴护理2次，并协助卧床病人床上翻身、叩背，防止呼吸道、泌尿道、压疮等并发症的发生。

10.鼓励病人床上翻身、抬臀，以促进胃肠道蠕动。如无禁忌，一般术后第1天要求床上活动，第2天可坐起，第3天在护理人员的协助下床边坐或床边活动，第4天可扶着上洗手间，以后逐渐增加活动量。鼓励病人做术侧肩关节及手臂的抬举运动，拔除胸管后应早期下床活动。

11.按常规做好各种引流管的护理。

12.卧床期间做好基础护理，保持床单清洁干燥，防止压疮发生。

13.根据病人的健康状况，从饮食、活动、病情观察、预防措施、门诊随访等方面给予具体的可操作性的指导，促进病人康复。

三、健康指导

1.加强营养，少食多餐、多进高蛋白、高热量、高维生素、易消化饮食，禁烟、酒。

2.逐步增加活动量，注意室内空气调节，预防上呼吸道感染。

3.保持大便通畅，多食粗纤维饮食，必要时给予缓泻药；食管术后病人，餐后应半卧30分钟，防止食物反流。

4.注意保持精神愉快，情绪稳定。

5.门诊随访，及时了解病情变化。

四、心理护理与健康教育

注意与病人及其家属的沟通，及时解释和说明病情，缓解病人及其家属的紧张和焦虑，向病人及其家属说明疾病相关知识、治疗护理要点及相关注意事项等，使病人以愉快的心态配合治疗和护理。

第二节　肺叶切除术护理常规

一、术前准备

按胸外科术前护理常规。

二、术后护理

1.按胸外科术后护理常规及麻醉后常规护理。

2.体位向术侧卧 45°，必要时侧卧位 10~14 天，防止纵隔摆动。

3.让病人保持平静，减少躁动，以最大限度减少氧耗。

4.术后应充分供氧，适当延长吸氧时间或间断吸氧。

5.静脉补液的护理观察出血失液情况，注意纠正水、电解质平衡。补液速度不宜过快，保持 30 滴/分钟左右，以葡萄糖维持体液平衡为主，限制盐分输入，以免肺水肿发生。

三、健康指导

1.按胸外科手术一般护理保健指导。

2.肺叶切除术者，供氧时间不宜过长，保持湿化，避免呼吸道干燥而引起排痰不畅。

四、心理护理与健康教育

注意与病人及其家属的沟通，及时解释和说明病情，缓解病人及其家属的紧张和焦虑情绪，使其以愉快的心态配合治疗和护理。向病人及其家属说明疾病的相关知识、治疗护理要点及相关注意事项，并做好住院指导。

第三节　食管癌根治术护理常规

一、术前准备

1.按胸外科一般术前护理常规。

2.营养补充，改善全身状况。根据病人的吞咽程度给予饮食，有贫血、脱水、营养不良者酌情给予输血、补液、静脉高营养等。

3.加强口腔护理，减少术后并发症；对于有明显食管狭窄和炎症的病人，术前口服肠道抗生素，减轻炎症和水肿。

4.消化道准备术前1天进少渣饮食，晚8时后禁食，并用肥皂水灌肠1次。结肠代食管手术准备：手术前1天下午1时、2时、3时、6时、9时各服甲硝唑200mg、庆大霉素0.5g；下午4时后口服10%甘露醇1000mL，半小时内服完；术前3天进少渣饮食，术前1天进流食，晚8时后禁食，并行肥皂水清洁灌肠1次。

5.手术当日清晨为病人置消毒胃管并保留。

二、术后护理

1.按胸外科术后护理常规及麻醉后常规护理。

2.术后应重点加强呼吸道护理，必要时行鼻导管吸痰或气管镜吸痰，清除呼吸道分泌物，促进肺扩张。

3.禁食期间加强口腔护理，保持口腔清洁。

4.胃肠减压护理按胃肠减压护理常规。

5.胸腔引流的护理除按一般胸腔引流护理外，应特别注意胸液的质和量。若术后血清样胸液过多或粉红色中伴有脂肪滴，应警惕乳糜胸的可能。

6.严密观察切口渗出情况，保持局部清洁，密切注意有无切口感染、裂开及吻合口瘘的征象。

7.饮食护理：

（1）禁食期间给予静脉营养支持，保持输液通畅，观察药物反应。

（2）食管及贲门术后5~7天，根据胃肠功能的恢复及术中吻合口张力、血供情况而决定进食时间。自少量饮水起，流质、半流质饮食，少量多餐。结肠代食管术后进食时间宜适当延迟。

（3）胃代食管术后，加强饮食宣教：少量多餐，避免睡前、躺着进食，进食后务必慢走，或端坐半小时，防止返流，裤带不宜系得太紧，进食后避免有低头弯腰的动作。

（4）给予高蛋白、高维生素、低脂、少渣饮食，并观察进食后有无梗阻、疼痛、呕吐、腹泻等情况。若发现症状应暂停饮食。

三、健康指导

按胸外科一般手术护理保健指导。

四、心理护理与健康教育

注意与病人及其家属的沟通，及时解释和说明病情，缓解病人及其家属的紧张和焦虑情绪，使其以愉快的心态配合治疗和护理。向病人及其家属说明疾病的相关知识、治疗护理要点及相关注意事项，并做好住院指导。

第四节　胸腺瘤切除术护理常规

一、术前护理

1.按胸外科术前一般护理常规。
2.了解病人肌无力、眼睑下垂、吞咽困难的症状和程度。
3.遵医嘱术前给予服用胆碱类药物，并严密观察用药后反应。
4.对于咳嗽无力的病人，术前需帮助训练有效咳嗽及深呼吸。
5.对于吞咽乏力者应给予静脉营养支持以改善营养不足。
6.床边须准备好气管切开包和人工呼吸机。

二、术后护理

1.按胸外科术后一般护理常规。
2.密切观察肌无力危象，如手握力、吞咽情况，加强对病人呼吸的监护，若出现呼吸困难症状，应立即行气管插管或气管切开，并以呼吸机辅助呼吸。
3.根据术前用药量及术后的一般情况，严密观察用药后反应，正确判断用药不足和用药过量的不同症状。
4.加强呼吸道护理，鼓励病人咳嗽、咳痰，排除呼吸道分泌物，保持气道通畅，气管切开病人须加强气管切开术后的护理。
5.术后应尽量避免一切加重神经—肌肉传递障碍的药物。如：地西泮、吗啡、利多卡因及某些抗生素药等。
6.观察病人的饮食情况，有食物返流可置鼻饲管。

三、健康指导

同胸外科一般手术护理保健指导。

四、心理护理与健康教育

注意与病人及其家属的沟通，及时解释和说明病情，缓解病人及其家属的紧张和焦虑，使其以愉快的心态配合治疗和护理。向病人及其家属说明疾病相关知识、治疗护理要点及相关注意事项，并做好住院指导。

第五节　创伤性血气胸的急救护理常规

一、创伤急救的准备工作

病人入院时，护理人员应立即准备好抢救器械及药品。搬动病人时，应双手平托病人的躯干部，保护病人的受伤部位。立即去掉污染衣裤，暴露受伤部位，用胸带包扎固定胸部，以减轻疼痛和控制反常呼吸，避免加重胸部损伤。

二、及时纠正休克

1.快速补充血容量，建立静脉通路，必要时加压输血输液。若静脉穿刺有困难，立即报告医师做大隐静脉切开或锁骨下静脉穿刺。测定中心静脉压，作为输液的客观指标。

2.严密观察病情变化，监测 P、R、BP 并详细记录。如病人输液输血后血压不回升反而下降，应考虑胸腔内有活动性出血或合并其他脏器破裂的可能。应及时报告医师迅速查明原因，对症处理。

3.对严重休克病人应取平卧位，收缩压稳定在 10kPa 以上时，应予半卧位，以利胸腔引流，减少血液对肺脏的压迫而促使肺扩张。

4.保持呼吸道通畅，改善通气功能：首先清除口腔及呼吸道的分泌物，给予氧气吸入，短时间内使氧气压达到 10.6kPa 以上。按常规给病人做超声雾化吸入。

5.密切观察尿量、尿色给病人留置导尿，每小时观察尿量、尿色，发现异常及时报告医师处理。

三、迅速排出胸腔积血积气

病人胸腔内大量积血、积气，使气管移位，肺脏被压缩 30% 以上，引起呼吸、循环衰竭。应在抢救休克同时立即给予胸腔闭式引流。胸腔引流的护理除按一般引流护理外，应特别注意观察引流液的性质、量及颜色，并正确记录。如每小时引流量超过 300mL，持续 3 小时以上或引流的血液很快凝固，应考虑有活动性出血的可能，要及时报告医师，采取相应措施。每次引流量不得超过 800mL，以免纵隔移位。

四、观察胸腔内气体排出情况

如 24 小时后平静呼吸时，引流管内仍有大量气体逸出，则考虑有支气管断裂或肺组织破裂的可能；如咳嗽或深呼吸时有大量气泡逸出，且水柱波动大，应考虑有肺泡破裂或胸腔内有大量残留气体的可能；如咳嗽时无气泡逸出，水柱波动不明显，听诊伤侧呼吸音清，表明伤侧肺组织膨胀良好，可考虑拔管。

五、鼓励病人咳嗽、排痰、经常变换体位

并轻轻叩拍病人背部，以利咳痰。亦可轻压病人气管，反射性地促使病人用力咳痰。

六、咳嗽时可用双手按住病人的胸部两侧

使伤处固定，减少咳嗽时的疼痛。

七、心理护理与健康教育

注意与病人及其家属的沟通，及时解释和说明病情，缓解病人及其家属的紧张和焦虑感，使其以愉快的心态配合治疗和护理。向病人及其家属说明疾病的相关知识、治疗护理要点及相关注意事项，并做好住院指导。

（陈艳 叶春春 韩玲 张琨 龙电玲 时均梅 孙宁）

第二十三章　神经外科疾病护理常规

第一节　神经外科一般护理常规

一、病情观察

1.意识状态：反映病情的轻重，是重点护理观察项目之一。除意识清醒外，一般将意识障碍分为嗜睡（唤醒后意识清晰）、朦胧（能喊叫，但意识不清）、浅昏迷（意识不清，但有疼痛反应）、深昏迷（意识不清，反应消失）等几种情况。

2.瞳孔：正常瞳孔直径 2~4mm，对光反应灵敏。严重颅内压增高出现脑疝，表现为一侧瞳孔明显散大，对光反应消失，同时出现昏迷；当两侧瞳孔散大伴有病理呼吸和脑强直，表示为脑疝晚期。

3.生命体征：重危或手术后病人应定时测量血压、脉搏、呼吸和体温。颅内压增高常出现脉搏缓慢而洪大，呼吸慢而深，血压升高，此时要警惕脑疝的发生。丘脑下部损伤，常伴有体温明显升高。

4.头痛、呕吐和视力障碍：此为颅内压增高的三大主要症状。躁动不安也常是颅内压增高、脑疝发生前的征象。

5.肢体活动情况：如出现一侧肢体活动障碍加重，往往表示占位病变在增大，或为小脑幕切迹疝的一个症状。

二、临床护理

1.卧位：颅内压增高和颅脑手术后清醒病人，取头高位 15~30 度，以利颅脑静脉回流。

2.呼吸道护理

（1）多采用半俯卧位或侧卧位。

（2）每 2 小时翻身 1 次，叩背 1 次，预防坠积性肺炎。

（3）及时清除呼吸道和口腔分泌物。

（4）舌后坠阻塞气道时，改为半俯卧位或放置咽部通气管。

3.五官护理

（1）口腔护理，昏迷病人用3%过氧化氢或0.1%呋喃西林清洗口腔，每天 2 次，预防口腔炎或腮腺炎。

（2）脑脊液鼻漏或耳漏不宜用棉球或纱条填塞，注意保持鼻腔清洁，外耳道用乙醇棉签清拭后用无菌敷料覆盖，并及时更换。

（3）眼，昏迷和面神经损伤病人眼睑闭合困难，三叉神经损伤病人角膜感觉消失，均易发生角膜溃疡，可用眼罩、风镜或凡士林纱布护眼。每日定时以抗生素液点眼。必要时将眼睑暂时缝合。

4.泌尿系护理：昏迷或脊髓伤病人经常有尿潴留或尿失禁，安放留置导尿管时注意无菌操作，每日用 1:5 000 呋喃西林溶液冲洗膀胱 1 次，每周更换导尿管 1 次。

5.便秘的处理：应用缓泻剂，如白色合剂、液状石蜡，或用开塞露。必要时戴手套为病人掏出干结大便，以解除病人的痛苦。

6.防止坠床：意识蒙眬和躁动不安的病人应加置床栏，酌情应用镇静剂，必要时用保护带或束缚肢体。

7.心理护理：对病人进行安慰和鼓励，有精神症状者，防止自伤或伤人。

8.高热、气管切开术、癫痫、压疮等按照各自护理常规进行护理。

第二节　神经外科手术护理常规

一、术前护理

1.心理护理：有针对性地做好病人的心理护理，消除病人对手术的紧张、恐惧心理，如：给病人讲解手术方法，让其探望同期住院患相同疾病的成功病例，让病人心中有数，树立信心。

2.饮食护理：给予营养丰富、易消化的食物。

3.检查准备：手术前做好各项检查，如：血常规、尿常规、肝、肾功能检查、心、肺功能检查、磁共振、CT 等。

4.呼吸道的准备：对吸烟的病人劝其戒烟，以减少对呼吸道的刺激。

5.指导病人床上使用大、小便器：使病人在卧床期间，适应排便方式的改变。

6.特殊手术准备：垂体瘤经蝶入路的病人，术前 3 日开始用氯麻滴鼻液滴鼻、多贝尔氏液漱口，术前 1 日剪鼻毛。

7.手术前 1 日的准备

（1）配血或自体采血，以备术中用血。

（2）做抗生素皮试，以备术中术后用药，预防感染发生。

（3）常规备皮（剃头）、剪指（趾）甲、洗澡、更衣、检查头部是否有毛囊炎、头皮是否有损伤。

（4）嘱病人术前 12 小时开始禁食、禁饮，以免麻醉中发生呕吐和误吸。

（5）对术前睡眠差的病人及心理紧张的病人，按医嘱给予镇静剂。

8.手术当天清晨的准备

（1）测量体温、脉搏、呼吸血压，如有异常及时与医生联系。

（2）按医嘱给予术前用药。

（3）嘱病人脱去内衣，换上干净的病服，并让病人排空膀胱。

（4）若病人发生异常情况，如女病人月经来潮、体温发热等，要及时通知医生。

（5）准备好病历、CT、MRI 片等以便带人手术室。

（6）手术室护士接病人时和当班护士共同查对床号、姓名、护送病人进手术室。

二、术后护理

1.卧位：手术后转入监护病房，麻醉未清醒前平卧，头转向健侧，清醒后可取头高位，躁动不安者要约束四肢或加床栏。

2.呼吸道管理：保持呼吸道通畅并给氧，气管插管者应等病人有吞咽反射后才能拔除。

3.观察生命体征：

（1）全麻未清醒者观察意识、瞳孔、生命体征每半小时 1 次，清醒后按医嘱每1 小时或 2 小时 1 次，同时要注意观察肢体活动的变化，并做好护理记录。

（2）若病人意识由清醒转入昏迷、双侧瞳孔不等大、对侧肢体偏瘫、血压升高、脉搏和呼吸减慢等，有发生血肿或水肿的危险，应立即报告医生，并做好抢救准备工作。

（3）体温发热者每日测体温 4 次，并及时给予降温处理，如物理、药物降温或人工冬眠。

4.饮食护理：加强营养，给高蛋白、高热量、高维生素的饮食，术后 1~2 天给流食，以后逐渐改半流食、普食。昏迷及吞咽困难者，术后 3~5 天开始给鼻饲饮食，暂时不能进食者或入量不足者给予补液。

5.伤口护理：术后应严密观察伤口渗血、渗液情况，若过多时要及时更换外层敷料，并报告医生，检查伤口有无裂开。

6.药物治疗：术后要按时按量输入脱水剂；合理应用抗菌素，防止感染。

7.颅高压治疗：有头痛、烦躁不安的病人，要查明原因后再给止痛药或镇静药。后颅凹、脑室系统肿瘤开颅后，出现颅压高时，病人表现剧烈头痛、意识障碍、脉搏、血压改变甚至呼吸停止，应立即准备脑室穿刺，必要时做持续脑室外引流，并遵医嘱按时给予脱水剂。

8.癫痫的观察：手术前有癫痫或手术部位在中央回及颞叶附近者，术后观察有无癫痫发作，注意病人的安全，定时给抗癫痫药物。

9.并发症的护理

（1）昏迷及不能经口进食者要加强口腔护理，预防口腔炎的发生。

（2）术后病人注意翻身叩背，按摩受压部位皮肤，防止压疮和肺炎的发生。

（3）如有深静脉穿刺的病人，注意静脉穿刺部位的皮肤，每天更换穿刺部位的敷料，应尽早拔除以防止静脉血栓的发生。

（4）术后老年人要注意活动下肢，防止下肢静脉血栓形成或静脉炎发生，注意观察下肢皮肤的颜色、温度及有无水肿形成，发现异常及时进行处理。

（5）术后有肢体偏瘫，要保持肢体功能位置，防止足下垂。神经功能不全者可采用针灸、理疗、体疗等。

（6）听神经瘤术后的病人，眼睑闭合不全，应注意保护眼睛，防止角膜溃疡，也可暂时行眼睑缝合术。

第三节 头皮血肿护理常规

头皮富含血管，遭受钝性打击或碰撞后，可使组织内血管破裂出血，而头皮仍属完整。头皮出血常在皮下组织中、帽状腱膜下或骨膜下形成血肿。

一、血肿的处理

1.皮下血肿：无须特殊治疗，早期给予冷敷以减少出血和疼痛，24~48 小时后改为热敷，以促进血肿吸收。

2.帽状腱膜下血肿：较小血肿亦可采用早期冷敷、加压包扎，24~48 小时后改为热敷，待其自行吸收。若血肿巨大，则应在严格皮肤准备和消毒下，分次穿刺抽吸后加压包扎，尤其对婴幼儿病人必须间隔 1~2 天穿刺 1 次，以防血容量不足引起休克。注意观察血肿范围是否缩小。

3.骨膜下血肿：早期以冷敷为宜，但忌用强力加压包扎，以防引起硬膜外血肿，应在严格备皮后和消毒情况下施行穿刺，抽吸积血 1~2 次即可。较小的骨膜下血肿同皮下血肿处理办法。但婴幼儿骨膜下血肿易形成骨囊壳，应及时穿刺抽吸，在严密观察下小心加压包扎。

二、并发症的观察

1.颅内血肿：对血肿范围广、可能合并颅骨骨折及颅脑损伤者，应密切观察生命体征及意识瞳孔变化。

2.休克：新生儿发生帽状腱膜下出血，易引起失血性休克，适当补充血容量。

3.感染：观察体温的变化，遵医嘱使用抗生素。

三、健康教育

1.嘱病人及其家属注意安全，防止意外。

2.指导病人及其家属掌握并发症的观察要点。

第四节 头皮撕裂伤护理常规

头皮撕裂伤是常见的开放性头皮损伤，多为锐器或钝器打击所致。头皮血管丰富，出血较多，可引起失血性休克。

一、急救护理

1.损伤出血者，局部加压包扎。

2.休克的护理：大块头皮自帽状腱膜下层或连同骨膜一并撕脱者，防止病人因疼痛或失血而致休克，需包扎创面后，平卧保暖，补充血容量。

3.撕脱头皮的保存：妥善用无菌敷料将撕脱头皮包好，置于放有冰块的容器中，随伤员送往医院，争取清创再植。

二、创面的处理

1.单纯头皮裂伤：应尽早施行清创术，剃除裂口周围至少8cm以内毛发，用无菌盐水冲洗伤口，然后用消毒软毛刷蘸肥皂水刷净创面周围皮肤；彻底清除创面内毛发、泥沙等异物，用无菌盐水及消毒液清理创面及周围皮肤后缝合。

2.头皮撕脱伤：根据骨膜及皮瓣是否完整、有无明显污染以及就诊时间，行头皮瓣复位再植，自体植皮及创面植皮。

三、病情观察

1.观察生命体征及意识瞳孔变化：头皮撕脱伤病人观察血压、脉搏的变化，防止休克；合并颅骨骨折及颅内损伤的病人，观察有无意识障碍、瞳孔大小及对光反射。

2.观察移植头皮有无感染及坏死。

3.观察体温的变化。

4.保持头部伤口敷料清洁、干燥、固定、防止滑脱。

四、一般护理

1.病人取健侧卧位，头皮撕脱伤的病人为了保证植皮片不受压滑动，采取坐位，休息时可取俯卧或伏在病床上休息。

2.使用抗生素预防感染。

3.护理：受伤病人由于创伤及自我形象紊乱，而造成心理疾患。医护人员应针对病人的心理问题，依据病情的相关知识，对病人加以心理护理，并以周到、热情的服务赢得病人的信任。

4.24小时内注射破伤风抗毒素。

五、心理护理与健康教育

注意与病人及其家属的沟通，及时解释和说明病情，缓解病人及其家属的紧张和焦虑情绪，使其以愉快的心态配合治疗和护理。向病人及其家属说明疾病相关知识、治疗护理要点及相关注意事项等。

六、出院指导

1.个人卫生：嘱病人不可抓挠头皮，防止头皮破溃而引起继发感染。

2.皮瓣移植手术后定期复诊。

第五节　颅骨骨折护理常规

颅骨骨折指颅骨受暴力作用所致颅骨结构改变。可分为颅盖骨折及颅底骨折。

根据骨折的形态分为线形骨折、凹陷性骨折和粉碎性骨折。颅骨骨折的重要性不在于骨折本身，而在于骨折所引起的脑膜、脑、血管和神经损伤，可合并有脑脊液漏，颅内血肿及颅内感染等。

一、一般护理

1.休息：线形骨折或较小凹陷性骨折无须特殊处理，只需卧床休息，对症治疗；颅底骨折伴脑脊液漏的病人，应取半坐卧位或头偏向患侧，以利愈合。

2.给清淡易消化流质、半流质食物：病情稳定后给高热量、高蛋白、高维生素、富含纤维素的饮食。

3.保持大便通畅：指导病人定时排便，必要时给缓泻剂，避免用力排便。

4.24 小时内必须注射破伤风抗毒素。

二、并发症的护理

1.颅内高压：骨折或凹陷性骨折范围较大及颅骨骨折病人，应严密观察生命体征及意识、瞳孔的变化。有无颅内高压症状，如剧烈头痛、频繁呕吐等现象，及时给脱水剂并对症治疗。

2.颅内感染：

（1）对开放性颅骨骨折如颅底骨折伴有脑脊液外漏的病人，按脑脊液漏的护理。

（2）遵医嘱使用抗生素。

（3）颅内低压综合征：取端坐卧位或抬高头部时，头痛加重并伴眩晕、呕吐、厌食等一系列症状，补充大量盐水后可缓解。

三、心理护理与健康教育

注意与病人及其家属的沟通，及时解释和说明病情，缓解病人及其家属的紧张和焦虑情绪，使其以愉快的心态配合治疗和护理。向病人及其家属说明疾病相关知识、治疗护理要点及相关注意事项等。

四、出院指导

1.病人应以高蛋白、高热量、高维生素饮食为宜。

2.指导病人勿挖耳、抠鼻，也勿用力排便、咳嗽、擤鼻涕或打喷嚏。

3.指导病人正确对待脑脊液漏，不可因症状轻微而疏忽大意，也不要因脑脊液漏而忧心忡忡。

4.有颅骨缺损的病人外出应加防护帽，可在伤后 3~6 个月行颅骨成形术。

第六节　脑脊液漏护理常规

一、病情观察

1.脑脊液漏好发于颅底骨折，应密切观察意识、瞳孔变化。

2.脑脊液鼻漏常见于颅前窝骨折。

（1）呈血性，须与鼻衄区别，可将漏出液中红细胞计数与周围血液相比或以尿糖试纸测定，红细胞计数低或含糖量高者为脑脊液，也可将漏出液滴于纱布块上，若血迹外有较宽的淡黄色浸渍圈，且没有被鼻涕或组织渗出液浸湿，干后变硬的现象，即可确认有脑脊液外漏。

（2）脑外伤的病人伤后有血性液体自鼻腔溢出、眼眶皮下淤血（俗称熊猫眼），眼结膜下出血；延迟性脑脊液鼻漏病人，发生颅内压骤然增高，如突然咳嗽、用力时漏出液为清亮的脑脊液，病人起坐、垂头时漏液增加，平卧后停止，一般清晨起床时溢液较多。

3.脑脊液耳漏常为颅中窝骨折累及鼓室所致，骨折伤及中耳腔，可有血性脑脊液进入鼓室。

（1）鼓膜有破裂时，溢液经外耳道流出。

（2）耳鼓膜完整时，脑脊液可经耳咽管流向咽部，甚至由鼻后孔反流到鼻腔，自鼻孔溢出，或被病人咽下，应询问病人是否有腥味液体流至咽部。

4.脑脊液伤口漏（皮漏）多见于火器性脑穿透伤，因硬脑膜修复欠妥或因伤口感染愈合不良引起。若脑脊液漏直接来自脑室穿通伤时，病人全身情况低下，且易致严重脑膜炎及脑炎。

二、一般护理

1.体位

（1）脑脊液鼻漏：神志清楚的脑脊液鼻漏病人取半坐卧位，昏迷病人抬高床头30度，取患侧卧位。

（2）脑脊液耳漏病人取患侧卧位。

（3）大量脑脊液外流者，可取平卧位。

（4）维持以上特定体位至漏液停止后3日。

2.防止颅内感染

（1）保持局部清洁干燥，每日清洁2次、消毒鼻前庭或外耳道口，棉球不宜过湿，清洁消毒后放置一无菌干棉球于鼻前庭或外耳道口，随湿随换，记录24小时浸湿的棉球数，以估计漏出液是否逐日减少。

（2）禁止从鼻腔吸痰或安插胃管，禁止做耳鼻滴药、冲洗或填塞，避免做腰椎穿刺，劝告病人勿用力屏气排便、咳嗽、擤鼻涕或打喷嚏。

（3）按医嘱行抗感染治疗，并密切观察有无颅内感染征象。

（4）绝大部分病人在伤后1周内漏口常能自行愈合，超过3~4周以上不愈者，需行脑脊液漏修补术。

3.休息营养：注意休息，预防感冒、便秘及劳累，病人病情稳定后可进高蛋白、高维生素、易消化食物。

4.控制入量：适当限制液体摄入，给予减少脑脊液分泌的药物或使用脱水利尿剂。

5.观察有无颅内继发性损害

（1）观察意识、生命体征、瞳孔及肢体活动的情况。

（2）观察有无癫痫及颅内出血等脑组织和血管损伤。

（3）有无头痛、呕吐等颅内压增高症状。

第七节　脑震荡护理常规

暴力作用于头部，立即出现短暂的大脑功能障碍，但无明显的脑组织器质性损害称为脑震荡。神经系统检查无阳性体征发现。

一、一般护理

1.急性期卧床休息1~2周，避免头部剧烈活动。

2.抬高头部15~30度。

3.头昏、恶心、呕吐者，遵医嘱行营养脑细胞治疗，早期行高压氧治疗。

二、心理护理

1.减少刺激：减少外界刺激，酌情给予安神镇静剂。

2.减轻焦虑：脑震荡的病人常伴有明显的近事遗忘，病人醒后不能回忆受伤当时及损伤前后一段时间内的情况，产生焦虑恐惧心情，护士应给予帮助，讲解本病的相关知识，帮助病人改变对脑震荡不正确的认识，减轻病人的焦虑感。

三、出院指导

1.注意休息，避免过度疲劳，避免头部剧烈活动。

2.保持情绪稳定，心境平和，避免外界不良刺激。

第八节　脑挫裂伤护理常规

脑挫裂伤指直接、间接和旋转暴力作用于头部，致伤后脑组织发生的器质性损害。其特点是昏迷程度深，持续时间长，有相应的神经系统体征。

一、病情观察

1.观察意识的改变：伤后即出现意识障碍是脑挫裂伤病人最突出的症状之一。根据哥拉氏格昏迷记分法评定睁眼、语言及运动三方面反映，结合传统对意识状态分级即清醒、嗜睡、模糊、浅昏迷和深昏迷五级，来判断意识状态是好转或恶化。如深昏迷的病人进行口腔护理时，出现吞咽反射，提示病情好转。

2.生命体征及瞳孔的观察：伤后早期有血压下降、脉搏细弱及呼吸浅快表现，多为头部损伤后因机能抑制所致，一般伤后逐渐恢复，如果持续低血压，要注意是否有复合损伤，若出现血压持续升高，脉压差持续增大，脉搏洪大有力，脉率变缓，呼吸加深变慢，应警惕颅内血肿、脑水肿的发生。体温一般为 38℃；对瞳孔大小及光反射观察，可提示有无颅内出血的可能。

3.并发症的观察

（1）颅内高压：颅内继发性出血及脑水肿均可导致颅内压增高。表现为剧烈疼痛，频繁呕吐，意识障碍或癫痫发作程度加重；昏迷病人呕吐可能引起吸入性窒息，护理人员应加强护理，静脉输液时注意控制滴数。

（2）伤灶病症：损伤累及脑皮质功能区，可出现相应部位的瘫痪、失语、视野缺损及感觉障碍。

（3）局灶性癫痫：出现四肢抽搐，肌张力增高。

（4）脑膜激惹：由于蛛网膜下腔出血，病人常表现为闭目畏光，卷曲而卧，发热、恶心、呕吐、颈项强直等。

二、症状护理

1.体位：对轻型和损伤反应小的脑挫伤病人，抬高头部 15~40 度，减少活动，对昏迷状态呈中、重型病人宜采取侧卧位。

2.应用脱水药：20%甘露醇与速尿联合使用，可迅速降低颅内压，减轻脑水肿，同时注意电解质平衡，防止电解质紊乱的发生。

3.防止脑水肿：肾上腺皮质激素能改善毛细血管的通透性，防治脑水肿。停止使用要逐次减量，同时注意观察有无应激性溃疡的发生。

4.支持疗法

（1）保护呼吸道通畅，给予氧气吸入，呼吸不畅者给予通气导管，必需时行气管切开术。

（2）饮食与营养：伤后早期（3~4 天）内，昏迷病人应禁食，短期保持轻度脱水可减轻脑水肿。3~4 天后病人无呕吐，可从鼻饲或胃肠道外补充营养。

（3）促进脑功能康复的治疗：可选用脑活素、脑复素及配合高压氧治疗。

（4）昏迷病人加强基础护理，按昏迷常规护理。

（5）肢体偏瘫病人，加强肢体功能锻炼。

三、健康教育

1.指导病人家属对病人进行生活护理及康复期的护理，如对偏瘫、失语者进行肢体及语言功能康复措施等。

2.让家属通过暗示、例证及权威性指导，增强病人康复的信心。

3.合并癫痫者，正确服用抗癫痫药。

第九节　高压氧治疗的护理常规

高压氧治疗是指在高压氧舱内，给予 1 个大气压以上的纯氧，通过人体血液循环，以携带更多的氧到病损组织和器官，促进其功能恢复。适应于神经外科手术前后，如脑内、外动脉架桥术前，颅脑损伤或神经外科术后脑血管痉挛、血管阻塞和脑水肿等原因导致神经精神障碍等病人的治疗。

治疗前准备及注意事项

1.病人治疗前经高压氧医生检查诊断同意后，才能接受此治疗。

2.治疗前更换全棉衣物，不可穿易产生火花的纤维衣物进舱。

3.病人进舱前要排空大小便；饮食不宜过饱或呈饥饿状态。

4.病人进舱前严禁携带易燃易爆物品，不得带钢笔、手表、提包、BP机、移动电话和电动玩具。

5.指导病人在升压、减压过程中，不断做好耳、咽管的调节动作，如擤鼻涕、鼓气、吞咽、咀嚼等，如耳痛不消除或其他身体不适要及时报告医生。

6.减压过程中，不可屏气；伴意识障碍或不能自理者，护理人员应留陪协助保证病人的安全。

第十节　脑干损伤护理常规

脑干损伤是一种严重的，甚至是致命的损伤。有10%~20%的重型颅脑损伤伴有脑干损伤。主要表现为伤后立即陷入持续昏迷状态，生命体征多有早期紊乱，瞳孔变化。出现锥体束征及去大脑强直等。累及延髓时，则出现严重的呼吸循环功能紊乱。

一、一般护理

1.评估：定时评估病人的呼吸频率、深度、节律。

2.病情初期密切观察意识、瞳孔及生命体征的变化，每半小时1次。稳定后每2小时1次。

3.抢救仪器及物品的准备：床旁备电动吸引器、供氧装置、心电监护仪、人工呼吸机、抢救盘。

4.保持病人呼吸道通畅：持续低流量氧气吸入，间断吸痰。气管切开的病人严格落实气管切开术后常规护理，持续心电监护。呼吸骤停或呼吸功能差者给予人工呼吸机辅助呼吸。

5.保持皮肤完整及皮肤血液循环良好：

（1）注意观察皮肤颜色，骨隆突处有无红、肿、破溃现象。

（2）保持皮肤清洁、干燥。

（3）保持床单平整与清洁。

（4）足跟、骶尾部等骨隆突处给予保护。

6.预防感染：

（1）加强各项基础护理，如眼、耳、鼻、口腔护理，会阴擦洗。

（2）全身营养支持疗法，增强机体抗病能力。

（3）引流袋、供氧装置每日更换。

（4）严格执行消毒隔离制度，进行护理操作时，严格遵守无菌技术操作规程。

7.迁延性意识障碍：用神经营养药物，加强护理。

二、饮食护理

1.发病 72 小时内禁食，留置胃管定时抽吸，观察胃液的颜色。

2.无应激性溃疡者，鼻饲低盐、低脂、高蛋白、高维生素的流质饮食，4~6 次/天，1500~2000mL/天，鼻饲液温度 38~40℃。

3.评估胃肠功能及营养状况。

4.每周更换鼻胃管 1 次。

三、并发症的护理

1.呼吸和循环功能衰竭：严密观察生命体征变化，出现异常及时处理。

2.吞咽困难：进行鼻饲，保持足够营养。

3.中枢性高热：

（1）传统物理降温法，如：冰枕、大动脉冷敷、酒精擦浴、冰袋大动脉冷敷。

（2）使用人工降温冰床或电子冰帽降温。

（3）遵医嘱使用低温冬眠疗法降温。

（4）静脉补充水分、电解质、营养物质。

4.应激性溃疡：

（1）禁食水，持续胃肠减压。

（2）观察胃内引流液性质、量及颜色。

（3）遵医嘱使用止血剂、制酸药物。

5.电解质失衡：观察病人有无脱水症，遵医嘱定期监测血生化。

四、心理护理与健康教育

注意与病人及其家属的沟通工作，及时解释和说明病情，缓解病人及其家属的紧张和焦虑感，使其以愉快的心态配合治疗和护理。向病人及其家属说明疾病的相关知识、治疗护理要点及相关注意事项等。

五、出院指导

1.肢体瘫痪、去大脑强直病人，每日进行肢体被动性功能锻炼。

2.每 2 小时给病人翻身、叩背，防褥疮。

3.运动前可先用热水热敷关节。以促进肌肉放松。

第十一节 低温冬眠疗法护理常规

用冬眠药配合物理降温的方法，造成低温状态，可降低脑代谢和脑耗氧量，减少脑血流量，减轻脑水肿，降低颅内压。其护理要点为：

1.病人安置在抢救室内专人守护，备齐一切抢救、降温器械及药品。病室温度控制在 18~20℃，记录治疗前后生命体征、意识状态、瞳孔的变化。

2.根据医嘱先给予足量冬眠药物，机体御寒反应消失，病人呈深睡状态后，方可加用物理降温措施，半小时内不宜翻身或搬动病人。降温时，注意观察皮肤肢体末端和耳郭处血液循环，防止冻伤。

3.降温以每小时下降 1℃为宜，温度降至肛温 32~35℃较为理想。疗程一般为 3~5 天。

4.严密观察体温、脉搏、呼吸、血压的变化，1~2 小时测量 1 次，如脉搏超过 100 次/分，收缩压低于 90mmHg，呼吸低于 10 次/分或不规则，应提请医生考虑更换冬眠药物。

5.注意维持水、电解质、酸碱平衡，预防肺炎、冻伤及压疮等并发症发生，翻身时动作要轻、稳、缓，以防直立性低血压。

6.采用鼻饲时，温度应与当时体温相同，并观察有无胃潴留、腹胀、腹泻及胃出血的表现。

7.停止治疗时，先分批撤除物理降温用物，再停冬眠药物，任其自然复温或加盖被毯，切忌使用热水袋局部升温或快速升温。

第十二节　创伤性硬脑膜外血肿护理常规

硬脑膜外血肿是位于颅骨内板与硬脑膜之间的血肿，常因颅骨骨折线跨越脑膜中动脉沟引起脑膜中动脉出血所致，十分常见，约占外伤性颅内血肿的 30%。一经确诊须紧急手术。

一、术前护理

1.病情观察

（1）病人伤后出现昏迷，随后意识清醒或好转，不久再度陷入昏迷或昏迷程度加重，即"中间清醒期"，是急性硬膜外血肿的典型表现。在病人中间清醒的过程中，常有剧烈头痛、恶心、呕吐、血压升高、呼吸和脉搏缓慢，应及时使用脱水剂。

（2）烦躁不安的病人，应排除体位不适、尿潴留、呼吸道梗阻等情况，加强安全防护。

（3）密切观察生命体征意识及瞳孔的变化：血肿同侧的瞳孔散大，对光反射消失，对侧肢体偏瘫，应警惕小脑幕切迹疝的发生。

（4）观察肢体运动功能，了解肢体的肌力、肌张力、有无感觉障碍及病理反射，如：伤后一段时间才出现肢体运动障碍且进行性加重，应考虑小脑幕切迹疝，必须紧急手术。

2.术前准备：按要求做好备皮、备血等工作。

二、术后护理

1.体位：全麻未清醒的病人取侧卧位或平卧位，头偏向一侧，以利于分泌物的排出。意识清醒、血压平稳后，抬高床头 15~30 度，以减轻脑水肿。

2.保持呼吸道通畅：吸氧、定时翻身扣背。对深昏迷者应及时吸痰，清除呼吸道分泌物。吸痰时动作应轻柔，避免引起病人剧烈咳嗽。

3.并发症的观察

（1）严密观察生命体征：注意意识、瞳孔的变化，防止复发性血肿、迟发性血肿、继发性脑组织肿胀的发生。

（2）昏迷病人加强基础护理。

4.保持引流通畅：硬膜外引流管应放置低于创腔 10~15cm，并妥善固定引流管，保持引流通畅；引流管不可受压、扭曲、滑脱，每日更换引流袋，严格无菌操作。

5.饮食营养：病人清醒且病情平稳者，术后 1 日进流质饮食，逐步过渡至普食。长期昏迷的病人，可鼻饲流质饮食。

6.保持大小便通畅：术后 3 日内不可用力排便，以免颅内压增高，必要时可给予缓泻剂。

7.遵医嘱，行抗感染、止血、脱水及高压氧治疗。

三、心理护理与健康教育

1.注意与病人及其家属的沟通，及时解释和说明病情，缓解病人及其家属的紧张和焦虑，使其以愉快的心态配合治疗和护理。向病人及其家属说明疾病相关知识、治疗护理要点及相关注意事项，并做好住院指导。

2.让病人家属了解术后引流的目的和重要性。

3.指导病人及其家属进行肢体功能锻炼的方法。

第十三节　各种颅脑引流管护理常规

颅脑手术后常用的引流有脑室引流、创腔引流、囊腔引流及硬脑（脊）膜外、下引流。

一、脑室引流

经侧脑室放置引流管，将脑脊液引流至体外

1.目的：抢救因脑脊液循环通路受阻所致颅内高压；注入造影剂进行脑室系统的检查，明确诊断和定位；注入抗生素控制感染；脑室内引流术后安放引流管，引流血性脑脊液，减少粘连及降低颅内压。

2.观察及护理

（1）正确放置病人，固定引流袋，观察引流液：术后在无菌条件下连接引流袋，将引流袋悬挂于床头，引流管需高于脑室平面 10~15cm（平卧时以耳屏为基线，侧卧位时以正中矢状面为基线），以维持正常的颅内压。引流出液体为血性时，引流袋应低于脑室水平，清亮后立即将引流袋挂高。

（2）观察引流的速度，切忌引流过快过多。

（3）控制脑脊液引流量：每日引流量以不超过 500mL 为宜，合并颅内感染，脑脊液分泌增加，而引流量相应增加，同时注意电解质平衡。

（4）观察脑脊液的性状：正常脑脊液无色、透明，无沉淀。术后 1~2 日可略带血性，以后转为橙黄色；若术后脑脊液中有大量鲜血，或术后血性脑脊液的颜色逐渐加深，提示脑室内出血；颅内感染后，脑脊液浑浊，呈毛玻璃状或絮状物。

（5）保持引流通畅：引流管不可受压、扭曲、成角。术后病人头部活动适当限制，翻身及护理操作时，避免牵拉引流管，防止引流管滑脱。若术后无引流液流出应查找原因，如：将引流袋放低，观察有无脑脊液流出，确定低颅压所致，应仍然将引流袋放在正常高度；若怀疑引流管被堵塞，可在严格消毒后，用无菌注射器轻轻向外抽吸，切不可高压注入生理盐水，以免将堵塞物冲入脑室系统，引起脑脊液循环梗阻；若引流管放置过深或管口吸附于脑室壁，可将引起流管轻轻旋转或缓缓向外抽出至有脑脊液流出后，重新固定，如果上述处理无效，应更换引流管。

（6）每日定时更换引流瓶，记录引流量，严格无菌操作。

（7）拔管：脑室引流一般不超过 3~7 天，拔管前试行抬高引流袋或夹闭引流管观察有无颅内压增高的表现；拔管后观察有无脑脊液漏出。

二、创腔引流适应于颅内占位性病变术后

1.目的：引流手术残腔的血性液体及气体。

2.观察与护理

（1）术后早期创腔引流袋放置在头部创腔水平位（头旁枕上或枕边）保持创腔内液体压力特别是位于顶后枕部的创腔，术后 48 小时内，不可随意放低引流袋。一般术后 48 小时，将引流袋略放低，以利于引流。

（2）与脑室相通的创腔，如术后引流量多，适当抬高引流袋，血性脑脊液转清亮，及时拔除引流管。

三、脓腔引流：适用脑脓肿、脑囊肿术后病人

1.目的：术后继续引流脓液，并行腔内注药冲洗。

2.观察与护理：

（1）引流袋放置于低位，距脓腔至少 30cm，同时病人卧位适于体位引流。

（2）术后 24 小时方可进行囊内冲洗，冲洗时，不可过分加压，冲洗后夹闭引流管 2~44 小时。

四、硬脑膜外、下引流：

适用慢性硬脑膜下积液或硬脑膜外、下血肿术后病人安放引流管以排空残留的

血性或血凝块，引流袋位置应低于创腔，引流管于术后 3 天拔除。

五、颅内积气引流：

引流袋位置和积气部位均应置于较高的位置，以利于气体的排除。

第十四节　脑出血护理常规

一、病情观察

1.急性发病特点：病人发病时突发剧烈头疼、呕吐，继而出现意识模糊、昏迷，呼吸深沉带有鼾声，重则呈潮湿呼吸或不规则呼吸，脉搏缓慢有力，面色潮红或苍白、全身大汗淋漓，大小便失禁，血压升高，偶有抽搐。若病人脉搏为快速，体温升高，血压下降，则有生命危险。

2.内囊出血：病人常有头和眼转向出血病灶呈"凝视病灶"状和"三偏"症状，即偏瘫、偏感觉障碍和偏盲，可伴有失语症、记忆力、计算等智能活动明显减弱。

3.桥脑出血：病人出现两侧面部和肢体均瘫痪，瘫肢多数呈弛缓性，意识于起病初可部分保留，但常在数分钟内进人深昏迷，两侧瞳孔极度缩小，呈"针尖样"，因阻断丘脑下部对体温的正常调节而呈持续高热状态，由于脑干呼吸中枢的影响，可于早期出现呼吸困难。

4.小脑出血：病人可导致急性颅内压增高，脑干受压，甚至发生脑疝。多数病人起病时神志清楚，诉后枕部剧烈头痛和眩晕、呕吐、发音含糊、瞳孔缩小、两眼球向病变对侧同向凝视，病变侧肢体动作共济失调，但瘫痪不明显，随病情加重意识渐模糊或昏迷。

5.脑室出血：病人意识在起病后 1~2 天内陷入深度昏迷，出现四肢抽搐发作或四肢瘫痪，瘫痪呈弛缓性，可有皮肤苍白、发绀或充血、呕吐、多汗、脑膜刺激症状等。呼吸深沉带有鼾声，后转为浅速和不规则，脉搏由缓慢有力转为快速微弱和不规则，血压不稳定。

6.出血量评估：出血量多者，需急诊手术治疗，做好术前准备工作。

二、术后护理

1.一般护理

（1）严密观察意识、瞳孔及生命体征的变化。

（2）妥善放置引流管，保持有效引流，观察并记录引流液颜色计量，有异常及时处理。

（3）定时吸痰，保持呼吸道通畅，必要时气管插管或气管切开。

（4）给予氧气吸入，氧流量 1~2L/分。

（5）急性期禁食，病情稳定，无消化道出血后给予高蛋白、高维生素、低脂、易消化饮食。

（6）起病 24~72 小时，病人绝对卧床休息，避免情绪激动，尽量少刺激病人。

（7）保持大便通畅，以免发生便秘，诱发脑疝。预防便秘的方法有：养成规律排便习惯，如每晨起定时排便；多食蔬菜、水果，特别是粗纤维食物，如芹菜、香蕉，促进肠蠕动，以利于排便；每日食适量蜂蜜，润肠通便；每日补充适量水分，软化粪便；长期卧床病人，每日定时做腹部环形按摩，动作由轻到重，顺时针按摩，以利于排便。便秘者，遵医嘱口服果导片或潘泻叶，必要时行低压灌肠。

（8）避免血压大幅度波动，血压过高会造成再出血，过低导致脑血流量供应不足。

（9）行抗感染止血、脱水治疗。

2.并发症观察与护理

（1）继发性出血：病人意识状态由对答如流转为答非所问，出现短暂意识障碍；意识由清楚转为淡漠，烦躁不安；四肢肌力软瘫；一侧瞳孔散大，对光反射迟钝；血压升高、脉搏洪大、呼吸急促、颈项强直等征象多提示有继发性出血的可能。

（2）血压升高：①血压控制在脑出血前原有的水平或 20/12kPa 左右，舒张压较低、脉压过大者不宜用降压药；②病员应安静休息，避免情绪激动、用力排便、过度体力消耗和脑力活动；③监测血压。血压过高时抬高床头 30°~45°。血压下降接近正常时，即将床头放平；若血压下降过快，可将头位放低；④准确使用降血压药物，病人口服降压药时注意不多服、不漏服、不要随意停药。

（3）颅内高压护理：脑出血后脑水肿逐步加重，3~4 天内达到高峰，如果颅内压增高，可引起脑疝。①按医嘱使用脱水剂和激素治疗；②吸净口鼻腔分泌物，保持呼吸道通畅；③吸氧；④限制每日液体和盐的摄入量；⑤观察意识、瞳孔及头痛、呕吐情况。

（4）高热护理：①物理降温：冰枕、大动脉冷敷、温水擦浴、酒精擦浴；②药物降温，用复方氨基比林、柴胡等；③采用低温治疗仪；④行低温冬眠疗法；⑤注意监测体温，观察降温效果。

（5）消化道出血护理：①禁食水，留置胃管，行胃肠减压；②观察并记录胃液的量及颜色；③行止血治疗；④出血停止，抽出胃液为淡黄色，先从胃管中注入温开水 50~100mL，如无不适，可给温流质饮食。

（6）局灶性症状观察：偏瘫、癫痫、视力障碍。①脑出血后注意肢体摆放应处于功能位，上肢伸直，掌心向下，足部垫软枕，防止足下垂。②温水泡洗手足，病情稳定、血压平稳后行患肢被动功能锻炼，按摩肢体，由大关节至小关节进行肢体的曲、伸、内旋、外展活动，每日 2 次，每次 15 分钟。③癫痫发作病人，要保持呼吸道通畅，遵医嘱使用抗癫痫药物。视力障碍的病人，要保证病人的安全。④遵医嘱进行康复、理疗及高压氧治疗。

3.心理护理

（1）稳定情绪，减轻焦虑，使病人树立战胜疾病的信心。

（2）协助并鼓励病人表达身心感受，接受病人的心理变化。

（3）争取病人家属的关怀与护理，协调病人与其家属之间的关系，指导其家属参与护理过程。

（4）做好同室病友的工作，促进病友之间的沟通、鼓励与帮助。

（5）接纳病人，给予关怀、帮助，讲解疾病的相关知识及注意事项，介绍相同疾病治疗方案及治疗效果，使病人树立战胜疾病的信心。

三、出院指导

1.合理营养，饮食宜清淡、易消化、富含粗纤维，以防便秘。

2.注意休息，防止受累，减少不良刺激。

3.血压高的病人应坚持在医生指导下服药，不可随意更改药量或停服药物，以免血压升高，诱发出血。

4.加强肢体功能锻炼，提高生活质量。

5.不适随诊，定期复查。

第十五节　脑脓肿护理常规

脑脓肿是颅内局限性炎症所致。常见病因有耳源性、外伤性，全身感染等。主要的手术方法有穿刺抽脓、脓肿切除、脓肿引流等。

一、术前护理

1.一般护理

（1）抬高病人头部15°~30°，减轻头痛症状，合并癫痫者去枕平卧，头偏向一侧。

（2）早期足量使用抗生素及脱水利尿药物。

（3）饮食：病人全身感染症状明显，剧烈呕吐者可暂禁食水。呕吐停止后可给予高热量、高蛋白、高维生素、易消化流质或半流质饮食，注意食物的色香味；不能进食者，行静脉营养支持，改善全身情况，增强机体抵抗力。

（4）注意休息，避免不良刺激，预防咳嗽、便秘。

（5）术前禁食、禁饮水，备皮、备血。

2.病情观察

（1）观察生命体征、意识、瞳孔变化及头痛、呕吐情况，注意有无头痛、恶心、呕吐等症状，警惕脑疝的发生；监测体温变化，高热者行降温处理。

（2）观察有无急性化脓性感染的局部及全身症状，如：发冷、发热、头痛、呕吐、颈项强直；耳源性脑脓肿常伴有慢性中耳炎和乳突炎，血源性脑脓肿常伴有胸腔感染性疾患、腹部或盆腔炎症、脓毒败血症等。

（3）观察有无脑受压局灶症状，左颞叶脓肿常有失语，对侧偏盲及轻度偏瘫，额叶脓肿出现性格改变。

（4）脓肿破溃后病人出现突然昏迷、寒战、全身抽搐，甚至角弓反张。

（5）使用脱水剂，观察有无水、电解质失衡症状；大剂量使用抗生素，观察有无继发性感染，如真菌感染，落实基础护理。

（6）注意是否合并癫痫，观察开始抽搐的部位、眼球和头部转动的方向。

3.症状护理

（1）高热的护理：物理降温，采用额部、腋下、腹股沟区局部冷疗，或冰枕、冰帽降温。注意保护耳郭，或采用温水擦浴（低于皮肤温度2°）、酒精温度、冰盐水灌肠等；药物降温，适用于高热经物理降温无效者。用药过程中注意病人反应及降温效果，按医嘱行冬眠或亚冬眠疗法。

（2）头痛的护理：头部抬高15°~30°，保持病室安静，避免刺激，协助病人翻身，使病人舒适。持续低流量氧气吸入；按医嘱使用脱水剂；应用抗生素，控制感染病灶。

（3）抽搐的护理：病人平卧，头偏向一侧或侧卧位，吸出口鼻腔分泌物，保持呼吸道通畅；床边备急救药品及器械；使用镇静剂，如安定、苯巴比妥针剂。专人守护，床边加护栏，确保病人安全。

4.术前准备

（1）术前行支持，对症治疗，改善全身情况，增强抗病能力。

（2）术前晚禁食12小时，禁饮4~6小时，备皮，防止受凉。

二、术后护理

1.一般护理

（1）术后病人平卧，观察意识、瞳孔及生命体征情况。

（2）保持引流管通畅，观察并记录引流液的性状及量，防止引流管扭曲、滑脱。

（3）待麻醉清醒后，无胃肠道并发症，即可进流质饮食，逐步过渡至普食。

（4）根据药敏试验选择敏感的抗生素，遵医嘱使用脱水剂和利尿剂。

2.并发症的观察与护理

（1）化脓性脑膜炎：表现为全身感染症状，如：畏冷、发热、全身不适，并有咳嗽、流涕、咽痛等上呼吸道感染症状，明显头痛伴呕吐、颈项强直、全身肌肉酸痛，应选用敏感抗生素及激素，同时注意营养，水电解质平衡，防止脑水肿发生。

（2）脓肿复发：进行引流护理时，要保持引流管固定与通畅，拔管不宜过早。

（3）偏瘫、失语、癫痫：指导病人正确服用抗癫痫药物及肢体、语言功能的锻炼。

三、出院指导

1.增加营养摄入。

2.养成良好卫生习惯，讲究个人卫生。

3.指导病人按时按量服用抗癫痫的药物，不多服，不漏服。

4.针对脑受压的相应症状，指导病人进行康复治疗。

第十六节　外伤性癫痫护理常规

外伤性癫痫是指继发于颅脑损伤后的癫痫性发作，可发生在伤后的任何时间，甚难预料，早者于伤后即刻出现，晚者在头伤痊愈后多年后才突然发作。

一、一般护理

1.注意休息，避免过度劳累。
2.饮食以高热量、高蛋白、高维生素为宜，忌辛辣刺激物。
3.病人行营养脑细胞治疗。

二、心理护理

1.协助病人建立积极的态度，诚恳地与病人讨论其可能面临的问题，鼓励其树立战胜疾病的信心，保持乐观的态度，配合医护人员的工作，争取早日康复后仍可上学、上班、维持正常人的生活。
2.倾听病人及其家属的心声，协助解决实际问题，为病人及其家属提供参与社交与休闲活动的机会。

三、癫痫的护理

1.平卧，头偏向一侧或侧卧，以利分泌物引流，防止吸入异物，保持呼吸道通畅，吸氧。
2.若发作前有先兆，则用手帕塞入牙齿间，以防咬伤舌头或面颊。
3.松脱衣领和紧身衣物。
4.以衬垫保护病人头部，以免撞上硬物受伤。
5.发作时勿用强力约束病人，以免肌肉强劲地收缩，束缚后会造成骨折。

四、癫痫持续状态的护理

1.平卧，头偏向一侧或侧卧，保持呼吸道通畅。
2.专人守护，防止发作时咬伤舌头或身体其他部位受伤。
3.生命体征及抽血化验，了解有无发热、水电解质失衡现象。
4.应用抗癫痫药物后，应密切观察病人的心率、呼吸、血压、尿量，以防心肺功能衰竭。
5.肝肾功能不全者应谨慎用药。

五、应用抗癫痫药物的护理

1.告知病人及其家属服用药物的作用、副作用及注意事项。
2.强调按时有规律服用药物的重要性，不可在无医嘱的情况下任意停药，遗漏或中断服药，否则易引发抽搐，这也是造成癫痫持续状态的原因。
3.与家属讨论用药不足或过量会引发癫痫发作中毒症状：头晕、步态不稳（似醉酒状）、眼球震颤、恶心、呕吐、嗜睡。
4.服用癫痫药物需与胃药间隔半小时，以免造成药物吸收不佳。感冒时仍需服用抗癫痫药，以免引起癫痫病的发作。

5.停药或更改剂量需由医生决定。

6.定期抽血检查，了解血中药物浓度及肝脏功能情况。

六、出院指导

1.告知病人及其家属生活应规律化，避免癫痫发作的诱因，如熬夜、疲劳过度、擅自停药或增药、生活太紧张、感冒与喝酒等。

2.教会病人家属在病人抽搐发作及癫痫持续状态下的紧急处理方法。

3.定期返院检查治疗。

第十七节 颅神经损伤护理常规

颅神经损伤多系颅底骨折所致，或因脑干损伤累及颅神经核，或继发于颅内高压、脑膜炎及血供障碍，偶因手术误伤而引起。

一、一般护理

1.观察意识、瞳孔及生命体征变化。

2.积极配合医生行颅脑损伤治疗。

3.注意倾听病人主诉，了解病人的心理感受，消除不适。

4.需手术者，做好术前、术后护理。

二、症状观察与护理

1.嗅神经损伤：病人可有部分嗅觉障碍，日后可有不同程度的好转，若双侧嗅觉完全丧失，持续2个月以上，则很难恢复。对敏感病人应解释嗅觉丧失的原因，向病人介绍经过一段时间的康复，嗅觉障碍可能慢慢缓解，以消除病人焦虑情绪。指导病人学会用舌辨别"味"。

2.视神经损伤：直接的原发性视神经损伤后病人会立即出现视力障碍，表现为失明视敏度下降，眼球完好无损，瞳孔直接光反射消失，间接光反射正常，说明动眼神经机能存在，单侧视神经受损，只有单眼视力障碍；双目失明，病情较重。护理时注意保持眼部清洁干燥，眼睑闭合不全者防止角膜溃疡，眼部加盖湿生理盐水纱布块或涂眼膏，满足病员的生活需求。

3.动眼神经损伤：动眼神经完全麻痹时，病人伤后即出现上睑下垂和瞳孔散大，光反射消失，若是不完全麻痹时，则上睑下垂和瞳孔散大程度较轻。但病人有复视，特别是向健侧凝视时更明显，应每日用生理盐水清洗眼部，保持眼部清洁干燥，行营养脑神经及扩张脑血管治疗。

4.滑车神经损伤：当病人向下凝视时出现复视，虚像较实相低，近距离注视时更显著，病人外出时应多陪伴病人，使其消除不安全感，在下楼时倾斜头部，纠正复视。

5.三叉神经损伤：病人伤后患侧颜面部麻木，眼支损伤后至前额部感觉障碍。

角膜反射消失或减退，或合并眼睑闭合不全。上颌支损伤出现颊部、上唇麻木及上颌牙齿感觉障碍，下颌支损伤出现下颌部皮肤和黏膜麻木，咀嚼无力，张口时下颌偏向患侧，后期可出现神经痛。护理时注意以下几点：

（1）加强心理护理，多与病人沟通以分散其注意力，消除不适。

（2）眼睑闭合不全者，注意保护角膜，避免强光刺激，涂眼膏，加盖湿生理盐水纱布块，保持局部清洁、干燥。

（3）做好基础护理，满足病人需求，饭后用温开水漱口，每日行口腔护理2次，防止食物残渣存留。

（4）行营养神经治疗和理疗。

6.外展神经损伤：眼球内斜，外展不能，向患侧凝视时出现复视。注意消除病人不适感，行营养神经治疗。

7.面神经损伤：面肌瘫痪，患侧表情丧失，眼睑闭合不全，口角偏向健侧，护理要点：

（1）向病员解释90%的损伤经过治疗后可以逐步恢复，以消除患者的悲观情绪。

（2）保护角膜。

（3）做好口腔护理，防止食物残渣在口腔存留。

（4）应用激素及适量脱水剂减轻局部水肿。

（5）应用神经营养性药物，配合电针、理疗。

8.听神经损伤：引起单侧或双侧耳聋，部分病人有耳鸣、眩晕及头晕、恶心呕吐等症状，应多与病人交谈，倾听病人诉说，消除其焦虑情绪。用激素及脱水剂减轻局部水肿，经久不愈的耳鸣及眩晕，可给予镇静剂抑制或减轻症状。

9.后组颅神经损伤：受损的机会相对较少，表现为吞咽困难，患侧咽反射消失或减退、舌后1/3味觉丧失、软腭运动障碍、声带麻痹而声嘶。病人出现垂肩、半侧舌肌萎缩，伸舌偏向患侧等。应该注意满足病人生活需求，吞咽困难者留置鼻胃管鼻饲。

三、心理护理

颅神经损伤后病人都遗留有不同程度的不适，护理时应注意态度和蔼、工作细致，多倾听、领会病人所要表达的内容，理解、同情、关心病人，详细解释存在症状的原因和治疗措施、恢复所需要的时间较长，鼓励其树立战胜疾病的信心，配合康复治疗。

四、出院指导

1.高蛋白、高热量、高维生素的饮食。

2.注意休息，指导服用营养神经药物及对症治疗。

3.指导继续行康复锻炼。

4.定期到医院复查。

第十八节　脑动脉瘤破裂护理常规

脑动脉瘤80%发生于大脑动脉环的前部及其邻近的动脉主干上，局部呈囊性膨出。动脉瘤破裂出血常致病人残废或死亡，幸存者仍可再次出血。

一、一般护理

1.病人绝对卧床休息，保持病室安静，避免情绪激动，减少不良刺激。

2.口服果导片、番泻叶等导泻剂，预防便秘。

3.按医嘱行止血、降低颅内压治疗。

4.病人无症状或中至重度头痛、颈项强直，除颅神经麻痹外无其他神经功能缺失，尽快行手术治疗，做好术前准备。

5.做好脑血管造影术前后护理。

二、病情观察

1.观察生命体征变化：监测意识、瞳孔及生命体征变化。

2.控制血压：可预防和减少动脉瘤再次出血。通常降低血压在原有水平的10%~20%，高血压病人则降低收缩压在原有水平的30%~35%，同时严密观察，若有脑灌注不足引起的头晕、意识障碍加重等缺血症状，应适当回升血压。

3.出血性症状：病人突然出现头痛、呕吐、意识障碍、癫痫样发作，脑膜刺激症等蛛网膜下腔出血症状，继而出现偏瘫、失语等，在1周内达高峰。应用尼莫地平、脑脊液引流等预防及治疗脑动脉痉挛。创伤性动脉瘤出血，多位于颈内动脉的海绵窦段，由该部颅底骨折而引起，临床表现为阵发性鼻腔大量出血，病人陷入休克后，出血停止。

4.局灶性症状

（1）眼部症状：眼睑下垂，眶周疼痛等动眼神经麻痹症状，见于后交通动脉瘤。

（2）偏头痛：颅内杂音经压迫同侧颈总动脉可稍缓解。眼球突出者常伴有球结腔的充血与水肿，见于海绵窦部位的颈内动脉瘤。动脉瘤压迫或堵塞海绵窦引起同侧眼静脉回流障碍。

（3）三叉神经痛或三叉神经的部分麻痹：患侧面部阵发性刺痛及其相应区域内的面部浅感觉减退，同侧角膜反射减退或消失。咀嚼肌无力，张口时下颌向患侧等。

（4）压迫症状：动脉瘤压迫视觉通路，产生与垂体瘤相似的视野缺损，可产生单眼的鼻侧偏盲和双眼的同向性偏盲及病变对侧的同向性偏盲。

（5）下丘脑症状：尿崩症、体温调节障碍等下丘脑症状。

（6）抽搐：表现为突发意识丧失、血压过低、肌痉挛等。

三、术前护理

1.密切观察意识、瞳孔及生命体征的变化。

2.向病人及其家属讲解消除出血诱因的重要性，避免运动、情绪激动、用力排便、咳嗽等。

3.按医嘱行止血、脱水、脑动脉痉挛扩张治疗，改善病人一般情况。

4.术前备头皮、备血。

5.颅动脉瘤位于 wilis 动脉环前部的病人，于术前进行颈动脉压迫试验和训练，以建立侧支循环。用手指按压患侧颈动脉，直到同侧颞动脉搏动消失，开始压迫 5 分钟，以后逐渐增长压迫时间，直至 20~30 分钟病人仍能耐受而不出现头昏、眼黑、对侧肢体无力、发麻等表现为止。

四、术后护理

1.严密观察意识、瞳孔及生命体征情况。

2.协助病人翻身、以使病人舒适。

3.消除再出血诱因。

4.待病情稳定后进清淡、易消化饮食。

5.行营养脑细胞治疗，康复期促进脑功能恢复。

五、出院指导

1.注意休息，避免情绪激动、剧烈运动、用力排便、寒冷刺激等。

2.定期复查。

第十九节　脑血管造影术护理常规

一、术前护理

1.术前禁食 12 小时、禁水 4~6 小时。

2.穿刺区皮肤准备。

3.术前半小时用镇静剂。

二、术后护理

1.病人平卧，穿刺肢体略外展，伸直制动 48 小时，绝对卧床休息。

2.观察穿刺点有无渗血、皮下血肿，行有效沙袋压迫止血。

3.注意穿刺肢体末端动脉搏动情况。

4.严密观察意识、瞳孔情况，注意有无头痛、偏瘫、失语等症状。

5.按医嘱及时用尼莫地平等药物缓解脑血管痉挛。

6.饮食以清淡、易消化的半流质为主，病情稳定后逐步过渡至普食。

第二十节　脑疝护理常规

脑疝是由于颅内压增高，尤其是颅内占位性病变使脑组织移位，脑疝进入小脑幕切迹或枕骨大孔，压迫周围脑组织和颅神经。如抢救不及时可导致病人死亡。护理上应密切观察脑疝症状，做到早期发现，积极配合抢救。

一、急救护理

1.快速静脉输入脱水利尿剂。

2.平卧，头偏向一侧，保持呼吸道通畅，吸净口鼻腔分泌物，必要时行气管插管。

3.氧气吸入。

4.准备气管插管及呼吸机，必要时在人工辅助呼吸下进行抢救。

5.备皮、备血，做好术前准备工作。

二、病情观察

1.小脑切迹疝：病人剧烈头痛、反复呕吐、躁动、血压增高、脉搏缓慢洪大、呼吸深慢，进行性意识障碍，或原有意识障碍加重，同侧瞳孔散大，光反射消失；对侧肢体偏瘫。

2.枕骨大孔疝：病情改变快，头痛剧烈，尤为枕后、前额为重；频繁呕吐、颈项强直或强迫头位。病人可有血压骤升，脉搏迟缓有力，呼吸由深慢至快，随后呼吸不规则至停止，病人意识障碍表现较晚，个别病人甚至呼吸骤停前数分钟仍呼之能应。

三、健康教育

1.让病人及其家属了解脑疝发生的常见原因及严重后果，引起他们对该病的足够重视，一旦发生病情变化能够得到家人的理解。

2.避免诱发因素。

第二十一节　颅骨修补术护理常规

一、术前护理

1.了解病人选择颅骨修补术的目的、希望解决的问题、对手术的承受能力，做好心理护理的准备。

2.皮肤准备：术前剪短头发，每日洗头 1 次。术前 2 小时剃净头发，用肥皂水及清水洗头后，戴干净帽子。

3.术前常规准备：禁食、禁饮等。

二、术后护理

1.体位：术后根据修补部位，采取相应的卧位，避免向患处卧位。

2.观察病情变化：观察意识、瞳孔的变化，若有脑压迫症状，提示有颅内血肿，硬脑膜外血肿或术后植片下积液的可能，及时与医生联系，采取相应措施。

3.饮食：术后 6 小时麻醉清醒后，可给予清淡流质、半流质及软食，禁食坚硬食物，以免加重伤口疼痛和植片移位。

4.观察伤口的情况：保持伤口敷料清洁干燥，观察体温的变化，准确及时应用抗生素，以防伤口感染。

三、出院指导

1.注意头部安全防护，避免再次受伤。

2.修补处皮肤若有红、肿、局部突起、破溃等异常表现，及时就诊。

第二十二节　脑积水护理常规

一、术前护理

1.心理护理：加强与病人及其家属的沟通，协助解决实际问题，帮助病人及其家属正视现实，鼓励其树立战胜疾病的信心。

2.饮食与休息：高热量、高蛋白、高维生素，易消化的流质或软食。颅内高压型脑积水病人应禁食，卧床休息，注意保暖，避免受凉、感冒、腹泻。

3.预防扭伤：脑积水因头颅明显增大，应注意头部的良好支持，防止颈部扭伤。

4.术前备皮：头颈部常规备皮，行脑室~腹腔分流术者加备胸、腹部皮肤，脑室~心房分流术者加备胸部皮肤。

5.术前检查：积极完善术前相关检查，如：心电图、胸透、肝功能检查等。

6.术前常规准备：术前禁食 12 小时，禁水 4~6 小时，留置导尿。

二、术后护理

1.严密观察意识瞳孔的变化。

2.密切观察病人是否有颅内压增高表现，脑膜刺激症状及切口感染的症状出现。

3.每 2 小时更换体位 1 次，避免头部剧烈活动，敷料污染、脱落后及时更换。

4.术后每 8 小时按压分流泵 1 次，防止分流管堵塞。

5.遵医嘱保证水电解质及抗生素的及时输入。

6.加强基础护理，如口腔护理、皮肤护理、饮食护理等。

三、并发症观察及护理

1.分流管堵塞

（1）临床表现：①婴儿：前囟扩大，张力增高，头围增大，皮肤切口脑脊液漏，易激怒，四肢张力增高，上视受限。②儿童、成人：颅内压增高的临床症状，同时伴皮下隧道积液。

（2）护理：一旦发现分流管堵塞后可以通过按压或经头皮穿刺分流泵来判断分流管堵塞部位。按下分流泵时无阻力，说明分流系统远端通畅。松开时泵复位好说明脑室端通畅。轻度堵塞时可通过反复按压或穿刺后生理盐水冲洗解决问题。严重者再次手术。

2.消化道症状

（1）临床表现：常见于脑室—腹腔分流术后早期病人，腹胀、腹痛、恶心、呕吐、食欲下降，主要是脑脊液对腹膜的刺激所致，一般在1周左右消失。

（2）护理：术后密切观察病人腹部情况。

3.局部切口感染

（1）多见于婴幼儿，切口红、肿、压痛。

（2）护理：避免长时间压迫手术部位，发现敷料污染、脱落后及时消毒更换，切口红、肿、压痛时及时报告医生。

4.分流装置障碍

（1）原因：病人不合作，头部向两侧扭转剧烈时，对分流管易产生牵拉作用，造成泵断裂或自接头处脱落；也有因脑脊液中蛋白过高堵塞阀门以及装置本身质量问题。

（2）护理：加强基础护理和生活护理，防止病人躁动，必要时使用镇静剂。

四、出院指导

1.教会病人正确按压分流泵的方法，出现头痛、恶心、呕吐症状，按压分流泵无效时应及时就诊。

2.高营养、高蛋白、高维生素饮食。

3.避免头部外伤。

第二十三节　脊柱裂护理常规

一、术前护理

1.做好病人家属的心理护理，明确指出孩子有先天性缺陷，并非家人的责任，不必自责，鼓励他们正视现实，并提供一些正确的使他们能够理解的资料，以取得家属的理解及配合。

2.术前3天起，每日用清水清洗皮肤，防止大小便污染手术区域，局部有异常毛发者应剃净。

3.对脊膜膨出已破裂、有脑脊液漏者，皮肤消毒后用无菌敷料保护。

4.术前 1 天晚禁食、禁水，交叉配血，注意保暖，预防呼吸道感染。

二、术后护理

1.取俯卧位、侧卧位或头低臀高位 1 周。

2.观察病人的呼吸，如呼吸频率、节律及口唇、指、趾甲床的颜色，保持呼吸道通畅，防止发生呼吸困难及窒息。

3.伤口处用砂袋加压，减少发生脑脊液漏的机会。

4.保持伤口敷料的清洁干燥，污染后随时更换。

5.及时、准确应用抗生素，防止发生感染。

6.观察病人意识、瞳孔的变化。若出现哭闹不止、恶心、呕吐或瞳孔大小不等症状，提示有颅内压增高和急性脑积水发生的可能，协助医生及时处理。

7.对脊髓脊膜膨出切除术后的病人，观察其肢体的感觉、运动及膀胱、直肠功能的情况。

三、出院指导

指导病人家属训练病人养成定时排便的习惯；定期复诊。

第二十四节　颈动脉海绵窦瘘护理常规

本病是颈动脉海绵窦段或其分支的破裂所形成的动静脉瘘。临床上有眼球突出搏动，颅内杂音。本病又称搏动性突眼。分损伤性与自发性两大类，前者占绝大多数（80%以上），后者则不到 20%。

一、术前护理

1.心理准备：讲解手术治疗的知识及术前、术后注意事项，消除病人疑虑，取得病人及其家人的配合。对伴有眼球运动受限，特别是外展神经和动眼神经受累引起复视者，给予生活上的关心与帮助。

2.眼部护理：有球结膜水肿、充血及眼睑不能闭合者，加盖湿生理盐水纱块或涂眼膏。

3.其他准备：碘过敏试验、禁食水、备皮。

二、术后护理

1.卧位：绝对卧床休息 2~3 天，避免剧烈活动。取平卧位，穿刺点用砂袋压迫止血，防止皮下血肿。

2.严密观察生命体征及意识瞳孔的变化，尤其是病人意识状态、语言功能、肢体运动，有过渡灌注综合征发生，如颅内压增高的表现，协助医生及时处理。

3.观察穿刺侧下肢足背动脉搏动情况，如有异常及时通知医生。

4.术后 1 周内避免用力及剧烈活动，避免咳嗽，防止栓塞物移位。

5.术后为了防止脑血管痉挛，遵医嘱使用脑血管扩张剂，如尼莫地平等，严格控制滴速。

6.应用抗生素及脱水剂。

7.眼部护理同术前护理。

三、出院指导

1.避免剧烈活动及重体力劳动，注意保暖，防止复发。

2.定期复诊。

第二十五节　后颅肿瘤摘除术护理常规

一、术前护理

1.按神经外科手术一般护理常规。

2.皮肤准备：备皮范围除了全部头发外还需包括后颅部至肩部皮肤，备皮方法按神经外科手术一般护理常规。

二、术后护理

1.按神经外科护理常规。

2.卧位手术病人根据手术时的卧位；坐位手术病人回病室后给半卧位；侧卧位手术病人回病室仍给侧卧位，麻醉未醒前可向健侧侧卧。

3.手术当天禁食，第2天按医嘱给饮食。

4.病情观察：观察意识、瞳孔、脉搏每小时1次，连续6次，然后每2小时1次，连续12次。血压每小时测量1次，连续6次。注意血压、呼吸的改变，病情稳定后停止观察。

5.保持呼吸道通畅需准备好吸痰用具，以备急用。

6.搬动病人时双手应托住颈部，保持水平位置。

7.术后绝对卧床休息。

8.注意切口渗液情况，拔除引流条后观察有无脑脊液漏。

9.尿潴留病人要及时导尿，不可用力挤压充盈的膀胱，以免引起颅压增高。

三、出院指导

1.鼓励病人对疾病要有充分的认识，积极配合术后治疗和护理，尽快达到恢复身心健康的目的。

2.术后仍有眼睑闭合不全者按时滴眼药水或涂金霉素眼膏，加用眼罩或纱布覆盖；有行走不稳、吞咽困难等症状的病人，需按时门诊随访，定时服药，加强功能锻炼。

3.户外活动须有人陪护，防止发生意外，并注意保暖，以防感冒而引起并发症。

4.手术不能全部切除肿瘤的病人，一般在术后1个月内需进行放疗，期间定时查血象，注意营养与休息。

5.定期门诊随访，每年 CT 复查 1 次。

第二十六节　经蝶垂体瘤切除术护理常规

一、术前护理

1.按神经外科手术一般护理常规。

2.皮肤准备，不需剃头，剪清双侧鼻毛。必要时准备右大腿外侧皮肤。

3.脑垂体或鞍区病变者，需做垂体功能测定。

二、术后护理

1.按神经外科护理常规。

2.手术当日禁食，记录 24 小时尿量 1~3 天。

3.注意双鼻孔内渗液情况。

4.术后 24 小时后可进流质饮食，并用复方硼砂溶液漱口，每日 4 次，连续 7 天，上齿龈切口用 0.1%苯扎溴胺酊消毒，每日 4 次，连续 7 天。

5.24 小时后去除唇部压迫绷带，鼻腔内指套纱条 48 小时后拔除。随时观察鼻孔内有无清水样液体流出，同时用呋喃西林麻黄素液滴鼻，每日 4 次，连续 14 天，鼻腔干燥者可用消毒石蜡油滴鼻，一日数次。

6.避免术后剧烈咳嗽和用力擤鼻涕，以防脑脊液鼻漏。

7.术后绝对卧床 1 周。

8.术后第 10 天复查垂体功能，检查内容同术前。

三、出院指导

1.心理安慰：垂体瘤属脑内良性肿瘤，手术效果好，痊愈后可参加正常工作。

2.加强营养，多食新鲜的、高蛋白质的食物，增强体质，使病后机体早日康复。

3.放疗时间一般在术后 1 个月左右，放疗期间少去公共场所，注意营养，定期测血象。

4.按医嘱服药，1 年 CT 复查 1 次。

第二十七节　大脑半球肿瘤切除术护理常规

一、术前护理

1.新病人入院按医嘱做常规检查、肝肾功能、血尿常规、出、凝血时间、配血、备血，做普鲁卡因、青霉素试验。

2.有癫痫病史病人禁用口表测温。

3.有颅内压增高者切忌灌肠，3天无大便者可用轻泻药，如酚酞、番泻叶、开塞露等。

4.有精神症状者为预防意外需家属陪伴，各班做好交接班工作。

5.病人不能单独外出，如要做特殊检查（如CT、脑电图、超声波及各种造影），可由医院工作人员或其家属陪同前往。

6.皮肤准备：术前1天剃头，手术日晨用1:1000苯扎溴胺纱布消毒头皮，戴上手术帽，并仔细检查手术野有无感染及破损处。

7.女性病人行经期停止手术，有发热或腹泻者通知医生另做决定。

8.手术前夜注意病人情绪，给予心理安慰。如病情许可，给予适量的镇静药或安眠药，让病人安静入睡，便秘者可用开塞露通便。

9.手术前12小时禁食（针麻、局麻除外），哺乳婴儿术前4小时禁食。准备好带进手术室的药物与血单等。

10.术前日晨按医嘱给药。

二、术后护理

1.按一般外科护理常规及麻醉后护理常规。

2.卧位全麻病人在麻醉未醒之前取平卧位，头转向健侧。麻醉清醒后血压平稳者头部可抬高30°左右。

3.手术日禁食，第2天可进流质或半流质食物或遵医嘱。

4.病情观察：观察意识、瞳孔、脉搏，每小时1次，连续6次，然后每2小时1次，连续12次。血压每小时测量1次，连续6次，然后每2小时1次，连续3次。病情平稳3天后停止观察，如病情需要，可根据医嘱继续观察。

5.注意切口引流液情况，如有异常与值班医师联系。经常保持敷料干燥，拔出引流管后须注意有无脑脊液漏，如发现有脑脊液漏要及时通知医师。

6.术后当日不用镇静剂或安眠药。

7.手术后6~8小时仍不能排尿者，可给予导尿。

8.如在观察过程中发现有异常（如瞳孔大小、意识改变、肢体瘫痪、血压不稳），应及时与医师联系。

三、出院指导

1.树立恢复期的信心，对疾病要有正确的认识。避免因精神因素而引起疾病的变化。

2.加强全身支持疗法。多进食高蛋白食物，保证良好的营养。

3.按时服药，切忌自行停药。定时门诊随访，了解病情的转归。

4.术后需放射治疗的病人，一般在出院后2周或1个月进行。放疗期间定时测血象，放疗治疗中出现全身不适、纳差等症状，停药后可自行缓解。

5.如去颅骨骨瓣病人，术后要注意局部保护，外出要戴帽，尽量少去公共场所，以防发生意外。出院后半年可来医院做骨瓣修补术。

6.为防肿瘤复发，一般每年须做CT检查，以便了解病情变化。

第二十八节 脊髓肿瘤（髓内、外）切除术护理常规

一、术前护理

1.按神经外科一般护理常规。

2.皮肤准备范围以病变为中心上下 5 个椎体的皮肤。

3.手术前夜给开塞露通便。术前 12 小时开始禁食、禁水。哺乳婴儿术前 4 小时禁食。

4.对术前有保留导尿者，夜班护士应用乙醇棉球消毒导尿管，管口包以消毒纱布用夹子夹紧即可，通知手术室护士重新安置无菌集尿袋。

二、术后护理

1.搬动病人时要保持脊髓水平位，尤其是高颈位手术，更应注意颈部不能过伸过屈，以免加重脊髓损伤。

2.根据手术定卧位，高颈位手术取半卧位，脊髓手术取侧卧位，脊髓修补取俯卧位。术后 2 小时翻身 3 次，翻身时注意保持头与身体的水平位。宜睡木板床。

3.麻醉清醒后可进流质或半流质食物，如有呕吐暂不进食。

4.观察血压每小时测量 1 次，连续 3 次，肢体活动每 2 小时 1 次，连续 12 次。

（1）高颈位手术：麻醉清醒后观察四肢肌力活动，注意呼吸情况，术后可能会出现颈交感神经节损伤症（霍纳综合征：患侧瞳孔缩小，眼睑下垂，眼球凹陷），一般不需处理。

（2）胸椎手术：上肢不受影响。术后观察下肢肌力活动，术后常会出现腹胀、排泄困难，可肌肉注射新斯的明 0.5mg 或肛管排气。

（3）马尾部手术：观察下肢肌力活动度情况及肛周皮肤感觉有否便意，在观察过程中如发现感觉障碍平面上升或四肢活动度有减退，应考虑脊髓出血或水肿，要立即通知医师采取紧急措施。

5.截瘫病人按截瘫护理。

6.术后 6~8 小时不能排尿者给予留置导尿，3 天后须继续保留时应定时做膀胱冲洗，按留置导尿护理常规。术后禁用热水袋。

三、出院指导

1.指导病人肢体功能锻炼，做到自动运动与被动运动相结合。用正常肢体带动瘫痪肢体进行被动运动，促进肢体功能恢复，并教会病人自我护理的方法。

2.加强营养，以高蛋白、高维生素、高热量的饮食为宜。多食水果、蔬菜，以增加肠蠕动。

3.按时服药，定期门诊复诊。

（叶春春 韩玲 张琨 龙电玲 时均梅 陈艳 赵媛）

第二十四章　妇科疾病护理常规

第一节　妇科一般护理

一、病人入院后，根据病情合理安排床位，以便观察及护理，并通知主管医生。

二、做好病人心理护理及健康教育，新病人入院时要热情接待，详细介绍病房环境、作息时间、探视制度等。

三、新入院病人测量身高、体重、体温、脉搏、呼吸、血压。一般病人测量体温、脉搏、呼吸每日 1 次；入院后 3 天内及术后每日测量体温 4 次；如体温超过 37.5℃者每日测量 4 次；39℃以上者，每 4 小时测量 1 次。

四、根据病情取适当体位，急性盆腔炎及手术后 24 小时内取半坐卧位，有利于盆腔引流，炎性局限化。

五、一般病人可进普食，急诊入院病人应先禁食，然后根据医嘱进食，手术病人按术后常规饮食。

六、病人如有阴道出血，根据医嘱保留会阴垫，注意观察出血量及排出物性质，必要时保留排出物，以供医生检查或送病检。

七、保持外阴部清洁，对手术后留置尿管的病人每日会阴擦洗 1~2 次。

八、心理护理与健康教育：注意与病人及其家属的沟通工作，及时解释和说明病情，缓解病人及其家属的紧张和焦虑情绪，使其以愉快的心态配合治疗和护理。向病人及其家属说明疾病相关知识、治疗护理要点及注意事项，并做好住院指导。

第二节　妇科急腹症手术护理常规

急腹症包括宫外孕、卵巢囊肿蒂扭转、黄体破裂、卵巢巧克力囊肿破裂等疾病。

一、失血性休克病人应平卧，注意保暖，减轻脑缺血，立即给氧，建立静脉通道，准备输血、输液等抢救措施。

二、严密观察血压、脉搏的变化，根据医嘱测量并做好记录。

三、严密观察面色、神志、腹痛及阴道出血等情况（腹痛时禁用止痛剂）并详细记录。

四、配合做好术前各项化验检查。

五、按妇科腹部手术前准备，备皮时操作应准确、轻柔，不可用力按压下腹部，禁止灌肠。

六、手术后护理同腹部手术护理。

七、心理护理及健康教育：注意与病人及其家属的沟通工作，及时解释和说明病情，缓解病人及其家属的紧张和焦虑情绪，使其以愉快的心态配合治疗和护理。向病人及其家属说明疾病相关知识、治疗护理要点及相关注意事项，并做好住院指导。

第三节　妇科腹腔镜术护理常规

一、术前护理

1.心理护理：向病人讲述此手术方式的优点及医师选用此手术方式的可靠性，以此消除病人心中顾虑，取得合作，主动接受手术治疗。

2.饮食及肠道准备：术前1日禁甜食及易产气食物，晚餐进易消化食物，晚8点以后禁食禁水，并行清洁灌肠。急腹症者或宫外孕者不行灌肠。

3.皮肤准备：按传统剖腹手术的范围备皮，术前备皮时要重点清洁脐窝，先用少许石蜡油、松节油或温水浸泡脐孔污垢，待其软化后再用干棉签拭净。

4.配合做好必要的术前准备

（1）一般常规检查：血、尿、大便常规、凝血功能、心电图、胸透。

（2）特殊检查：根据病人的情况及手术要求做相关检查。

5.健康教育：术前指导病人深呼吸，学会有效咳嗽，向病人讲述咳痰的重要性以及咳嗽时如何保护伤口。

二、术后护理

1.全麻术后常规护理：去枕平卧6小时，头偏向一侧，暂禁食禁水。

2.根据医嘱，密切监测生命体征，保持呼吸道通畅。

3.饮食：一般术后待肛门排气即可逐渐进食流质、半流质、普食；术后8小时如有饥饿感，又无腹胀即可进流质；若病人无饥饿感、腹胀，在术后24小时内应鼓励病人开始进流质饮食。

4.保持各种管道通畅：置腹腔引流管者，注意观察引流液的颜色、量及性质。导尿管于术后24小时拔除。

5.切口护理：病人切口以创可贴呈十字交叉拉紧创缘粘贴，术后一般不需更换。若渗血较多者应及时请医生处理，并更换创可贴。

6.肩背部疼痛：一般在术后1~2天出现，与二氧化碳刺激膈肌有关，多能自行缓解。护士应向病人解释原因，鼓励病人多翻身，取舒适体位，并尽早下床活动。

第四节　妇科腹部手术护理常规

一、术前护理

1.心理护理：了解病人的诊断和手术方案，以及麻醉方式。做好病人的心理护理，说明手术前后的注意事项，尽量解除其顾虑及恐惧心理。

2.病人个人卫生：术前 1 日病人应沐浴、更衣、洗发、修剪指（趾）甲等。

3.观察病人体温：术前 1 日晚及手术日晨测体温、脉搏、如有发热或月经来潮等情况应及时报告医生。

4.输血准备：根据医嘱做好手术输血准备，术前 1 日晨取标本送血库备血。

5.皮肤准备：术前 1 日进行皮肤准备，先将脐孔积垢用活力碘棉签擦洗干净，再用肥皂水擦洗皮肤（腹部上至剑突下缘，下至两大腿上 1/3，两侧到腋中线，包括外阴部），自上而下，自内向外剃净汗毛，注意勿刮破皮肤，最后用温水洗净擦干。

6.阴道准备：术前 3 日行 0.1%的活力碘水剂阴道冲洗，每日 2 次。未婚者及阴道出血者不行阴道冲洗。

7.肠道准备：术前 1 日进易消化饮食，晚餐宜减量，术前 8 小时禁食、禁水，在当晚用肥皂水灌肠，妇科急腹症及合并妊娠手术免做肠道准备。

8.麻醉前准备：去手术室前 30 分钟留置导尿管，并接好引流袋。术前 30 分钟肌肉注射术前针。

9.交接手续：手术室接病人时，病房护士应核对床号、姓名，将病历所需物品交手术室护士，协助病人更衣，取下活动假牙、发卡、首饰，将贵重物品交家属或护士长保管。

二、术后护理

1.病人体位：病人取平卧位，头偏向一侧，12~24 小时后根据病情可取半卧位。

2.了解病情：如手术范围、术中出血、血压变化、麻醉用药及术后注意事项等，并根据轻重缓急执行医嘱。

3.一般情况的观察：严密观察脉搏、呼吸、血压的变化，每 30 分钟至 1 小时测量 1 次，至脉搏、呼吸、血压平稳为止；观察体温的变化，每日测量体温 4 次至体温恢复正常后 3 天止；观察伤口及阴道有无出血，准确记录出入水量，观察各种引流量等情况。

4.放置沙袋：腹部巨大肿瘤摘除术等手术，应根据医嘱须在腹部放置沙袋 6~8 小时。

5.镇痛：腹部伤口疼痛时，每 6 小时可注射镇痛剂 1 次，如杜冷丁等，一般注射 1~2 次。

6.外阴清洁：病人手术后根据医嘱外阴擦洗每日 2 次，至能下床活动为止，一般擦洗 2~5 天。

7.饮食：遵医嘱给予饮食，一般术后第五天可进普食。

8.腹胀：鼓励病人尽早下床活动，增加肠蠕动，根据病人腹胀情况酌情处理。

三、做好健康教育

注意与病人及其家属的沟通工作，及时解释和说明病情，缓解病人及其家属的紧张和焦虑情绪，使其以愉快的心态配合治疗和护理。向病人及其家属说明疾病相关知识、治疗护理要点及相关注意事项，并做好住院指导。

第五节　妇科阴式手术护理常规

阴道全子宫切除术、阴道全子宫及附件切除术、阴道前后壁修补术、阴道成形术、宫颈手术。

一、术前护理

除以下四点外，其他均同腹部手术前护理。

1.皮肤准备：其范围上至耻骨联合上 10 厘米，下至会阴及肛门周围，两侧至大腿内侧 1/3。

2.阴道准备：子宫及阴道手术前 3 日需每日冲洗阴道 2 次，必要时每日坐浴 1~2 次（有阴道出血者例外），术前 1 日晚冲洗阴道后不涂龙胆紫。

3.肠道准备：遵医嘱，如会阴部重度裂伤或直肠道修补术，术前 3 日进少渣半流质饮食，并用肠道抗生素，如庆大霉素、灭滴灵等口服，手术前 1 日口服清肠合剂，晚上行清洁灌肠。

4.膀胱准备：去手术室前排尿，一般不放置导尿管，将导尿包带至手术室，待手术结束时放置导尿管。

二、术后护理

除以下几点外，其他同腹部手术。

1.术后注意观察阴道出血情况，若出血量相当于月经量应及时通知医生。

2.子宫切除术后，根据医嘱留置导尿管 2~5 天。

3.一般术后可进半流质饮食，根据病情改为普食，外阴阴道较大手术或直肠修补术后，进少渣饮食以控制大便，自手术后第 5 天开始服用缓泻剂，使粪便软化易排出。

4.保持会阴部清洁，有伤口者，每日会阴部擦洗 2 次，大便后清洁会阴部。

三、心理护理和健康教育

注意做好与病人及其家属的沟通工作，及时解释和说明病情，通过多种形式及时了解病人的心理活动及需求并予以满足，以取得病人对治疗和护理的配合。帮助病人树立起战胜疾病的信心。术后交代注意事项，做好出院指导，告诉病人用药的具体方法、复诊的时间、饮食、休息及有关注意事项，以利康复。

第六节　妇科肿瘤病人化疗护理

一、一般护理

1.做好病人的心理护理，使病人解除顾虑，树立战胜疾病的信心。

2.在使用化学药物之前，准确测量体重（即晨起、空腹、排空大便、穿贴身衣裤、不穿鞋）。

3.将所需药物剂量全部输入病人体内（包括先排气后加药，输液管内液体必到莫菲氏滴管以下方可拔针，避免输液途中将药液溢出管外）。

4.按照药物作用时间，将药物匀速输入体内，随时调节滴数，不可过快或过慢，以免加重药物副作用及影响疗效。

5.注意病人血象变化，白细胞<4000/mm，血小板<5000/mm 时，应提醒医生酌情处理或暂停化疗。

6.密切观察胃肠道反应，如 24 小时内腹泻次数大于 2~3 次，呕吐频繁者，应及时报告医生，以采取相应措施。

7.已有口腔溃疡的病人，应做好口腔护理，并警惕其他黏膜部位溃疡的发生，如咽喉、食管、肛门周围等。

8.为保护静脉，应熟练掌握静脉穿刺技术，提高静脉穿刺的一次性成功率，严防药液漏入皮下组织，引起皮肤溃烂，组织坏死，给病人增加不必要的痛苦。

二、肠道反应的护理

1.做好化疗前病人的精神准备，多做解释，鼓励病人树立与疾病作斗争的信心。

2.密切注意病人胃肠道反应，如呕吐严重，腹泻次数大于 2~3 次，应及时报告医生。

3.恶心、呕吐严重者应适当给予镇静止吐剂或补充液体电解质等。

4.观察大便的性状，根据情况及时留取大便标本，如肉眼发现有海水样便，无须等待化验室检查结果，可初步诊断为伪膜性肠炎，并可按其处理。已有伪膜性肠炎发生时，注意病人血压的变化，防止病人由于腹泻引起过度失水，造成电解质紊乱、虚脱，应及时补充电解质及液体。

5.注意病人饮食卫生，避免由于食物不洁引起的肠炎与药物引起的胃肠道反应混淆。

6.仔细观察口腔黏膜变化，及时做好口腔护理。

三、造血功能障碍护理

1.在血象降至最低时要实行保护性隔离（有条件的病房，可采取单间）。

2.每日定时通风、紫外线照射，抹布单独使用，定期对室内的空气进行培养，限制家属陪伴。

3.血小板下降严重者，应卧床休息，防止因头晕而发生摔伤和其他意外。注意病人体温变化，警惕败血症的发生，如体温在39℃以上，应及时取血做细菌培养。

4.注意观察有无出血倾向表现。

5.适当使用止血药，必要时少量多次输入新鲜血液。

6.加强营养，鼓励病人少食多餐。

四、口腔溃疡的护理

1.首先了解病人使用的是哪一类化疗药，熟知各类化疗药的口腔溃疡、发生部位、如5-氟尿嘧啶引起的溃疡主要发现在下唇及舌尖部，通常极为表浅；更生霉素引起的溃疡在唇边和舌根；而甲氨喋呤引起的溃疡主要是在口唇及口腔黏膜，通常比其他化学药物引起的溃疡更为严重。

2.根据口腔溃疡的部位及溃烂程度决定口腔护理的次数，通常以保持口腔卫生清洁为主，辅以口腔溃疡散，促进溃疡愈合。

3.对于口腔黏膜溃烂的表层不可过于擦洗，以免引起正常黏膜的损伤，对于血小板下降的病人更要注意，切忌因擦洗过度而引起溃疡导致出血不止，但也不可涂于表面，使细菌在口腔内繁殖，引起感染。

4.口腔溃疡严重者，应密切注意血象、体温的变化，观察有无出血倾向及败血症的发生。

5.鼓励病人进食，以促进咽部运动，保持口腔清洁，减少细菌繁殖的机会。

6.密切观察口腔溃疡的情况，一般在停药后7日左右愈合。

五、心理护理和健康教育：注意做好与病人及其家属的沟通工作，及时解释和说明病情，通过多种形式及时了解病人的心理活动及需求并予以满足，以取得病人对治疗和护理的配合。帮助病人树立战胜疾病的信心。交代注意事项，做好出院指导，告诉病人用药的具体方法、复诊的时间、饮食、休息及有关注意事项，以利康复。

（张琨 曹翠君 孙宁 赵媛）

第二十五章　产科疾病护理常规

第一节　待产妇护理常规

一、按孕妇病情给予饮食与护理。

二、详细了解孕妇一般情况及产科检查情况，如有特殊情况，应重点交班。

三、一般待产妇每班听取胎心音 1 次，每天测血压 1 次，若发现异常情况，及时通知值班医生处理。

四、每天测量 T、P、R 一次，体温在 37.5℃以上者，每四小时测 T、P、R 一次，直到体温稳定 3 天后改为每日 1 次。

五、孕妇无特殊情况可自由活动。

六、定期作产妇的健康宣传教育（如乳房的清洁，分娩的知识，产后卫生等）。

七、随时注意孕妇产兆，有正规宫缩及时送待产室待产。

八、孕妇合并有传染病者，应进行隔离。

九、凡属异常待产妇，按异常待产妇进行护理。

第二节　正常产妇产后护理常规

一、准备床铺，铺好一次性中单。

二、产妇回病房后，值班护士应详细了解分娩过程，有无医嘱，并按压宫底，观察子宫收缩情况、阴道流血情况，发现异常及时通知住院医生，做好回病室的各项登记手续。

三、按照病情给予饮食及护理。

四、测 T、P、R 每天一次，体温超过 37.5℃以上者，每四小时测一次，并通知主管医生检查。

五、正常产妇产后 4 小时内，应让其解小便，若不能小便，可用下列方法

1.可用温开水冲洗会阴部或扶起坐起排尿。

2.轻压膀胱。

3.以上方法无效可行导尿术。

六、产后鼓励产妇多饮开水，防止便秘。若两天未排大便者，可给缓泻剂，或给开塞露，以上方法无效者可用10%肥皂水灌肠，会阴三度裂伤者，用 1、2、3 溶

液灌肠。

七、鼓励产妇早期下床活动。

八、凡死胎、死产之产妇，产后 8 小时应给予回奶（特殊情况者例外）。

九、注意观察宫缩复旧及恶露情况。

十、会阴部有缝线者，每日用活力碘擦洗外阴部 2 次，到拆线为止，若发现伤口感染应及时通知主管医生。

十一、心理护理和健康教育：注意做好与病人及其家属的沟通工作，及时解释和说明病情，通过多种形式及时了解病人的心理活动及需求并予以满足，以取得病人对治疗和护理的配合。帮助病人树立战胜疾病的信心。交代注意事项，做好出院指导，告诉病人复诊的时间、饮食、休息及有关注意事项，育儿常识等。

第三节　剖宫产术前后护理常规

一、手术前的准备

1.向产妇及其家属交代病情并安慰产妇，消除精神紧张。

2.指导孕妇及其家人准备好用物。

3.准备腹部及外阴皮肤。

4.手术前晚 10 点以后禁食。

5.注意 T、P、R 及胎心音、产兆等。

6.手术前半小时放留置导尿管，并按医嘱给手术前用药（禁止用吗啡）。

7.更换床单，铺麻醉床。

二、手术后的护理

1.产妇回病房后去枕平卧六小时，妥善放置尿液引流袋，腹部放置沙袋压迫子宫以帮助收缩。全麻病人应专人守护至其完全清醒，在未清醒前，将病人头偏向一侧，以防呕吐物吸入气管而发生吸入性肺炎，注意保暖。

2.测T、P、R、BP 每半小时一次，至四次平稳后，并按医嘱每半小时记录一次。

3.注意观察腹部伤口渗血情况及宫缩、阴道出血情况，发现异常及时通知医生进行处理。

4.留置导尿管应封闭，并注意尿量颜色，常规 24 小时拔管后鼓励产妇多饮水和自己排尿。

5.若手术后伤口疼痛，可酌情给予止痛剂。

6.手术后 6 小时可让其喝米汤、稀饭，第二天给半流汁，肛门排气后可给全量饮食。

7.术后第二天半卧位，根据术后产妇的基本情况，鼓励产妇坐起，或早日离床活动，以促进血液循环，有利于伤口的早期愈合。

8.保持外阴清洁，每日用活力碘擦洗外阴两次。

三、心理护理和健康教育

注意做好与产妇及其家属的沟通工作，及时解释和说明病情，通过多种形式及时了解产妇的心理活动及需求并予以满足，使产妇以愉快的心态配合治疗和护理。手术前后交代相关注意事项。做好出院指导，告诉病人复诊的时间、饮食、休息及有关注意事项，以利康复。

第四节　妊高征病人护理常规

一、安排单人病室，病人绝对卧床休息，室内保持安静，避免强光、响声的不良刺激，室内光线宜暗淡，温度适宜，空气流通，注意保暖，防止受凉。

二、设床栏派专人守护，以防坠地或创伤和窒息，有假牙者取下包好。各种治疗和护理应在镇静和降压作用下，尽量集中在一段时间内进行，操作要轻稳，以减少不必要的刺激，以防诱发抽搐。

三、积极准备急救用品和药物，如氧气、压舌板、舌钳、手电筒、吸痰器、开口器、注射器及镇静降压和利尿、脱水、呼吸、心脏兴奋药物和高渗葡萄糖等。

四、病人抽搐时，应将产妇衣领解开，头侧向一侧，迅速放入开口器，防止舌头被咬伤，如舌后坠堵塞呼吸道，应用舌钳牵出，如有黏液堵塞呼吸道，应用吸痰器吸出咽喉部的分泌物，以避免引起吸入性肺炎，并立即输氧，按医嘱给予镇静剂、脱水和抗菌药类药物。

五、留置导尿管，每2小时开放一次或全开放，记录出入量。

六、每1~2小时测量并记录脉搏、呼吸、血压1次。

七、每4小时测量体温1次。

八、修剪指甲，以防抓伤。

九、保持床褥整洁，防止压疮。

十、记录抽搐开始和停止时间。

十一、注意观察产兆，每小时听胎心音一次，产前子痫的产妇往往容易引起宫缩而使产程开始，产时子痫有可能促进产程进展，宫缩强而密，可引起胎儿宫内窒息和急产，应根据情况做好接生准备，可用胎头吸引器、产钳助产，尽快结束分娩，产后可用缩宫剂，促进子宫收缩，防止产后出血。

十二、严密观察药物疗效和反应，注意用冬眠药物及降压镇静药后引起的血压急剧下降、虚脱或精神异常、呼吸抑制等观察。

十三、病人昏迷时应禁食，并禁口服药，根据病情进行输液，清醒后可给予高蛋白、低盐饮食，准确记录出入量。

十四、做好口腔护理，注意预防压疮和肺部并发症。

十五、注意产后阴道出血。

十六、心理护理和健康教育：注意做好病人及其家属的沟通工作，及时解释和说明病情，通过多种形式及时了解病人的心理活动及需求并予以满足，以取得病人对治疗和护理的配合。鼓励病人树立战胜疾病的信心和勇气。做好出院指导，告诉病人用药的具体方法、复诊的时间、饮食、休息及有关注意事项，以利康复。

第五节　妊娠合并心脏病护理常规

一、绝对卧床，半卧位，保暖，注意面色有无发绀，如有早期心衰症状，应立即通知医生，并给氧气吸入。

二、进低盐、高蛋白饮食。

三、记录出入水量。

四、严密观察产妇情况，每小时记录血压、脉搏、呼吸。

五、第一产程时减少产妇身体消耗及精神疲劳，遵医嘱可给予吗啡或杜冷丁肌肉注射。

六、宫口开全后，可用低位产钳或吸引器吸引，避免产妇用力。

七、胎儿娩出后，腹部放沙袋压迫子宫。

八、注意减少出血，胎儿娩出后，一般不用子宫收缩剂，以免促使更多的血液涌向心脏，加重心脏负担。

九、气急严重时，取半卧位，给氧，注意保持呼吸道的畅通。

十、产后在临产室观察 2 小时，方能送回病房，详细交班。

十一、心理护理和健康教育：注意做好与病人及其家属的沟通工作，及时解释和说明病情，通过多种形式及时了解病人的心理活动及需求并予以满足，以取得病人对治疗和护理的配合。帮助病人树立战胜疾病的信心。做好出院指导，告诉病人用药的具体方法、复诊的时间、饮食、休息及有关注意事项，以利康复。

第六节　胎膜早破护理常规

一、病人应卧床休息，如臀位或胎先露未入盆者应绝对卧床休息，抬高床脚，预防脐带脱垂，并嘱病人向左侧卧位。

二、保持外阴清洁，并垫治疗巾（消毒治疗巾）。

三、注意少做肛门检查，以减少感染机会。

四、每 4 小时测量体温、脉搏、呼吸一次，并做好详细记录。

五、注意观测胎心音，对胎心音强弱、频率详细记录。

六、注意有无骨盆畸形，狭窄或胎位异常。

七、如破膜时间过长，按医嘱抗感染治疗。

第七节　产后出血护理常规

一、检查出血的原因，并及时处理。

二、产妇应去枕平卧，注意保暖与安静，避免受凉，出血多时，给产妇吸入氧气，以增加血氧饱和度，并给产妇喝热糖水，促进血液循环。

三、遵医嘱及时抽血、备血、输液，严密观察子宫收缩情况与阴道出血量，经常按摩子宫，压出子宫内积血，宫底压沙袋。注意产妇生命体征的变化，若发生休克应及时抢救并报告医生。若发生软产道裂伤，应准备缝合工具，协助处理。

四、产后给予高蛋白饮食，并预防感染。

五、心理护理和健康教育：注意做好与病人及其家属的沟通工作，及时解释和说明病情，通过多种形式及时了解病人的心理活动及需求并予以满足，以取得病人对治疗和护理的配合。帮助病人树立战胜疾病的信心。交代注意事项，做好出院指导，告诉病人用药的具体方法、复诊的时间、饮食、休息及有关注意事项，以利康复。

第八节　过期妊娠护理常规

一、严密观察产兆及胎心，每班听胎心 1 次。

二、明确诊断应行引产。

三、引产过程中由专人守护，确保病人安全。

第九节　产前出血护理常规

一、前置胎盘

1.禁止肛查及灌肠。

2.做好输血准备，随时注意处理休克。

3.中央性前置胎盘，失血不多，应绝对卧床休息，严密观察，出血多者，做好手术前的准备。

4.部分性前置胎盘，出血不多，可卧床休息严密观察。

5.注意宫缩、胎心音情况。

6.胎儿娩出后，肌肉注射子宫收缩剂，防止产后出血。

7.预防感染。

二、胎盘早剥

1.严密观察阴道出血量，每 30~60 分钟测量血压、脉搏一次。

2.每小时测量宫底及腹围，反复检查子宫体有无压痛、子宫壁硬度如何、胎心音变化。

3.做好输血准备。

4.导尿做常规检查。

5.病情严重者做好手术前准备。

第十节　新生儿疾病筛查血样采集及传递护理常规

一、血样采集，传递的准备工作

1.血样采集人员由妇幼保健院进行业务培训，并定期接受在岗业务再学习。

2.血样采集及有关新生儿疾病筛查的情况在病历中有记录。

3.有详细的登记制度，建立新生儿疾病筛查登记本。记录病历号、卡片号、联系人姓名、地址及电话、采血人员签名。

4.采血卡片的填写应如实、详细、认真，不能缺项，字迹清楚明了。

5.加强新生儿疾病筛查重要性的宣传教育，提高防范意识。

二、血样的采集与传递

1.血样采集的方法

（1）采集时间：a.新生儿出生后72小时后。b.新生儿因病出院或转院治疗的尚未采血的，新生儿出生医院负责通知其家长待患儿痊愈后到市妇幼保健院遗传筛查科取血检验。

（2）采血部位：足跟内、外侧缘。

（3）采血方法：按摩足跟使其充血，用75%酒精棉球局部消毒，待干，将取血部皮肤绷紧，用一次性取血针刺进皮肤2~3mm，使血液自行流出，去除第一滴血，第二滴血集为一大滴后轻触于采血卡片的纸上，使血斑直径达1cm，并渗透纸面，使两面的血斑直径相同。取血完毕，用干棉球盖住伤口，加压，待不出血后送回病房。

2.血样的保存：血样采集后，在室温自然干燥（约2~4小时）然后装入塑料袋内放置冰箱4℃存放，避免潮湿及直接日照，不得将未晾干的血样重叠放置，以免相互渗染。

3.血样采集后递至市妇幼保健院遗传筛查科，传递过程尽量减少在室温中放置的时间，防止标本失活。如有不合格的，重新采集血样再送。

第十一节　新生儿出生后24小时护理常规

一、保暖：对新生儿必须采取保暖措施。新生儿出生后应每4个小时测体温一次至体温升到 36~37℃止。因为新生儿出生后体温会迅速下降，随后开始上升，在 12~24 小时内达到 36~37℃。

二、密切观察呼吸和面色：正常新生儿面色红润，呼吸均匀，如果呼吸不畅，就会出现面色苍白或青紫，啼哭异常，应立即清除呼吸道分泌物，保持呼吸道通畅或给氧，及时通知医生做必要处理。

三、注意呕吐情况，随时观察新生儿呕吐物的性质和量，新生儿取侧卧位，防止羊水及呕吐物吸入呼吸道。

四、观察脐带：严密观察脐部有无渗血，出生 2 小时再次扎紧脐带绳，如发现脐部出血应做紧急处理。

五、观察大、小便，一般出生后数小时即排尿，24 小时内排褐黑色黏稠胎粪。如 24 小时内无大、小便，应进一步检查有无畸形。

第十二节　新生儿日常护理常规

一、每日测量体温一次，如体温在 37.5℃以上或 36.5℃以下，每 4 小时测一次；体温过低应予保暖，体温过高先检查是否受热，加喂糖水，必要时通知医生。

二、隔日测量体重一次并记录，如体重下降超过体重的 9% 或出生后 4~5 天体重不回升，可能奶量不足或因其他原因引起，应及时纠正。

三、眼耳口鼻的护理：应保持眼睛清洁，如有分泌物可涂红霉素眼膏。耳鼻有分泌物，可用棉签蘸温开水轻轻抹出。

四、沐浴：沐浴使新生儿舒适，血液循环加强，能保护皮肤，预防感染，同时又做了体表检查，能及时发现问题。

五、脐带护理：按脐带护理常规处理。

六、预防臀红：用质地柔软的布及一次性尿布给婴儿做尿布，每次哺乳前更换尿布，如有大小便用温水冲洗臀部。

七、喂养：出生半小时内即可开始喂奶，母乳喂养可随时喂（即产妇奶胀时喂，婴儿饥饿时喂）；人工喂养者 2~3 小时喂 1 次。

八、预防接种：出生后可接种卡介苗和乙肝疫苗，以预防结核病和肝炎。

九、出院护理常规：做好婴儿的查对工作，整理婴儿床铺，做好终末消毒处理。

十、严密观察婴儿的一切变化，15~20 分钟巡视 1 次。

第十三节　新生儿淋浴护理常规

一、用物：衣服、尿布、单包被、无菌巾、婴儿皂、无菌敷料（消毒棉签、纱布）、75% 酒精、25% 碘酒、双氧水、19% 龙胆紫、锌氧油、消毒石蜡油纱布、婴儿扑粉、磅秤、弯盘、淋浴装置。

二、操作方法

1.调节室温 24~28℃，水温夏季 38~40℃，冬季 40~42℃。将一切用物放置妥当。

2.护士系围裙、洗手，将新生儿置擦洗台上，解开包被，检查手圈，婴儿小卡片不离开婴儿，脱衣服除去尿片。

3.第一次洗澡的新生儿：用消毒液体、石蜡纱布擦去皮肤上的胎脂，主要是颈部，四肢皮肤皱褶部、腋下、腹股沟、女婴阴唇间隙处。

4.将婴儿抱至淋浴池垫架上，洗净面部，然后用浴水湿润头发和全身。用手将肥皂搓成泡沫，再抹于新生儿全身上，先擦抹头、颈、上肢、腋下、躯干，最后擦腹股沟、臀部和下肢，注意洗净皮肤皱褶处，用浴水冲净，防止水误人新生儿鼻耳内及沾湿脐部。

5.洗毕，将新生儿抱至擦浴台上，用无菌巾擦干全身，在颈部、腋下和腹股沟等处扑婴儿爽身粉，按常规处理脐带，臀部擦 5%鞣酸软膏。隔日测体重一次，穿好衣服，裹好包被，做好婴儿情况及记录。

6.整理用物，用消毒液抹淋浴床垫。

第十四节　新生儿脐带护理常规

一、对新人室的新生儿应立即紧扎脐带一次，并观察有无渗血、出血等情况。

二、注意保持局部清洁干燥。

三、每日淋浴后可用双氧水、25%碘酒、75%酒精依次消毒脐带。每日下午依上法再消毒一次，预防脐部感染。

四、如有分泌物应勤消毒，如脐周围潮红，脐带残端腐臭或有脓性分泌物为脐部感染，应报告医生，应用抗生素预防败血症。

五、脐带一般 3~7 天脱落。

第十五节　新生儿卡介苗、乙肝疫苗接种常规

一、凡正常足月产婴儿出生后即可接种卡介苗、乙肝疫苗。

二、初生儿不超过 2 个月，可以不做结核菌素试验。

三、要求接种的部位、菌苗剂量、操作方法应准确，严格按无菌操作原则进行。

四、卡介苗接种部位为左臂三角肌处下缘外侧，皮内注射 0.lmL，乙肝疫苗接种部位在右臂三角肌处，肌肉注射 30μg。

五、接种注意事项

1.卡介苗应冷藏在 2~8℃环境中，出箱后立即接种，否则会影响阳转率。

2.注意批号及有效期，不清楚者应废弃。

3.充分摇均菌苗，使其完伞溶解。

4.不能在阳光下接种。

5.菌苗为低毒性结核杆菌，多余菌苗不能乱丢，应予以焚烧，以免污染。接种用的针筒等物需消毒处理。

6.凡有发热、腹泻、皮疹的新生儿和早产儿等暂缓接种。

7.如出现局部脓疡或腋下淋巴结感染，应及时处理。

8.接种后应做好登记工作。

9.接种后应向其家长交代接种情况，如注意卡介苗接种部位和全身反应情况，一般反应在接种后 3~4 周，接种处有黄豆样硬块或小脓疱是正常反应。乙肝疫苗接种后应向其家长说明在接种第一针后，隔一个月、半年，相继接种第二、三针，到附近医院或卫牛院接种即可。

（张琨　曹翠君　孙宁　赵媛）

第二十六章　生殖科疾病护理常规

第一节　宫内节育环放置术护理常规

一、适用于已婚、育龄，选用宫内节育器避孕，且无禁忌症的妇女。

二、有较严重的全身疾病，生殖器炎症，月经过多或不规则，宫颈过松者不宜。

三、放置条件：体温低于37℃，3日内无性生活。

四、放置时间：月经干净后3~7天。

五、术前询问病史，做妇检、白带常规检查。

六、根据宫腔的深度、宫底宽度，选择不同大小和形状的节育器。

七、术前排空膀胱。

八、严格无菌操作。

九、术后如出血多、腹痛，及时就诊。

十、休息3天，1周内避免重体力劳动，2周内禁止性生活和盆浴，保持外阴清洁。

十一、定期复查，观察节育器是否脱落或移位。

十二、金属环可置15年或更长，塑料或带酮的节育环可置4~5年。

十三、心理护理和健康教育：了解病人的心理状态，及时解除紧张和焦虑；介绍相关注意事项和保健常识。

第二节　宫腔镜检查手术护理常规

一、术前准备

1.介绍手术概况，解除思想顾虑。

2.询问病史，检查心、肺功能及白带常规，测量生命体征。

3.术前三天每日阴道冲洗。

4.术前日做青霉素皮试。

5.术前排空膀胱。

6.术前半小时前给止痛栓。

二、术中配合

1.检查器械及功能是否正常。

2.建立静脉通道，做好心电监护。

3.准备足够量的膨宫液（5%葡萄糖+庆大霉素 4~8 万 u）。

4.根据需要调节宫腔灌注压。

5.严密观察病人一般情况，发现异常及时处理。

三、术后注意事项

1.术后观察阴道出血、腹痛情况。

2.给予静脉抗炎治疗。

3.术后 2 周禁止盆浴和性生活。

四、心理护理和健康教育：了解病人的心理状态，及时解除紧张和焦虑；介绍相关注意事项和保健常识。

第三节　流产护理常规

一、根据临床表现和类型，给予正确处理。

1.先兆流产：卧床休息，酌情给予镇静剂和保胎药。

2.难免流产和不全流产：尽快清除宫腔内组织，以免发生大出血和感染。

3.完全流产：酌情给予缩宫剂。

4.过期流产：尽早刮宫。

5.习惯性流产：寻找病因，对症治疗。

6.感染性流产：出血不多者先控制感染，再行清宫术；大量出血或感染控制者，可用卵圆钳将宫内的胚胎组织钳出，待感染控制后，再彻底清宫。

二、护理

1.卧床休息，做好心理护理。

2.观察腹痛和阴道出血情况，若有阴道排出物应保留。

3.如阴道大量出血，血压下降，面色苍白，立即输液、输血、给氧，通知医生，做好清宫准备。

三、健康教育

保持外阴清洁，预防感染。

第四节　流产大出血护理常规

一、建立静脉通道、备血或输血。

二、通知医生，做好清宫术前准备。

三、清宫时遵医嘱给予宫缩剂、止血剂。

四、观察面色、血压、脉搏等情况，必要时纠正休克。

五、注意观察阴道出血及排除物。

六、术后给予静脉抗炎治疗。

七、贫血者，应加强营养，必要时输血。

八、心理护理和健康教育：了解病人的心理状态，及时解除紧张和焦虑；介绍相关注意事项和保健常识。指导避孕。

第五节　人工流产手术护理常规

一、术前准备

1.介绍手术概况，减轻病人对手术的恐惧心理。

2.询问病史，检查心肺功能及白带常规，测生命体征。

3.术前排尿，采取合适体位。

4.常规消毒外阴及阴道。

5.准备负压装置和吸宫包。

二、术中护理

1.手术配合：对好灯光，将吸管连接于负压吸引器上，提供所需要物品。

2.严密观察病人的情况，如有异常及时处理。

三、术后护理

1.术后观察，注意腹痛及阴道出血的情况，如无特殊不适，方可离院。

2.保持会阴部清洁干燥，勤换卫生巾。

3.禁止性生活1个月，禁止游泳、盆浴1个月。

4.如吸出组织不新鲜，有陈旧血块，或有重度宫颈糜烂，应注意体温，并给予抗生素。

5.如有腹痛、发热、出血增多，或持续出血超过10天以上，应考虑继发感染或胎盘残留，须及时复诊。

6.指导避孕。

第六节　人工流产综合征护理常规

一、定义

人工流产综合征是指受术者于手术时或手术结束时发生心动过缓、心律不齐、大汗淋漓、面色苍白、恶心、呕吐、胸闷，甚至出现血压下降、昏厥、抽搐等症状，称为人工流产综合征。

二、主要原因：术中子宫颈和子宫受到机械性刺激，引起迷走神经兴奋。

三、护理

1.术前宣教护理，消除紧张情绪。

2.手术动作轻柔，扩宫时不过速。

3.吸宫负压不宜过大。

4.出现人流综合征时，立即给阿托品 0.5~lmg 肌注。

5.术中以减轻受术者的心理负担。

6.严密观察病情变化，病情稳定可回修养室。

四、心理护理和健康教育：了解病人的心理状态，及时解除紧张和焦虑；介绍相关注意事项和保健常识。

第七节　输卵管结扎手术护理常规

一、术前护理

1.评估受术者的心理状态，解除思想顾虑。

2.询问病史，做一般全身检查、妇检和必要的化验检查。

3.常规备皮及普鲁卡因皮试。

4.测量生命体征。

5.排空膀胱。

二、术后护理

1.术后休息 4~6 小时后鼓励其下床活动，局麻饮食不加限制。

2.每日测体温 4 次，高于 38℃应报告医生。

3.术后六小时嘱自行排尿。

4.保持伤口敷料干燥，术后 3~5 天拆线。

5.术后禁止性生活 1 个月。

三、心理护理和健康教育

了解病人的心理状态，及时解除紧张和焦虑；介绍相关注意事项和保健常识。

第八节　体外受精——胚胎移植护理常规

一、采卵

1.当天适当限制活动，下午 5 时取阴道纱布。

2.给予抗炎治疗。

3.第二天肌注黄体酮 40mg 支持黄体功能。

二、移植

1.黄体酮加量至 60mg。

2.盐水阴道冲洗，嘱清晨排便后饮水使膀胱充盈。

3.移植后静卧 1 小时，回病房休息，臀高位 4~6 小时。

4.鲜胚移植口服达芙通，冻胚移植酌情口服补佳乐。

5.6 小时后拔尿管，可适当活动。

6.移植后第 12 天查血 HcG 确定是否妊娠。

7.若妊娠需继续应用黄体酮，45 天左右做 B 超检查胎儿情况。

三、心理护理和健康教育

了解病人的心理状态，及时解除紧张和焦虑；介绍相关注意事项和保健常识。

第九节　中孕引产护理常规（利凡诺羊膜腔内注射引产）

一、适用于 14~24 周要求终止妊娠而无禁忌者。

二、急性生殖器炎症、急性传染病、急性心肝肾疾病人禁用。

三、术前测量生命体征，查血尿分析，必要时检查肝。肾功能。

四、取利凡诺 100mg，用盐水或注射用水 5mL 稀释。

五、准备官腔注射包。

六、嘱病人术前排空膀胱。

七、穿刺见羊水后，方可注射药物。

八、术后严密观察，定时测生命体征。

九、观察有无宫缩、阴道出血及羊水流出。

十、胎盘排出后，检查胎盘是否完整，软产道有无撕裂，阴道出血量，如有异常及时处理。

十一、心理护理和健康教育：了解病人的心理状态，及时解除紧张和焦虑；介绍相关注意事项和保健常识。

（张琨　曹翠君　孙宁　赵媛）

第二十七章 新生儿疾病护理常规

第一节 新生儿护理常规

一、室内空气保持新鲜,阳光充足,每天通风两次,每次 30 分钟。室温 22~24℃,相对湿度 55%~65%。

二、病人入院后及时通知医生,危重病人应送监护室,并备好抢救药品及机械。

三、入院新病人要进行卫生处理(除危重病儿外),注意有无畸形,皮肤有无破溃、脓肿等,如发现异常立即报告医生,并向家属说明。

四、取平卧位,头偏向一侧。

五、每 4 小时测量体温一次,如体温异常应与医生联系,并做相应处理。

六、每日温水浴一次,如脐带未脱、渗血或者分泌物异常,酌情每日处理 1~2 次,避免感染,保持干燥。

七、注意眼耳鼻的清洁。

八、勤换尿布,如大便异常,应留取标本送检,有臀红者,每次更换尿布时,涂以四强油保护皮肤。

九、密切观察病情,如发现下列情况,应立即报告医生,并随时做好护理记录

1.呼吸困难;

2.拒奶、呕吐;

3.腹泻;

4.皮疹、黄疸;

5.抽搐。

十、做好消毒隔离及健康教育工作。

第二节 新生儿窒息护理常规

一、按新生儿护理常规护理。

二、清除呼吸道分泌物,保护呼吸道通畅,吸痰、给氧,必要时进行人工呼吸或者气管插管,使用呼吸机辅助呼吸,恢复呼吸循环,纠正酸中毒。

三、湿化呼吸道,给予雾化吸入,定时翻身、拍背。

四、密切观察生命体征及精神系统症状。

五、保持热量,注意喂养。如果病情严重,延迟喂奶,给予静脉补充热量,并防止因呕吐再度引起窒息。

第三节　新生儿颅内出血护理常规

一、按新生儿常规进行护理。

二、取头高侧卧位。一切治疗、护理集中进行。动作宜轻柔,避免不良刺激。

三、密切观察病情变化,如体温、心率、呼吸、面色、神志、瞳孔、呕吐、反射能力、肢体活动情况,并做详细记录。

四、如果病情严重,酌情延迟喂奶时间,必要时给氧,吸痰。

五、注意输液滴速,保证治疗护理准确、无误完成。

六、病情严重者,随时准备抢救。

第四节　新生儿腹泻护理常规

一、发现腹泻患儿立即隔离,并送大便培养,由专人负责护理,工作人员必须按消毒隔离要求进行操作。

二、观察患儿的全身情况,如面色、呼吸、体温、神志、精神状态、食欲等。

三、注意观察患儿的失水情况,每日称体重 1 次。观察患儿皮肤弹性以及尿量。

四、观察大便次数、形状及量。

五、保持静脉输液按时、按量、准确输入。

六、加强口腔护理,多喂开水(禁食者除外)。

七、勤换尿布,预防臀红。

第五节　新生儿败血症护理常规

一、按新生儿护理常规进行护理。

二、正确采集各种化验标本,特别是血培养,抽血须在抗生素使用前,血量足够,注意无菌操作。

三、密切观察患儿体温、脉搏、呼吸、面色、神志的改变。注意皮肤有无血肿及大小、分布情况以及皮肤黄染的出现,进展情况,发现异常及时通知医生。

四、长期应用抗生素的患儿注意有无鹅口疮的发生。

五、加强皮肤护理,对患儿有脓肿、易皮肤感染的患儿加强隔离。

六、保证足够的热量和水分。

第六节　新生儿破伤风护理常规

一、密切观察病情,防止窒息。

二、保持安静,减少刺激,各种护理操作尽可能集中进行,并做到动作轻柔。

三、早期痉挛频繁发作时,暂禁食,痉挛减轻后,鼻饲喂养。

四、注意保温,掌心保持干燥,定期翻身,以防坠积性肺炎,牙关紧闭不能进食,需每天进行口腔护理。

五、脐部每天用 3%双氧水清洗,再涂以 2.5%碘酊,直到伤口愈合,并在脐周注射破伤风抗生素 1500~3000 单位,脐部处理所用纱布、棉签应焚烧。

第七节　新生儿光疗指征及护理操作规程

一、光疗指征

1.血清总胆红素在 15mg 以上(以间接胆红素升高为主)。

2.早期出现黄疸,进展快,不必等到 15mg/dL。

3.ABO 溶血症患儿,皮肤浮现黄疸后进行。

二、护理操作规程

1.光疗箱内保持箱温约 30℃,相对湿度在 55%~65%。

2.光疗前剪短指甲,洗澡、清洁皮肤、浴后不扑粉。

3.患儿双眼用眼罩保护,会阴部用尿布遮盖,全身裸露,放入光疗箱中央。

4.每 4 小时测一次体温,体温异常者,每 1~2 小时测体温一次,并适当调节箱温。

5.密切观察患儿全身情况,如体温、呼吸,如发现异常,立即采取措施,并报告医生。

6.光疗使皮肤丢失水分增加,应在 2 次喂奶间喂 5%糖水一次,有脱水者应静脉输液。

7.光疗结束后,应进行全身浴,检查皮肤有无皮疹。

第八节　婴儿暖箱操作规程

一、将清洁、消毒的暖箱放置于合适位置。

二、备好箱内物品(床立、枕套、浴巾)。

三、加适量蒸馏水至水槽内。

四、接通电源。

五、调节预热箱温(30~34℃)。

六、患儿入院后置入暖箱内。

七、评估患儿、调节箱温至适中温度。

八、监测体温,根据患儿体温调节箱温。

九、每日清洁、消毒暖箱,更换蒸馏水。

十、每周更换暖箱,终末消毒。

（叶春春 韩玲）

第二十八章　儿科呼吸系统疾病护理常规

第一节　急性上呼吸道感染护理常规

一、降低体温

1.密切观察体温变化，体温超过 38.5℃给予物理降温。

2.遵医嘱给予退热剂。

3.保证患儿摄人充足的水分，给予易消化和富含维生素的清淡饮食，避免受凉，保持口腔及皮肤清洁。

4.观察病情，如患儿病情加重，体温持续不退，需及时报告医生进行处理。

二、促进舒适

1.保持室内空气清新，维持室温 18~22℃，湿度 50%~60%。

2.及时清除鼻腔及咽喉部分泌物，保证呼吸道畅通，对因鼻塞而妨碍吸吮的婴幼儿，宜在哺乳前 10~15 分钟滴鼻。

3.注意观察咽部充血、水肿等情况。

三、健康教育

多进行户外活动，以增强机体抵抗力，在呼吸道疾病流行期间，避免去拥挤的公共场所；积极预防各种慢性病，如营养不良、贫血等，按时预防接种。

第二节　急性支气管炎护理常规

一、保持呼吸道通畅

1.保持室内空气新鲜，温度、湿度适宜，以减少对支气管黏膜的刺激，利于排痰。

2.经常更换体位，拍击背部，指导并鼓励患儿有效咳嗽。

3.给予超声雾化，必要时用吸引器清除痰液。

4.遵医嘱给予抗生素、化痰止咳剂。

5.必要时给予氧气吸入。

二、维持正常体温

1.密切观察体温变化，防止发生惊厥。

2.保证充足水分及营养供给。

三、健康教育

交代患儿及其家长注意适当开展户外活动，避免受凉或过热，按时接种，增强机体免疫能力。

第三节　肺炎护理常规

一、改善呼吸功能

1.保持病室环境舒适，空气流通，温度、湿度适宜。

2.置患儿于有利于肺扩张的体位并经常更换。

3.给氧。

4.正确留取标本，遵医嘱使用抗生素治疗。

5.保持呼吸道通畅。

6.及时清除口鼻分泌物，在病情许可的情况下，进行体位引流。

7.给予超声雾化，必要时吸痰。

8.遵医嘱给予祛痰剂，严重喘憋者给予支气管解痉剂。

9.给予易消化、营养丰富的饮食，保证液体摄入量。

二、降低体温

三、密切观察病情

1.如患儿出现烦躁不安、面色苍白、气喘加剧、心率加速、肝脏在短时间急剧增大等心衰表现，及时报告医生进行处理。

2.如患儿出现烦躁或嗜睡、惊厥、昏迷、呼吸不规则，提示颅内压增高，立即报告医生并进行抢救。

3.患儿腹胀明显，及时补钾；若有中毒性肠麻痹，应禁食，予以胃肠减压。

四、健康教育

向患儿及其家长介绍疾病相关知识、注意事项及保健常识。

第四节　支气管哮喘护理常规

一、缓解呼吸困难

1.遵医嘱给予支气管扩张剂和肾上腺皮质激素。

2.让患儿于坐位或半坐位给予吸氧，定时进行血气分析，保持氧分压在 70~90mmHg。

3.教会患儿做深而慢的呼吸运动。

4.监测生命体征。

二、维持气道通畅

1.保持病室空气清新，温度、湿度适宜。

2.给予雾化吸入，促进分泌物的排除。

3.保证摄人足够水分。

4.遵医嘱给予抗生素。

三、密切监测病情

四、做好心理护理：及时了解患儿心理动态，消除紧张和恐惧心理。

五、健康教育

1.指导患儿学会呼吸运动。

2.介绍有关用药及防病知识，避免引发哮喘的相关因素。

（韩玲　叶春春）

第二十九章 儿科泌尿系统疾病护理常规

第一节 急性肾小球肾炎护理常规

一、休息、利尿、控制水、盐摄入

1.休息：一般起病 2 周内应卧床休息，待水肿消退、血压降至正常、肉眼血尿消失后，可下床轻微活动；1~2 个月限制活动，3 个月避免剧烈活动；尿内红细胞减少、血沉正常可上学，Addis 计数正常后恢复正常生活。

2.饮食管理：尿少水肿期，限制钠盐摄入，有氮质血症时应限制蛋白质的摄入量。

3.利尿、降压。

二、观察病情变化

1.观察尿量、尿色，准确记录 24 小时出入水量。

2.观察血压变化。

3.密切观察呼吸、心率、脉搏等的变化。

三、健康教育

向患儿及其家长宣传本病为一种自限性疾病，强调限制活动是控制病情进展的关键。介绍疾病相关知识、注意事项和保健常识等。

第二节 肾病综合征护理常规

一、适当休息，一般患儿不需要特别限制饮食，但应注意减轻消化道的负担。

二、调整饮食、减轻水肿

1.大量蛋白尿期间蛋白摄入不宜过多，以控制在每日 2 克/公斤为宜。

2.尿蛋白消失后长期用糖皮质激素治疗期间应多补充蛋白。

3.重度水肿时适当限制钠、水的摄入量。

三、预防感染

1.肾病患儿由于免疫力低下易继发感染，严重感染可危及患儿生命。

2.肾病患儿与感染性患儿分室收治。

3.加强皮肤护理。

4.严重水肿者应尽量避免肌肉注射。

四、观察药物疗效及副作用

1.激素治疗期间注意每日尿量、尿蛋白变化及血浆蛋白恢复等情况。

2.应用利尿剂时注意观察尿量，定期查血钾、血钠。

3.使用免疫抑制剂治疗时，注意白细胞数下降、脱发、胃肠道反应等。

五、心理支持和健康教育

1.关心、爱护患儿，多与患儿及其家长交谈。

2.讲解激素治疗对本病的重要性。

3.让家长知晓预防感染的重要性。

4.教会家长或较大患儿学会用试纸监测尿蛋白的变化。

第三节　泌尿道感染护理常规

一、维持正常体温

1.休息：急性期需卧床休息，鼓励患儿多饮水。

2.饮食：食物应含有丰富的蛋白质和维生素，易于消化，含足够热量。

3.注意：降温。

二、减轻排尿异常

1.保持会阴部清洁。

2.婴幼儿哭闹、尿道刺激症明显者，可用东莨菪碱等抗胆碱药。

3.按医嘱应用抗菌药物，注意药物副作用。

4.定期复查尿常规和进行尿培养。

三、健康教育

1.向患儿及其家长解释本病的护理要点及预防知识。

2.按时服药，定期复查，防止复发与再感染。

（叶春春　韩玲）

第三十章 儿科血液系统疾病护理常规

第一节 原发性血小板减少性紫癜护理常规

一、密切观察病情，及时发现出血的危急情况

1.观察皮肤淤点（斑）变化，检测血小板数量变化。

2.监测生命体征，观察神志、面色，记录出血量。注意观察有无失血性休克、颅内出血或消化道出血等症状。

二、止血：口鼻出血可用明胶海绵或浸有1%麻黄素、1%肾上腺素的棉球、纱条局部压迫止血，无效者请耳鼻喉科医生会诊。

三、避免损伤：提供安全的家庭环境，尽量减少肌肉注射和深静脉穿刺。禁食坚硬、多刺的食物，保持大便通畅。

四、预防感染，消除恐惧心理。

五、健康教育

1.指导预防损伤，进行自我保护。

2.教会家长识别出血征象和学会压迫止血的方法。

第二节 急性白血病护理常规

一、维持正常体温

监测体温，观察热型及热度，遵医嘱给降温药。但忌用安乃近及酒精擦浴。

二、注意休息，防治感染

1.保护性隔离：与其他患儿分室居住，有条件者住无菌层流病房。房间每日消毒。

2.注意个人卫生。

3.严格执行无菌技术操作。

4.避免有关接种。

5.观察感染早期征象。

6.防治出血。

三、正确输血

输注时应严格输血制度，观察疗效及有无输血反应。

四、正确给药，观察疗效

1.熟悉各种化疗药物的药理作用和特性，了解化疗方案及给药途径，正确给药。

2.观察及处理药物毒性反应。

3.大多数化疗药物可致骨髓抑制而使患儿易感染，应监测血象，及时防治感染。

4.恶心、呕吐严重者，用药前半小时给止吐药。

五、加强口腔护理，加强营养，注意饮食卫生。

六、提供情感支持和心理疏导，消除心理障碍，减轻疼痛。

1.热情帮助、关心患儿，让年长患儿和家长认识本病并了解国内外的治疗进展。

2.进行各项诊疗、护理操作前，告知家长及年长患儿其意义、操作过程、如何配合护理人员的操作，以减轻或消除其恐惧心理。

七、健康教育：向患儿及其家长交代相关注意事项、疾病知识、保健常识等。预防感冒，加强营养，提高机体免疫力和抵抗力。

（韩玲　叶春春）

第三十一章 儿科心血管疾病护理常规

第一节 病毒性心肌炎护理常规

一、生活护理

1.休息：急性期卧床休息至热退后 3~4 周基本恢复正常时逐渐增加活动量。恢复期继续限制活动量，一般总休息时间不少于 3~6 个月。

2.保障能量供给，维持水、电解质平衡：心肌炎急性期一般需低盐饮食，心力衰竭者，应短期摄入无盐饮食，以免加重心脏负担。

3.注意消毒隔离，避免受凉。

二、严密观察病情，及时发现和处理并发症

1.密切观察和记录患儿的生命体征，有明显心律紊乱者应进行连续心电监护，发现异常及时报告并处理。

2.有胸闷、气促、心悸时应休息，必要时可给予吸氧。

3.烦躁不安者可根据医嘱给予镇静剂，有心力衰竭患儿应给予半卧位，保持其安静，并注意点滴速度。

4.使用洋地黄时剂量要偏小，注意有无出现心率减慢，出现新的心律失常和恶心、呕吐等症状，避免洋地黄中毒。

5.心源性休克使用血管活性药物和扩张血管药时，最好使用输液泵，以免血压波动过大。

三、加强心理护理和健康教育

1.强调休息与心肌炎病情缓解的相关性，以保证休息质量。

2.各种治疗与护理之前，向家长做好解释，以便能积极配合。

3.介绍预防呼吸道和消化道感染的常识，嘱咐患儿出院后定期复查。

第二节 先天性心脏病护理常规

一、建立合理的生活制度：安排好患儿作息时间，根据病情安排适当的活动量，严重患儿应卧床休息，各种操作集中进行。

二、营养：注意营养搭配，供给充足能量、蛋白质和维生素。

对喂养困难者可少量多餐，避免呛咳和呼吸困难；心功能不全时有水、钠潴留者应用无盐或低盐饮食。

三、预防感染：注意体温变化，避免受凉。注意保护性隔离，以免交叉感染。

四、注意病情观察，防止并发症

1.注意观察，防止法洛四联症患儿因活动、哭闹、便秘引起缺氧发作，一旦发生应将患儿置于膝胸卧位，给予吸氧，并配合医生进行抢救。

2.法洛四联症患儿血液黏稠度高，注意补充液体。

3.观察有无心力衰竭表现，并及时处理。

五、加强心理护理和健康教育：指导家长掌握先天性心脏病的日常护理，建立合理的生活制度，合理用药，定期复查，调整心功能到最好状态，使患儿能安全到达手术年龄。

（叶春春）

第三十二章　儿科神经系统疾病护理常规

第一节　化脓性脑膜炎护理常规

一、维持正常的体温：保持病室安静，空气新鲜。绝对卧床休息。及时测量体温，高热者给予物理或药物降温，并做好记录。鼓励患儿多饮水，出汗多者及时更衣。

二、病情观察，防治并发症

1.监测生命体征：若患儿出现意识障碍、囟门及瞳孔改变、烦躁不安、频繁呕吐等惊厥先兆，说明有脑水肿；若呼吸节律不规则、瞳孔忽大忽小或不等大，对光反应迟钝，血压升高，说明有脑疝及呼吸衰竭。

2.做好并发症的观察：若患儿发热不退或退而复升，前囟饱满、呕吐不止、频繁惊厥，应考虑有并发症存在。

3.做好抢救药品及器械的准备：如氧气、吸引器、脱水机、呼吸兴奋剂等等。

4.药物治疗的护理：了解各种药物的使用要求及副作用。如静脉用药的配伍禁忌，注意观察氯霉素的骨髓抑制作用，定期做血象检查，记录24小时出入量。

三、保证营养供应：根据患儿热量需要制定饮食计划，给予高热量、清淡、易消化的流质或半流质饮食。

四、防止外伤：协助患儿洗漱、进食，做好口腔护理、皮肤护理，预防压疮，保障患儿安全，防止坠床及舌咬伤。

五、健康教育

1.加强卫生知识宣传，预防化脓性脑膜炎。

2.对患儿及其家长给予安慰、关心和爱护，使其接受事实，树立战胜疾病的信心。

3.对恢复期和有神经系统后遗症的患儿，应进行功能训练。

第二节　病毒性脑膜炎护理常规

一、维持正常体温：监测体温，观察热型及伴随症状。出汗后及时更换衣物。体温超过38.5℃时给予物理或药物降温、静脉补液。

二、促进脑功能的恢复：减轻患儿的不安与焦虑，使患儿离开刺激源，为患儿提供保护性的看护和日常生活的细心护理。

三、促进肢体功能的恢复

1.做好心理护理。

2.卧床期间协助患儿洗漱、进食、大小便及个人卫生。

3.教会家长协助患儿翻身以及对皮肤护理的方法，预防压疮。

4.保持瘫痪肢体处于功能位置。病情稳定后，及早督促患儿进行功能锻炼，活动时要循序渐进，防止碰伤。

四、注意病情观察，保证营养供应

1.患儿取平卧位，头偏向一侧，上半身可抬高 20~30°，以利于降低颅内压。

2.每 2 小时翻身一次，轻拍背部以利排痰。

3.密切观察瞳孔及呼吸，以防因体位移动而形成脑疝和呼吸骤停。

4.保持呼吸道通畅，给氧。

5.对昏迷或吞咽困难的患儿，尽早给予鼻饲；做好口腔护理。

6.输注能量合剂营养脑细胞，促进脑功能恢复。

7.控制惊厥，保持镇静，以免加重脑缺氧。

五、健康教育：做好心理护理，介绍与疾病有关知识；指导家长做好智力训练和瘫痪肢体的功能锻炼；出院的患儿要定期随访。

（叶春春 韩玲）

第三十三章 儿科消化系统疾病护理常规

婴幼儿腹泻护理常规

一、实行肠道隔离。

二、轻型腹泻可给予米汤、凝乳喂养,重者应禁食6~8小时,病情好转后,少量多次,逐渐增加至恢复正常饮食。

三、注意皮肤护理,便后用温水冲洗臀部后涂以鞣酸软膏,防止发生红臀。

四、密切观察大便次数、性质及量的变化以及有无脱水、酸中毒、低钾等症状,输液先快后慢,先盐后糖,见尿补钾。

五、注意气候变化时的护理,避免受热或受凉,夏天注意补水。

六、感染性腹泻易引发流行者,应注意消毒隔离,防止交叉感染。

七、心理护理和健康教育:注意做好与病人及其家属的沟通工作,及时解释和说明病情,通过多种形式及时了解病人的心理活动及需求并予以满足,以取得病人对治疗和护理的配合。鼓励病人树立战胜疾病的信心和勇气。做好出院指导,告诉病人用药的具体方法、复诊的时间、饮食、休息及有关注意事项,以利康复。

(叶春春 韩玲)

第三十四章　耳鼻喉科疾病护理常规

第一节　耳鼻喉科疾病一般护理常规

一、病人入院后，安置床位，介绍入院须知。

二、一般病人进普食，急重症按医嘱给予饮食。

三、每日测体温、脉搏和呼吸 2 次。体温 37.5 ℃以上每日测 3~4 次。

四、定时巡视病房，特别注意呼吸困难、出血、眩晕等病情，以便及时处理。

五、保持病室和病床的清洁卫生，帮助病人搞好个人卫生。

六、根据不同疾病，定时施行局部治疗，如点耳、点鼻、含漱、冲洗上颌窦等。

七、准备急救用品，如氧气、气管切开包、急救药等，以便随时取用。做青霉素等药物过敏试验，记于病历首页。

八、心理护理和健康教育：注意做好与病人及其家属的沟通工作，及时解释和说明病情，通过多种形式及时了解病人的心理活动及需求并予以满足，以取得病人对治疗和护理的配合。鼓励病人树立战胜疾病的信心。术后交代注意事项，做好出院指导，告诉病人用药的具体方法、复诊的时间、饮食、休息及有关注意事项，以利康复。

第二节　耳科疾病一般护理常规

一、病人入院后送至指定床位，向病人介绍病区环境和有关制度。测体温、脉搏、呼吸、血压、体重，并通知主管医师。

二、嘱病人注意休息，病室内经常保持整洁、安静、空气流通，降低噪声，调节适宜的温、湿度。

三、新入院病人每日测体温、脉搏、呼吸 3 次，连续 3 日。体温在 37.5℃以上者，每日测 4 次；体温达 39℃以上者，每 4 小时测 1 次；待体温恢复正常 3 日后改为每日 1 次。每日记录大、小便 1 次。

四、按医嘱进行分级护理。

五、24 小时内留取三大常规标本送检。

六、经常巡视病房，及时了解病人的生活起居、饮食、睡眠和神志等情况，做好相应的护理工作。

七、严密观察病人的神志、面色、舌象、脉象，耳部内外红、肿、热、痛的程度和耳道分泌物的色、质、量、气味，以及听力障碍、耳鸣等症状的变化，并做好记录。若发现病情突变，立即报告医生，并配合处理。

八、按医嘱给予相应饮食，注意饮食宜忌。

九、按医嘱准确给药。内服药应根据类型不同，在服药的时间、温度、方法上应各有区别。观察用药后的效果和反应，并做好记录。

十、对手术病人，应做好术前准备与术后护理。

十一、严格执行消毒隔离制度，防止交叉感染。

十二、心理护理和健康教育：注意做好与病人及其家属的沟通工作，及时解释和说明病情，通过多种形式及时了解病人的心理活动及需求并予以满足，以取得病人对治疗和护理的配合。鼓励病人树立战胜疾病的信心。术后交代注意事项，做好出院指导，告诉病人用药的具体方法、复诊的时间、饮食、休息及有关注意事项，以利康复。

第三节　内耳开窗术护理常规

一、术前护理

1.执行耳鼻喉科一般护理。

2.术前一日准备皮肤，范围为耳周围 6~10 cm，需植皮者应准备同侧大腿内侧皮肤。

3.术前按医嘱服安眠药。

4.术日晨禁食。

5.用 3%双氧水清洗外耳道分泌物，75%酒精对外耳道皮肤进行消毒，以消毒棉球堵塞外耳道口。女病人应将患侧头发梳向健侧后固定。

二、术后护理

1.病人取平卧位或健侧卧位卧床休息一周。

2.注意有无头痛、恶心、呕吐。

3.术后第二日更换外部敷料，6~7 日拆线，10~14 日取出外耳道纱条。外耳道口以消毒棉球堵塞，避免污水进入。

4.嘱病人术后一周内勿用力擤鼻，以免影响移植片愈合。

5.用抗生素控制感染。

6.出院前做听力检查，术后 3~6 个月复查。

三、心理护理和健康教育：注意做好与病人及其家属的沟通工作，及时解释和说明病情，通过多种形式及时了解病人的心理活动及需求并予以满足，以取得病人对治疗和护理的配合。鼓励病人树立战胜疾病的信心。术后交代注意事项，做好出院指导，告诉病人用药的具体方法、复诊的时间、饮食、休息及有关注意事项，以利康复。

第四节　鼓室成形术护理常规

一、术前护理

同内耳开窗术前护理。

二、术后护理

1.病人取平卧或健侧卧位。如无眩晕、发烧等症状，次日可下床活动。

2.用1%麻黄素生理盐水点鼻，保持咽鼓管通畅。

3.术后第二日更换外部敷料，6~7日拆线，10~14日取出外耳道纱条。外耳道口以消毒棉球堵塞，避免污水进入。

4.嘱病人术后一周内勿用力擤鼻，以免影响移植片愈合。

5.用抗生素控制感染。

6.出院前做听力检查，术后3~6个月复查。

三、心理护理和健康教育

注意做好与病人及其家属的沟通工作，及时解释和说明病情，通过多种形式及时了解病人的心理活动及需求并予以满足，以取得病人对治疗和护理的配合。鼓励病人树立战胜疾病的信心。术后交代注意事项，做好出院指导，告诉病人用药的具体方法、复诊的时间、饮食、休息及有关注意事项，以利康复。

第五节　鼻科疾病一般护理常规

一、病人入院后送至指定床位休息，向病人介绍病区环境和有关制度。测体温、脉搏、呼吸、血压、体重，并通知有关医生。

二、病室内保持清洁、空气流通，根据病情调节相宜的温、湿度。

三、对新入院的病人每日测体温、脉搏、呼吸3次，连续3日。体温在37.5℃以上者，每日测4次；体温达39℃以上病人，每4小时测1次，待体温恢复正常3日后改为每日1次。每日记录大、小便1次。

四、按医嘱进行分级护理。

五、24小时内留取三大常规标本送检。

六、经常巡视病房，及时了解病人的生活起居、饮食、睡眠和神志等情况，做好相应的护理工作。

七、严密观察病人的神志、面色、脉搏、头痛的性质、部位，以及鼻腔分泌物的色、质、量、气味的变化和鼻腔出血、破溃、嗅觉等情况。

八、按医嘱给予相应饮食，注意饮食宜忌。

九、按医嘱准确按时给药。观察用药后效果和反应，并做好记录。

十、对手术病人，应做好术前准备与术后护理。

十一、严格执行消毒隔离制度，防止交叉感染。

十二、心理护理和健康教育：注意做好与病人及其家属的沟通工作，及时解释和说明病情，通过多种形式及时了解病人的心理活动及需求并予以满足，以取得病人对治疗和护理的配合。鼓励病人树立战胜疾病的信心。术后交代注意事项，做好出院指导，告诉病人用药的具体方法、复诊的时间、饮食、休息及有关注意事项，以利康复。

第六节　鼻部手术护理常规

一、术前护理

1.执行耳鼻喉科一般护理。

2.剪鼻毛、剃胡须，如行鼻侧切开，须准备面部皮肤。

3.清洁鼻腔。有萎缩性鼻炎者术前用温生理盐水清洗鼻腔痂皮，每日 1~2 次。

4.术前晚可用镇静剂。

5.进手术室前嘱病人排空大、小便。

6.局部麻醉者术前可进少量饮食。全麻者术日晨禁食，按医嘱给术前用药。

二、术后护理

1.取半卧位，减轻头部充血，便于引流及吐出分泌物。如果有头晕或虚脱应改为平卧位。全麻者未清醒时去枕平卧，头偏向一侧。

2.注意鼻部出血。渗血量较多时，对鼻部进行冷敷或肌注止血药。疼痛时给予镇痛药。

3.嘱病人尽量避免打喷嚏，以免鼻内堵塞纱条松动脱出。鼻内纱条一般于24~48 小时取出，取出填塞物后，24 小时内应安静卧床休息。不擤鼻涕，用1%麻黄素生理盐水点鼻。

4.为避免口腔干燥，可用湿纱布覆盖口部，口唇干裂可涂液状石腊，必要时行雾化吸入。

5.进半流食或软食。

6.注意体温变化。术后发现病人出现剧烈头痛、恶心、呕吐等脑膜刺激症状，应及时通知医生。

三、心理护理和健康教育

注意做好与病人及其家属的沟通工作，及时解释和说明病情，通过多种形式及时了解病人的心理活动及需求并予以满足，以取得病人对治疗和护理的配合。鼓励病人树立战胜疾病的信心。术后交代注意事项，做好出院指导，告诉病人用药的具体方法、复诊的时间、饮食、休息及有关注意事项，以利康复。

第七节　上颌窦根治术护理常规

一、术前护理

1.同鼻部手术术前护理。

2.给含漱剂清洁口腔。

3.如上颌窦分泌物较多，术前日作上颌窦穿刺冲洗。

二、术后护理

1.同鼻部手术护理。

2–取半卧位，头偏向健侧，以减轻肿胀，利于引流。

3.患侧颊部用纱布垫压迫和四头带固定 24~48 小时。

4.保持口腔清洁，进食后用含漱剂漱口。但术后一周内勿刷牙。勿用力擤鼻。

5.术后 24~48 小时可抽出填塞的纱条。如出血较多，可逐步抽除。

6.取下上颌窦压迫带后可行热敷，并可冲洗窦腔。

三、心理护理和健康教育

注意做好与病人及其家属的沟通工作，及时解释和说明病情，通过多种形式及时了解病人的心理活动及需求并予以满足，以取得病人对治疗和护理的配合。鼓励病人树立战胜疾病的信心。术后交代注意事项，做好出院指导，告诉病人用药的具体方法、复诊的时间、饮食、休息及有关注意事项，以利康复。

第八节　喉部疾病一般护理常规

一、病人入院后送至指定床位，向病人介绍病区环境和有关制度。介绍主管医生护士。测量体温、脉搏、呼吸、血压、体重。

二、病室环境保持清洁、舒适、安静、空气新鲜，根据病情适当调节温湿度。

三、对新入院的病人每日测体温、脉搏、呼吸 3 次，连续 3 日。体温 37.5℃以上者，每日测 4 次；体温达 39℃以上者，每 4 小时测 1 次，待体温恢复正常 3 日后，改为每日 1 次。每日记录大、小便 1 次。

四、按医嘱进行分级护理。

五、24 小时内留取三大常规标本送检。

六、经常巡视病房，及时了解病人的生活起居、饮食、睡眠和情志等情况。做好相应的护理工作。

七、严密观察病人的神志、面色、声音、脉搏，注意咽喉部黏膜的颜色、有无肿胀、假膜及脓性分泌物。有呼吸困难者，应严密观察呼吸。若发现病情突变，可先应急处理，并立即报告医生。

八、按医嘱给予相应饮食，注意饮食宜忌。

九、按医嘱准确按时给药。观察用药后效果和反应，并做好记录。

十、对手术病人，应做好术前准备与术后护理。

十一、心理护理和健康教育：注意做好与病人及其家属的沟通工作，及时解释和说明病情，通过多种形式及时了解病人的心理活动及需求并予以满足，以取得病人对治疗和护理的配合。鼓励病人树立战胜疾病的信心。术后交代注意事项，做好出院指导，告诉病人用药的具体方法、复诊的时间、饮食、休息及有关注意事项，以利康复。

第九节　急性喉阻塞护理常规

一、心理护理：安慰病人，使之镇静休息，避免躁动以减少氧耗量。

二、一般取半卧位。随时吸出口咽部分泌物，给予氧气吸入。

三、密切观察呼吸困难程度，如发绀、呼吸频数、咳嗽、喉鸣声响、鼻翼扇动，三凹征等，与医生保持联系。

四、呼吸困难程度较轻者，可进饮食，但须避免误吸呛咳。嘱病人尽量少说话，小儿勿哭啼。有炎症者可用抗生素、肾上腺皮质激素等雾化吸入或静脉点滴。

五、呼吸困难趋向加重者，应做气管切开，按常规护理。

六、对喉梗阻，应治疗其病因方能彻底解除，例如咽后壁脓肿应行切开排脓。

第十节　气管切开术术后护理常规

一、半卧位或平卧位，去枕使颈部舒展，并应经常更换体位，以减少肺部并发症发生。儿童应固定双手，防止抓脱套管。

二、病人术后丧失讲话能力，需由专人守护，以便了解病人的需要。

三、术后可进流质或半流质饮食，注意进食有无呛咳及吞咽困难。

四、病室内保持温暖、清洁、湿润，按时做雾化吸入疗法，防止气管内结痂造成阻塞。

五、注意保持呼吸道通畅，按时冲洗、消毒内套管，在拔出内管时，应固定好外管，以防一并拔出。随时吸出套管内的分泌物，并鼓励病人咳嗽。应注意无菌操作，防止感染，外管如要更换应在手术 1 周后方可进行。

六、注意观察有无创口出血、皮下气肿及感染情况。皮下气肿伴有呼吸困难者，应考虑合并气胸、纵膈气肿的可能，如发现异常情况，应及时报告医生予以处理。

七、伤口敷料要保持清洁、干燥，如渗血或污染，应随时更换。经常检查病人套管固定带的松紧，过松易于脱落，过紧会影响血液循环。

八、拔管前应先试行堵管，堵管后要严密注意病情变化，以及呼吸情况，如果发声正常，呼吸平稳，可于24~48小时拔管，拔管后继续观察1~2天。伤口处以蝶形胶布拉紧皮肤，盖以无菌纱布，一般不需缝合。

九、病人带管期间、拔管前后，应随时准备气管切开或气管插管等急救器械，以防万一。

十、心理护理和健康教育：注意做好与病人及其家属的沟通工作，及时解释和说明病情，通过多种形式及时了解病人的心理活动及需求并予以满足，以取得病人对治疗和护理的配合。鼓励病人树立战胜疾病的信心。术后交代注意事项，做好出院指导，告诉病人用药的具体方法、复诊的时间、饮食、休息及有关注意事项，以利康复。

第十一节　气管、支气管异物护理

一、术前护理

1.向家属了解异物种类、发病后症状和经过情况。

2.患儿取半坐位或半卧位，避免哭闹和躁动，以免异物活动而嵌于声门处发生窒息。

3.迅速准备直接喉镜、支气管镜、异物钳、吸引器、氧气等急救物品。

4.支气管内异物的患儿全身情况不良者，行支持疗法，按医嘱给抗生素、输液、吸氧等。应密切观察T、P、R、Bp。手术多需全麻，术前禁食。

二、术后护理

1.密切观察有无呼吸困难。

2.按医嘱应用皮质激素和抗生素。

3.有吸气性呼吸困难时，给予吸氧，并准备气管切开。

三、心理护理和健康教育

注意做好与病人及其家属的沟通工作，及时解释和说明病情，通过多种形式及时了解病人的心理活动及需求并予以满足，以取得病人对治疗和护理的配合。鼓励病人树立战胜疾病的信心。术后交代注意事项，做好出院指导，告诉病人用药的具体方法、复诊的时间、饮食、休息及有关注意事项，以利康复。

第十二节　喉癌根治术护理

一、术前护理

1.心理护理：做好与病人的沟通工作，介绍疾病及手术的相关知识，说明手术的必要性，讲清术后发声能力的恢复程度、留置鼻饲管及气管套管的必要性，以求病人合作。

2.做好全身卫生准备，术前1天洗澡、备皮。备皮范围：颈部从乳突尖及下颌骨下缘起，双侧至颈侧后方，下至第三肋骨及肩部，面部剃胡须。

3.注意口腔卫生和呼吸道感染情况。

4.术前8~12小时禁食。选好合适胃管（17~18号），术前预先置入或者术中置入，备气管套管或者全喉切除后套管。

5.慢性器质性疾病、营养不良等均应于术前处理和纠正。

6.按全麻准备，如需肥皂水灌肠的患者应按麻醉前常规术前用药。

二、术后护理

1.按气管切开常规护理。

2.严格交接班，严密观察病情变化，严密观察输血、输液是否通畅及有无反应，若条件允许，设专人护理。

3.术后少量出血可予压迫止血。发现有新鲜出血不止，应立即打开创口，重新止血。

4.创口处理，术后第二天更换敷料，如负压引流渗出不多，可于48小时内撤出。

5.应用抗生素控制感染，如有感染，可加大抗生素的剂量，直到除去引流物的时间或者持续引流物感染被控制为止。

6.防止肺部并发症。加强气管内吸引，滴入抗生素液。如为喉部分切除术或者喉功能重建术，术后误吸情况明显，可戴用带气囊的气管套管以防误吸。

7.术后第二天开始鼻饲，等创口愈合、进食无误吸后，术后10天可拔除鼻饲管。

8.术后2~3天可坐起，争取早日下床活动。

9.喉部分切除或者喉功能重建术者，创口愈合后可堵管说话，喉全切除者，待痊愈后，训练食管发音或者安装发音管。

三、心理护理和健康教育

意做好与病人及其家属的沟通工作，及时解释和说明病情，通过多种形式及时了解病人的心理活动及需求并予以满足，以取得病人对治疗和护理的配合。鼓励病人树立战胜疾病的信心。术后交代注意事项，做好出院指导，告诉病人用药的具体方法、复诊的时间、饮食、休息及有关注意事项，以利康复。

（张琨 龙电玲 时均梅 陈艳 曹翠君 郭鸿 孙宁）

第三十五章 眼科疾病护理常规

第一节 白内障护理常规

晶状体混浊称白内障，是我国首位致盲性眼病。根据病因可分为外伤性、并发性、代谢性、药物性及中毒性、发育性、后发性；根据发生年龄可分为先天性、婴儿性、青年性、成年性、老年性。临床上以老年性白内障最为常见。

一、术前护理

1.加强营养，多吃高蛋白、高维生素易消化的食物，避免刺激性食物。

2.做好心理护理：多了解病人的心理活动，注意心理疏导，宣传卫生知识，减少不必要的担心。

3.指导病人做术前必要的各项检查，同时告知检查的目的和注意事项。

4.嘱病人要注意保暖，预防感冒，保持大便通畅。

5.按内眼手术术前准备进行护理。

二、术后护理

1.按内眼术后护理常规进行护理。

2.嘱病人安静卧床，一般采取平卧位，全麻病人按全麻术后护理常规进行护理。

3.术后第一天即开始按医嘱给予抗生素眼药水点眼，晚上点眼膏，注意无菌操作。

4.经常注意眼部敷料情况，如发现敷料松动、出血、渗血应立即通知医生进行处理。

5.术后给予易消化、营养丰富的食物，忌吃辛辣刺激性食物。

6.根据病情按医嘱给予止吐剂、止痛剂，使病人舒适。

7.保持大便通畅，如有便秘情况应及时采取措施。

三、出院指导

1.出院时指导病人点药、服药及出院后的注意事项、复诊时间。

2.注意饮食和休息，并做到用眼卫生，防止视疲劳。

3.术后3个月内，创口尚未长牢，人工晶体还不稳定，所以不宜做重体力劳动及剧烈的活动，同时要防止碰撞，不要揉眼。

4.告诉病人术后常感视物发蓝或眩目，此是正常现象，逐步可以习惯，不必恐惧，若出现眼痛、眼胀、视力下降等情况应及时就诊。

第二节　青光眼护理常规

眼球内的压力（眼压）超越了眼球内部组织，特别是视神经所能承受的限度，引起视神经萎缩和视野缺损，这种症状被称为青光眼。按其病因不同可分为原发性、继发性、先天性、混合性四大类。按其发病时房角的开闭状态将其分为闭角和开角两种类型。

一、术前护理

1.积极配合医生进行检查治疗，按医嘱及时滴缩瞳剂，静脉滴入 20%甘露醇，密切观察眼压和病情变化，注意用药反应。

2.做好心理护理和健康教育，解除病人精神上的紧张和焦虑，及时向病人说明病情、治疗和应注意的相关事项，使病人以愉快的心态配合治疗和护理。

3.饮食指导：嘱病人多食一些易消化、营养丰富的食物，禁止烟酒、浓茶、辛辣等刺激性食物，不可一次大量饮水（一次勿超过 500mL）。

4.手术病人按内眼手术前护理常规进行护理，术前晚给予降眼压及镇静药。

二、术后护理

1.全麻病人术后按全麻护理常规护理。

2.术后要保持大便通畅，若发生便秘应及时给予处理。

3.出院前应再次向病人交代有关注意事项，嘱病人按期来医院复查。

4.注意事项：①注意用药、睡眠、饮食、大便等，以防复发。②一旦出现头痛、眼痛、恶心、呕吐、视力下降等症状应立即就诊。

第三节　视网膜脱离护理常规

视网膜脱离可分为裂孔性、非裂孔性以及牵引性三大类型。临床上以前者最为常见。裂孔性视网膜脱离多见于高度近视眼、白内障摘除术后的无晶体眼和眼外伤等病人。临床表现早期有闪光感，继而出现视物变形，眼前黑影飘动，视力下降，视野缺损。

一、术前护理

1.嘱病人注意卧床休息，根据裂孔所在部位，指导病人采取适当的卧位。原则上使视网膜裂孔处于最低位置。如上方裂孔取仰卧（去枕）头低位；下方裂孔取半卧位；鼻侧或颞侧方裂孔取同侧卧位。

2.心理护理和健康教育：注意做好与病人及其家属的沟通工作，了解病人的心理活动及需求并予以满足，介绍视网膜脱落的有关知识及产生闪光、眼前固定黑影及视物变形等症状的原因，讲解手术的目的方法和注意事项，消除其焦虑、悲观的情绪，使病人以愉快的心态配合治疗和护理。

3.指导病人进行术前各项检查，并告知目的和注意的事项。

4.指导病人注意摄入新鲜蔬菜、水果及富含纤维素的食物，忌食辛辣刺激性食物，手术当日术前进食不宜过饱，以免手术操作牵拉眼肌而引起术后恶心、呕吐。

5.按医嘱给予抗生素和阿托品眼药水滴眼，滴阿托品眼药水时注意用棉球压迫泪囊区 3~5 分钟。

6.术前一日剪睫毛、冲洗泪道、结膜囊。

二、术后护理

1.按内眼术后护理常规进行护理。

2.术后给予二级护理，对于生活自理有困难的病人，应协助其生活护理，遵医嘱指导病人采取不同的卧位。

3.按医嘱给予抗生素和止血药静脉滴注，并观察用药反应。

术后一日按医嘱点眼，注意无菌操作，防止交叉感染。

4.巡视病房，密切观察病人全身情况和术眼的变化，如出现眼胀痛伴头痛、恶心、呕吐等症状，应配合医生及时处理。

三、出院指导

1.出院后半年内勿从事重体力劳动及剧烈运动。

2.注意劳逸结合，切勿用眼过度。

3.避免头部震动，防止眼外伤。

4.嘱病人坚持用药，并教会病人使用正确的滴眼方法。

5.预防感冒、咳嗽、保持大、小便通畅。

6.定期复查，若出现眼痛、眼胀、视力下降等情况及时就诊。

第四节　玻璃体切割术护理常规

为了达到清除混浊、松解粘连和控制感染等目的，通过玻璃体切割器将病变玻璃体加以切除的手术称为玻璃体切割术。

一、术前护理

1.根据病人性格特点做好心理护理，介绍手术方法及注意事项，设法消除病人的恐惧感。

2.观察病人全身情况，如是否有发热、高血压、心脏病、糖尿病及全身感染等，并向医生报告病情的动态变化。

3.嘱病人做好个人清洁卫生，如洗头、洗澡。为病人剪睫毛，洗泪道及结膜囊，做好术前准备。

4.术日晨进食易消化食物，不可过饱，以免术中发生呕吐。术前排空大、小便。

5.应用阿托品等扩瞳眼药水充分散瞳。滴用阿托品时注意按压泪囊区2~3分钟。

二、术后护理

1.遵医嘱指导病人取适当的体位，并告之病人保持体位的重要性。

2.单纯的玻璃体切除可取普通体位，一般卧床一天后可取自由体位。

3.玻璃体切除联合注气、注硅油的病人应取头低位，利用气体或硅油向上的浮力顶压封闭的视网膜裂孔。并定时按摩受压部位，让病人舒适。

4.嘱病人安静休养，不得用力挤眼、咳嗽或大声说话。

5.嘱病人勿弄湿、污染或自行拆开眼外敷料。

6.在玻璃体切割过程中易发生出血，术后应遵医嘱给予止血药。

7.如因麻醉药反应或术中牵位眼外肌而引起呕吐，可肌肉注射止吐药和镇静药。

8.如有疼痛，可酌情给予镇静、止痛剂、如术前剧痛并伴有头痛、恶心、呕吐及其他情况，应警惕眼压过高，需及时报告医生。

9.术后饮食：多吃水果和蔬菜，保持大便通畅，增加营养，以利伤口愈合。

三、出院指导

1.出院后半年内勿做重体力劳动及剧烈运动。

2.避免头部震动，勿过度弯腰低头取物，防止眼外伤。

3.定期复查，若出现眼痛、眼胀、视力下降时及时就诊。

第五节　角膜移植术护理常规

角膜移植是一种用同种异体的透明角膜代替因病变而混浊的角膜的手术。

一、术前护理

1.心理护理：耐心细致地做好术前解释工作，简要地介绍手术目的、方法及需要配合的注意事项，解除病人的恐惧与不安，使其密切配合治疗。

2.手术前10~15分钟滴抗生素眼药水1次，直至手术开始。

3.术前常规剪除睫毛，冲洗泪道和结膜囊预防手术感染。

4.降眼压与缩瞳：手术前半小时静脉滴注20%甘露醇以及口服降眼压药软化眼球，减少手术中并发症的发生。术前滴1%匹罗卡品3次，使瞳孔直径保持在2mm左右。

二、术后护理

1.嘱病人安静卧床休息，短期双眼包扎，戴眼罩，防止遭受不必要的误伤。

2.做好生活护理，避免头部震动以致影响植片。

3.密切观察病情变化，叮嘱病人及其家属术后应注意的事项。进半流质饮食，保持大便通畅，避免咳嗽，勿用手揉眼及用不洁物品擦眼。

4.术后隔日换药一次，注意有无分泌物，移植片是否透明、平伏，前房是否形成，虹膜有无粘连，缝线有无松脱。

5.观察病人全身反应，如出现头痛、眼痛、恶心、呕吐等症状，应及时报告医生配合处理。

6.应严格按医嘱及时用药预防感染和排斥反应，并注意疗效及副反应。

7.术后两周应密切注意免疫排斥反应，并详细记录。

8.多食高营养、高维生素及多纤维素的食物，忌辛辣刺激性食物。

三、出院指导

1.按医嘱交代病人出院后的有关事项及用药，定期门诊复查。

2.指导病人出院后的自我护理，注意劳逸结合，注意视力及眼部感觉，如有免疫排斥反应可疑情况应及时复诊。

第六节　慢性泪囊炎护理常规

慢性泪囊炎是一种常见的泪道疾病，多发生于成年人、女性及老人。主要表现为泪溢，眼部常有明显的濡湿状，内眦部皮肤潮红糜烂，可有湿疹。

一、术前护理

1.做好心理护理和健康教育：同病人谈心，了解病人的心理状况，讲解疾病治疗的目的、方法及相关注意事项，使其密切配合治疗。

2.指导病人进行术前相关的检查，同时告知其检查目的和注意事项。

3.术前按医嘱滴抗生素眼药水 2~3 天，每日 4 次。

4.密切观察生命体征的变化，对于高血压和糖尿病者应密切监测血压、血糖的变化。

5.手术前一天及手术日晨用庆大霉素冲洗泪道和结膜囊各一次。

6.为防止手术出血，术前 30 分钟遵医嘱肌注镇静剂和止血剂。

二、术后护理

1.术后安静卧床，一般采取半卧位休息。

2.术后给予易消化、营养丰富的食物，多食新鲜蔬菜水果，忌食辛辣刺激性食物。

3.密切观察术眼敷料及绷带有无松动，术眼伤口有无渗血、渗液，如有应及时配合医生进行处理。

4.遵医嘱使用抗生素和止血剂静脉点滴，每日一次。

5.术后每日换药一次，观察吻合通畅情况，并用无菌生理盐水冲洗，注入抗生素药液，冲洗时切忌用力过猛。

6.每日用抗生素眼药水滴眼 4~6 次，滴眼前要先挤出泪囊分泌物。

三、健康教育

1.增强体质，提高抗病能力。

2.注意眼部卫生，不用脏手揉眼。

3.改善环境和个人卫生条件，避免不良理化因素刺激，不用劣质化妆品。

第七节　斜视护理常规

当眼球运动不能协调一致，丧失双眼单视功能，一眼向前注视时，另一眼发生偏斜者称为斜视。根据病因不同可分为共同性斜视和麻痹性斜视两类。根据斜视的位置不同，斜视又分为外斜视、内斜视和垂直性斜视。

一、向病人及其家属宣教恢复正常视功能的有关知识。

二、指导共同性斜视患儿进行以下处理，力争恢复正常的双眼视力。

1.积极矫正屈光不正

（1）2 岁以上即可戴镜矫正，并指导病人及其家属用松紧带固定于头部，注意安全，防止意外。

（2）治疗三个月后如斜视完全消失，继续戴镜，并治疗弱视或进行正位视训练，每半年复查一次屈光度。

（3）如三个月后仍有斜视，则治疗弱视，使双眼视力平衡，然后接受手术矫正。

2.治疗弱视：指导病人进行弱视治疗，并注意随访观察效果。

3.指导病人进行正位视训练，纠正异常视网膜对应，发展患儿的同时视及融合力。

三、手术前后的护理

1.按外眼手术护理常规进行护理。

2.心理护理：进行耐心细致的解释工作，争取病人及其家属积极配合。

3.术后包扎双眼，使手术眼在术后得到休息，防止缝线因眼球转动而被撕脱，嘱病人勿自行去掉健眼敷料。

4.术后有明显复视且有一定融合力者应指导病人做矫正训练。

5.观察术眼情况，如发现结膜炎症，分泌物增多，则应去除敷料，戴小孔镜，并注意用抗生素眼药水滴眼，嘱病人自行控制眼球运动，以防止撕开缝线。

6.儿童术后应继续指导弱视训练，以巩固提高视功能。

四、全麻病人按全麻术后护理常规进行护理。

五、心理护理和健康教育：注意做好与病人及其家属的沟通工作，及时解释和说明病情，通过多种形式及时了解病人的心理活动及需求并予以满足，以取得病人对治疗和护理的配合。鼓励病人树立战胜疾病的信心。术后交代注意事项，嘱病人注意眼部卫生。做好出院指导，告诉病人用药的具体方法、复诊的时间、饮食、休息及有关注意事项，以利康复。

第八节　上睑下垂护理常规

上睑下垂指上睑部分或全部不能提起所造成的下垂状态，即在向前方注视时上睑缘遮盖角膜上部超过角膜的1/5。

一、术前护理

1.心理护理：应耐心向病人解释手术治疗的必要性、安全性，以消除恐惧、焦虑心理。

2.指导病人进行术前相关的各项检查，告知检查目的和注意事项。

3.遵医嘱给予抗生素眼药水滴眼，每日3~4次。

4.手术前应剪除睫毛，以免术后刺激角膜，引起角膜炎。

5.儿童需行全麻者则按全麻手术前常规准备。

二、术后护理

1.术后应适当休息，营养均衡，避免辛辣刺激性食物。

2.术后按医嘱给患眼滴抗生素眼药水3次/日，晚上涂抗生素眼药膏，用无菌纱布覆盖。

3.密切观察术眼情况，特别注意角膜情况，观察有无缝线和睫毛刺激角膜、睑裂闭合状态、角膜暴露情况及有无弯窿部结膜脱垂等并发症，若发现异常及时通知医生进行处理。

4.对于眼睑闭合不全导致角膜暴露者应在结膜囊内涂大量眼膏，并盖上眼垫，以防止暴露性角膜炎的发生。

三、心理护理和健康教育：注意做好与病人及其家属的沟通工作，及时解释和说明病情，通过多种形式及时了解病人的心理活动及需求并予以满足，以取得病人对治疗和护理的配合。鼓励病人树立战胜疾病的信心。术后交代注意事项，嘱病人注意眼部卫生。做好出院指导，告诉病人用药的具体方法、复诊的时间、饮食、休息及有关注意事项，以利康复。出院前教会病人正确滴眼药水和涂眼药膏。

第九节　眼眶肿瘤护理常规

眼眶肿瘤可原发于眼眶，分原发性和继发性，原发性肿瘤如泪腺肿瘤、血管瘤和视神经胶质瘤，继发性多来自眼睑、眼内、鼻内和鼻咽部肿瘤。

一、术前护理

1.心理护理：做好病人的思想工作，解除其精神上的紧张焦虑，安定其情绪，多给予关心、支持、鼓励，使其增强治疗疾病的信心。

2.饮食与休息：指导病人进食高蛋白、高热量及富含维生素的食物，注意生活规律，保证充足的睡眠。

3.术前常规备皮：指导病人完成必要的术前检查如 CT、胸片等。

4.肿瘤需施行较大手术者，应在术前做好输血准备。

5.术前晚嘱病人禁食水 6~8 小时，同时观察生命体征变化。

二、术后护理

1.按全麻术后护理常规进行护理。

2.术后去枕平卧 6~8 小时，禁食、禁饮 6~8 小时，进食后可改为流质或半流质饮食。

3.密切观察手术后眼局部及全身的情况。如疼痛、伤口渗血及生命体征等，发现异常及时报告医生进行处理。

4.注意观察病人的反应，倾听病人主诉。如有眼胀、头痛应遵医嘱给予 20%甘露醇 250mL，高速静脉滴注，在清除水肿同时注意观察用药反应。

三、心理护理和健康教育

注意做好与病人及其家属的沟通工作，及时解释和说明病情，通过多种形式及时了解病人的心理活动及需求并予以满足，以取得病人对治疗和护理的配合。鼓励病人树立战胜疾病的信心。术后交代注意事项，嘱病人注意眼部卫生。做好出院指导，告诉病人用药的具体方法、复诊的时间、饮食、休息及有关注意事项，以利康复。

第十节 眼内炎护理常规

眼内炎由化脓菌或其他致病微生物引起的眼内炎症，通常在伤后 1~3 天发作，眼痛、头痛剧烈、刺激症状明显，视力严重下降，甚至无光感。

一、眼内炎病人视功能有较大损害，治疗时间长，且效果不稳定，故病人心理负担沉重，应做好心理护理并鼓励其坚持治疗，正确用药。

二、积极配合医师进行眼部分泌物的细菌培养+药敏试验，并根据结果及时使用有效抗生素。

三、指导病人进行相关的检查，鼓励病人坚持球结膜下注射。

四、应用扩瞳剂充分散瞳以防止虹膜后粘连，滴用阿托品时。

必须压迫泪囊部 2~3 分钟，以免泪囊和鼻腔黏膜吸收后中毒，特别是儿童使用时要慎重。

五、经保守治疗无明显效果时，劝其尽早行玻璃体切除术，并联合抗生素和激素进行玻璃体注射。

六、通过各种治疗方式后炎症还不能控制，且视力已丧失者，为防止炎症扩散危及病人的生命而需行眼球摘除手术时，应耐心做好病人的思想工作，以减轻病人的心理负担，说明手术的重要性，交代手术注意事项，使其积极配合手术。

七、注意观察眼外敷料有无渗液、渗血及分泌物。

八、指导病人多食高营养、高维生素的饮食及新鲜蔬菜、水果，禁食辛辣刺激性食物，戒烟、戒酒，做好生活护理。

九、心理护理和健康教育：及时向病人和家属说明病情和治疗的效果，了解病人的心理活动及需求并予以满足；鼓励病人表达自己的担心和不安，交代病人应注意的相关事项，使病人以愉快的心态配合治疗和护理。

第十一节 内眼手术护理常规

一、术前准备

1.耐心地解释手术的目的及手术配合的注意事项，加强心理护理，使病人处于接受手术治疗的最佳状态。

2.指导并协助病人完善各项术前检查，如胸部透视、心电图、尿、大便及血液三大常规，出、凝血时间，血糖、肝功能等检查。全麻手术者按全麻常规准备。

3.注意观察病人全身情况及生命体征的变化，若发现感染病灶及时报告医师，同时协助医师控制糖尿病、心脏病、高血压或呼吸道疾病等。

4.滴抗生素眼药水，每天3次，如有感染则应先处理，滴抗生素眼药水每天4~6次，直到感染完全控制，必要时做结膜囊细菌培养。

5.术前沐浴洗发一次，用无菌生理盐水冲洗泪道和结膜囊。

6.术前晚按医嘱给药，并让病人注意休息，保证充足的睡眠，全麻病人术前禁饮、禁食10小时。

二、手术日护理

1.局麻病人进食不要过饱，测量生命体征，术前半小时给予镇静剂。

2.向病人解释手术步骤及术中配合注意事项，加强心理疏导，以解除顾虑。

3.进手术室前让病人排空膀胱，协助病人戴好消毒帽及脚套。

三、术后护理

1.按医嘱安排好病人的卧位，限制头颈部活动，避免头部震动，嘱其弯腰、低头动作应缓慢；勿用手揉眼、用力咳嗽及用力大便，防止意外碰伤。

2.勿吃辛辣刺激性食物，戒烟酒。注意营养丰富、均衡，强调新鲜蔬菜、水果等纤维素的摄入，防止大便干燥及便秘。

3.观察术眼伤口疼痛的性质，给予精神鼓励。注意监测眼压，如有病情变化随时报告医师。

4.注意观察术眼敷料有无渗血、渗液，术后 24 小时换药，每天 1 次，注意观察眼局部情况，严格无菌操作，动作要轻巧。

5.注意观察病人生命体征的变化，注意保暖，预防感冒、咳嗽等。

6.出院指导：嘱病人按时复诊，指导病人用药、活动、饮食等，以利康复。

四、心理护理和健康教育

注意做好与病人及其家属的沟通工作，及时解释和说明病情，缓解病人及其家属的紧张和焦虑情绪。通过多种形式及时了解病人的心理活动及需求并予以满足，以取得病人对治疗和护理的配合。鼓励病人树立战胜疾病的信心。术后交代注意事项，嘱病人注意眼部卫生，定期复诊。做好出院指导。

第十二节　外眼手术护理常规

一、术前准备

1.向病人交代手术的有关事宜及配合的注意事项，使病人做好必要的心理准备。
2.术眼滴抗生素眼药水以清洁局部，泪囊手术应冲洗泪道。
3.眼部矫正、成形、美容、斜视及眶肿瘤等手术，应在手术前及术后照相。
4.眼眶手术应注意观察病人的全身状态，有无较重的全身疾病，必要时备血。
5.儿童、老年人及较大手术应按全麻手术做准备。
6.手术日护理，参照内眼手术护理常规。

二、术后护理

1.休息与饮食：术后应适当休息，眼眶手术者应卧床，饮食营养均衡，避免辛辣刺激性食物。

2.护理观察：注意敷料及绷带松紧、是否移位、有无出血、发热及疼痛等。

4.换药：一般隔日换药，结膜囊成形术则每日换药，并注意分离结膜囊以免粘连。眼睑整形术则术后 4 天首次换药。换药时注意观察分泌物性状、炎症反应并注意无菌操作。

三、心理护理和健康教育

注意做好与病人及其家属的沟通工作，及时解释和说明病情，缓解病人及其家属的紧张和焦虑。通过多种形式及时了解病人的心理活动及需求并予以满足，以取得病人对治疗和护理的配合。鼓励病人树立战胜疾病的信心。术后交代注意事项，注意眼部卫生，定期复诊。做好出院指导。

(叶春春 韩玲 张琨 龙电玲 时均梅 陈艳 高磊)

第三十六章　口腔疾病护理常规

第一节　牙体牙髓疾病护理常规

一、牙体牙髓科常用药物、材料

1.丁香油

（1）组成成分：丁香，酚剂。

（2）性能：有较好的镇痛及轻度消毒防腐作用，刺激性和腐蚀性较小。

（3）用途：活髓牙安抚镇痛及硝酸银牙本质脱敏还原剂。

2. 75%乙醇

（1）组成：乙醇，蒸馏水。

（2）性能：能沉淀蛋白质，使蛋白质变性，加之能吸收组织中的水分，因而有杀菌作用。乙醇杀菌力以 70%~75%的水溶液最强，浓度过高使菌体表层蛋白质很快凝固而形成坚硬的保护膜，妨碍乙醇向内渗透，浓度过高或过低均不易杀灭细菌。

（3）用途：牙面脱脂和窝洞消毒。

3.氢氧化钙糊剂

（1）组成：氢氧化钙，生理盐水。

（2）性能：氢氧化钙为强碱性，pH 值为 10~12。用作盖髓剂，作用缓慢持久，能中和炎症所产生的酸性物质，故能减轻疼痛。因是强碱性，接触后可使浅部牙髓组织坏死，深部细胞可分化为造牙本质细胞，形成牙本质基质，并能激活碱性磷酸酶，促进基质钙化，修复创面，因而获得较高的成功率。甲基纤维素可降低氢氧化钙的碱性，并使制剂凝固。

（3）用途：根管消毒、直接盖髓和间接盖髓。

4.牙髓失活剂

（1）组成：金属砷 1 g；石炭酸适量；可卡因 1 g；棉块适量。

（2）性能：金属砷与牙髓接触后，氧化为亚砷酸作用于牙髓，使牙髓充血、栓塞而失活。金属砷作用缓慢，较为安全。一般恒牙封药 5~7 天，乳牙封药为 2~4 天。

（3）用途：牙髓失活。

（4）注意事项：

①本品含毒性物质，须按国家有关部门规定管理。

②临床操作人员必须具有执业医师资格，并按本材料的适用范围和使用方法选

择和使用本材料。

③牙髓失活材料使用时间须严格按照使用方法的规定，到时必须取出。

④使用牙髓失活材料可能会发生疼痛，事先应告知病人，如发生剧烈疼痛，必须立即就诊。

⑤牙髓失活材料使用不当可引起牙周组织坏死，应加强预防。

⑥取出的牙髓失活材料应置入产品所附回收瓶中，并按毒性物质的管理规定管理，到达一定量后送回生产厂家集中处理或按毒性物质管理规定中的方法处理。

⑦对盐酸普鲁卡因过敏者禁用。

5. 3%过氧化氢

（1）组成：过氧化氢，蒸馏水。

（2）性能：为强氧化剂，具有防腐、除臭及清洁作用，并可改变牙周袋内的厌氧环境。本品抗菌消毒作用大，当遇到组织中的过氧酶时立即分解而释放出新生态氧，发挥其杀菌及除臭作用。主要用以清除污秽的创面，气泡能将创面或根管中的脓块、血块或坏死组织松动而使之排出。

（3）用途：冲洗感染根管。

6. 生理盐水

（1）组成：氯化钠，蒸馏水。

（2）用途：冲洗根管。

7. 乙二胺四酸二钠盐（17%EDTA）

（1）组成：15%EDTA（pH 值为 7.3）17.0 g；蒸馏水 100mL；5mol/L 氢氧化钠 9.25mL。

（2）性能：EDTA 是一个螯合剂，白色晶状固体，不溶于水，能与各种二价和三价金属离子形成稳定的螯合物。

（3）用途：对牙本质有溶解作用，既可节省机械预备的时间，又可协助扩大狭窄或阻塞的根管，或便于从折断在根管的器械侧方通过。

8. 次氯酸钠

（1）组成：次氯酸钠和水。常用浓度为 5.25%、2.5%、1.25%。

（2）性能：次氯酸钠为白色晶体状粉末，性质不稳定，遇光易分解，易与水混合，是一个较强的碱性溶液。

（3）用途：根管冲洗。

9. AH 加根管充填材料：

（1）组成

AH 加糊剂 A：环氧化物树脂、钨酸钙盐、氧化锆、二氧化硅、氧化铁色素。

AH 加糊剂 B：胺、钨酸钙盐、氧化锆、二氧化硅、硅树脂油。

（2）用途：根管充填。

10. 碘酚

（1）组成成分：碘片、液化酚、碘化钾、甘油、蒸馏水。

（2）性能：酚与蛋白质结合使蛋白质凝固沉淀，碘与蛋白质结合使之变性，故碘酚对组织及微生物均有强烈的腐蚀性。

（3）用途：烧灼根尖肉芽组织及瘘道。

11.银汞合金

（1）组成成分：由粉液共同组成，其中粉是由银，锡，铜，锌组成；液由汞组成。

（2）性能：银汞合金完全固化后，具有最大的硬度和抗压强度（2500kg/cm²），能抗磨损，在有适当的洞壁支持下，能承担咀嚼压力。银汞合金的强度和硬度是随银汞合金硬固而增加，充填后 6~8 小时达到最高强度的 70%~90%，24 小时后基本恒定，6 天后达到恒定状态。

（3）用途：用于龋病、牙髓病、根尖周病治疗后的窝洞永久性充填。

12.光固化复合树脂

（1）组成：包括酸蚀剂（主要为磷酸）、黏结剂、光固化树脂（主要为甲基丙烯酸甲脂、光敏引发剂）。

（2）性能：本品抗压力较高（1300~2000 kg/cm²），仅次于银汞合金。硬度较低。耐磨性差，由于基质的磨损，无机填料外露，使充填体表面粗糙。热膨胀系数小。色泽稳定，且与牙近似，不溶于唾液。抗弯强度和抗冲强度略高于银汞合金。

（3）用途：

①Ⅰ、Ⅲ、Ⅳ、Ⅴ类窝洞的充填。

②釉质发育不全、氟斑牙、过小牙。

③舌、腭侧错位的前牙；前牙无接触点；牙间隙在 5mm 以下，不宜做活动修复者；外伤牙折未累及牙髓、前牙冠折不超过 2/3 者。

④死髓牙、变色牙（根管治疗充填、塑化治疗后）的窝洞充填。

13.光固化复合体

（1）组成：处理液（主要为光固化黏结剂及弱酸）、光固化复合体（为光敏复合树脂和玻璃离子的混合体）。

（2）性能：本品抗压强度、硬度、耐磨性均低于树脂。色泽稳定，且与牙近似，不溶于唾液。抗弯强度和抗冲强度高于复合树脂。

（3）用途：用于Ⅲ、Ⅴ类窝洞及乳牙各类窝洞充填。

14.磷酸锌粘固材料

（1）组成成分：由粉（氧化锌，氧化镁，二氧化硅，氧化铋，氧化钡，硫酸钡）和液（磷酸，铝，水）组成。

（2）性能：磷酸锌粘固粉凝固后的抗强度约为 1 000kg/cm²，可以承受一定的咀嚼压力。本品混合后，在未完全凝固时具有一定的黏性，固化后几乎不溶于水，其水溶解度仅占重量的 0.06%。

（3）用途：用于窝洞的垫底、粘固桩或钉及暂时性充填。

15.氧化锌丁香油粘固材料

（1）组成：由粉（氧化锌，松香，硬脂酸锌，醋酸锌）和液（丁香油）组成。

（2）性能：本品调和后一般在 4~10 秒钟内可以固化，抗压强度低（140~300

kg/cm²) 有水溶解性, 且为不良导体, 有阻止温度传导的作用。

（3）用途：牙体修复的衬层和暂封, 还可以作洞衬剂。

16.牙胶条

（1）组成：赤铁科树脂, 氧化锌, 氧化钙, 白蜡。

（2）性能：本品加热后变软, 有很好的可塑性, 为不良导体, 微具弹性, 无味, 不刺激软组织, 抗压强度低, 易溶于氯仿、煤焦油、松节油、沸醚苯中。

（3）用途：用于测试牙髓活力及牙髓治疗时的暂时性封洞。

17.牙胶尖

（1）组成：赤铁科树脂, 氧化锌, 氧化钙, 白蜡。

（2）性能：同牙胶条。

（3）用途：用于根管充填。

18.液体根管充填材料组成

Ⅰ液：40%甲醛 62mL, 甲酚 12mL, 95%酒精 6mL。

Ⅱ液：间苯二酚 45g, 蒸馏水 55mL。

Ⅲ液：氢氧化钠 1g, 蒸馏水 122mL。

（1）性能：液体根管充填材料主要是 FR 酚醛树脂。FR 酚醛树脂主要成分是间苯二酚和甲醛, 它们在强碱性条件下能快速聚合成酚醛树脂。在聚合前很好地充填根管, 聚合后能将根管残留的病原刺激物包埋固定, 使其成为无害物质。

（2）用途：用于根管塑化治疗, 现逐渐被根管充填所代替。

二、牙体牙髓疾病一般护理常规

1.术前准备

（1）心理护理：在安排病人就诊时, 以关心、理解、和蔼的态度接待每一位病人, 让病人感受到医护人员的关心, 减轻其焦虑及恐惧心理。查看病历、了解病情及有关检查结果, 了解有无手术禁忌症。

（2）病人准备：请病人坐上治疗椅, 系好治疗巾, 用漱口液清洁口腔, 戴防护眼镜, 询问病史及药物过敏史。

（3）用物准备

①铺一次性隔离膜（头套、灯柄等）。

②检查盘一套（镊子、探针、口镜、双头挖器、粘固粉充填器、少许消毒棉球）。

③根据需要装上高速、低速手机。

④调好椅位：根据不同区域牙齿所需体位调节好椅位。

⑤医护人员戴好一次性手套, 装上合适的车针。

2.术中护理

（1）根据不同的治疗方法实施相应的护理, 有条件者实行"四手操作"技术。

（2）使用强力吸引器及时吸引唾液, 保持吸管通畅和手术视野清晰, 注意不要损伤口腔软组织。

（3）检查盘要划分无菌区、清洁区、污染区，分区放置相应物品。

（4）协助医生及时留取标本，记录检查结果。

3.术后护理

（1）清除面部污垢、血迹，递纸巾、镜子，让病人整理容貌。

（2）局部麻醉术后，观察病人全身情况至病情稳定。

（3）将注射针头、根管器械、车针等细小利器分类放置。

（4）回收可高压灭菌器械。撤离手机时一手先脱去手套，握住与牙椅连接的一端；另一手取出手机，尽量减少污染的机会。

（5）弃去一次性物品，如胸巾、吸管、避污薄膜，按要求进行分类处理。

（6）选用不伤皮革、无刺激性、无颜色的化学消毒剂进行牙椅表面消毒。

（7）清洗吸引唾液导管及痰盂、保持通畅、清洁、无味。

三、橡皮障隔湿法护理

1.术前物品准备

（1）口腔基础检查盘、双头挖器、粘固粉充填器等。

（2）橡皮障、橡皮障支架、橡皮障夹、打孔器、橡皮障钳、牙线、剪刀、凡士林、棉签。

2.术中护理

（1）孔的定位。

（2）打孔：打孔时用力果断，孔的边缘整齐，不能有毛边或裂口。如果橡皮障撕裂，应立即更换。

（3）协助置入固定：将橡皮障夹穿过已打好孔的橡皮障中，然后将橡皮障压在橡皮障夹喙下，将患牙完全暴露。牙邻面就位时，可用牙线自牙合面向牙龈方向推入。

（4）橡皮障的定位。

3.术后护理

（1）传递镊子，取出置于牙邻间隙的牙线。

（2）取下橡皮障架。

（3）清理用物：橡皮障及牙线为一次性用物，其他器械回收，通过初步消毒、压力蒸汽灭菌后再次使用。

4.健康指导：术后不要进食硬食物，使颞颌关节得到休息。

四、龋病的护理常规

1.龋病治疗的护理

（1）术前准备

①器械和用物：同一般护理。

②材料：同上，另备聚羧酸锌粘固粉、氢氧化钙。

（2）术中配合

①安排病人就位，做好解释工作。

②协助隔湿。

③调拌垫底材料和充填材料。

（3）术后护理

①嘱病人术后注意事项：银汞合金充填后的牙齿，24小时内不能咀嚼食物。

②清理检查盘、器械等。

2.可见光固化复合树脂充填术的护理常规

（1）术前准备

①器械和用物：同上，另备修正器、小毛刷、塑料开口器、咬合纸、各型消毒手机。

②材料：各型光固化树脂修复材料，酸蚀剂、黏结剂、光敏氢氧化钙盖髓剂、垫底材料、遮色剂。

（2）术中配合

①安排病人就位，做好解释工作。

②协助医生隔湿，准备酸蚀和黏结剂。

③按医嘱备好光固化树脂修复材料。

④根据需要调拌垫底材料。

⑤协助医生充填树脂和成形抛光。

（3）术后护理

①病人应注意事项：a.一周内勿用粗硬牙刷刷修复体表面，若有不适，随时复诊。b.不用修复牙咬硬物，少饮浓茶，少吸烟，以免修复体着色。

②清理器械和用物。

3.脱敏疗法的护理常规

（1）术前准备

①器械和用物：同上。

②脱敏药物：碘酚、氟化钠等。

（2）术中配合

①安排病人就位，做好解释工作。

②备好消毒棉球，协助隔湿。

③将小棉球蘸所需药物置于检查盘中备用。根据需要，点酒精灯。

（3）术后护理

①嘱病人选用含氟牙膏、经常咀嚼茶叶。

②清理器械和用物。

4.安抚术的护理

（1）术前准备

①器械和用物：同上。

②材料：同上，另备生理盐水、氢氧化钙。

（2）术中护理

①安排病人就位，做好解释工作。

②协助隔湿。

③调拌氧化锌丁香油糊剂暂时封闭窝洞或直接用氧化锌丁香黏糊剂按抚牙髓暂封窝洞。

④病人1~2周若无症状，待医生除去部分暂封材料后，调拌磷酸锌粘固粉作第二层垫底，遵医嘱准备永久性充填。

（3）术后护理

①嘱病人1~2周后复诊。若出现疼痛请随时复诊。

②嘱病人术后注意事项：银汞合金充填的牙齿，24小时内不能咀嚼食物。

③清理器械和用物等。

五、牙髓病、根尖周病的护理常规

（一）盖髓术护理

1.术前准备

①器械和用物：同上

②材料：同上，另备生理盐水、氢氧化钙。

2.术中配合

①安排病人就位，做好解释工作。

②协助隔湿。

③用生理盐水调拌氢氧化钙粉剂成糊状盖髓，再调拌氧化锌丁香油糊剂暂时封闭窝洞。

④病人1~2周若无症状，待医生除去部分暂封材料后，调拌磷酸锌粘固粉作第二层垫底，遵医嘱准备永久性充填。

3.术后护理

①嘱病人1~2周后复诊。若出现疼痛请随时复诊。

②嘱病人术后注意事项：银汞合金充填的牙齿，24小时内不能咀嚼食物。

③清理器械和用物等。

（二）牙髓失活护理

1.术前准备

①器械和用物：同一般牙体牙髓科。

②材料：金属砷、丁香油小球、氧化锌丁香糊剂。

2.术中配合：

①开髓：根据龋损的大小选择合适的车针装上高速手机递给医生，协助扩大术野，及时吸引唾液。

②封失活剂：传递棉卷进行隔湿后，用探针取适量失活剂递给医生放于牙髓断面。传递一小棉球置于失活剂表面，传递充填器、传氧化锌丁香油粘固剂暂封，传递镊子夹一小湿棉球给医生修整暂封糊剂。

3.术后护理：按牙体牙髓科一般护理。

（三）根管治疗护理

1.术前准备

①器械和用物：同上，另备 2mL、5mL 注射器及配套针头，根管长度测量仪、测量尺、常用根管器械一套（15#~45#k 锉）及根管特殊器械、打火机。

②药品和材料：a.局麻药：碧兰麻、2%盐酸利多卡因注射液；b.冲洗药物：3%双氧水、生理盐水等；c.失活剂：金属砷；d.消毒药物：氢氧化钙糊剂；e.材料：牙胶尖、双糊剂。

2.术中配合

①安排病人就位，做好解释工作。

②协助隔湿。

③根据情况询问病人有无过敏史，抽吸局麻药物，备 1%碘酒棉签或调拌氧化锌丁香粘固粉封失活剂。

④医生做根管预备时应准备根管长度测量、测量尺、根管器械一套，协助医生做好记录，调拌氢氧化钙糊剂及氧化锌丁香粘固粉封闭窝洞。

⑤待医生完成根管充填后，点燃酒精灯，让医生烧热挖器一端切除多余的牙胶尖部分，调拌磷酸锌粘固粉或玻璃离子粘固粉垫底。

（6）垫底完成后，选择银汞合金或复合树脂充填。

3.术后护理：

①嘱病人封失活剂后一定要按时复诊，如有不适，请随时复诊。

②上述治疗一般分三次进行，请病人按时复诊，如有不适，可随时复诊。

③嘱病人术后注意事项：a.银汞合金充填的牙齿，24 小时内不能咀嚼食物。b.冠损严重的患牙 7~10 天左右无不适症状请做冠修。

④清理器械和用物等。

（四）根管塑化治疗护理

1.术前准备

①器械和用物：同上，另备常用根管器械一套（15#~45#k 锉）及特殊根管器械。

②药品和材料：a.局麻药：碧兰麻、2%盐酸利多卡因注射液。b.失活剂：金属砷。c.冲洗药物：3%双氧水、生理盐水。d.消毒药物：氢氧化钙糊剂。e.材料：塑化液。

2.术中配合

①安排病人就位，做好解释工作。

②协助隔湿。

③根据情况询问病人有无过敏史，抽吸局麻药物，备 1%碘酒棉签或调拌氧化锌丁香粘固粉封失活剂。

④医生将护士按比例备好的塑化液送入根管后，调拌氧化锌丁香粘固粉、磷酸锌粘固粉作双层垫底，然后选择银汞合金或复合树脂充填。

3.术后护理

①封失活剂后一定要按时复诊，如有不适，请随时复诊。

②嘱病人术后注意事项：银汞合金充填的牙齿，24小时内不能咀嚼食物。

③清理器械和用物等。

（五）Themafil热牙胶充填术

1.常规物品及病人准备同根管治疗术的护理。特殊仪器及材料的准备：热牙胶加热炉、各种类型的热牙胶尖、校正锉、裂钻、根管糊剂、按医生所需准备相应的G钻等。

2.术中护理

①牙胶尖的准备：根据主尖锉型号及工作长度，选择相应型号的热牙胶尖并做好标记备用。递0.5%的次氯酸钠，彻底冲洗消毒根管。

②干燥根管，递根管糊剂。

③加热热牙胶尖，递给医生行根管充填。

④切断热牙胶尖。

⑤调拌暂封材料。

⑥嘱病人拍摄X光片。

3.术后护理：同口腔内科一般护理，但须注意做好加热炉的清洁。

4.健康指导

①向病人说明根管治疗后会有不同程度的根尖组织反应，如明显疼痛、肿胀等，应随时就诊，必要时遵医嘱服消炎止疼药物。

②根管充填后约一周复诊进行牙体修复。若长时间未做牙体修复，暂封物松动或脱落产生渗漏，将影响根管治疗效果。

③根管治疗后牙体组织逐渐变脆，嘱病人避免用患牙咬硬物。为防止患牙牙体崩裂，建议行全冠修复。

（六）垂直加压的护理

1.术前护理

（1）心理护理：给病人及其家属介绍治疗过程及需要配合的方面，以减轻其焦虑及恐惧心理。

（2）用物的准备：①根管充填器械：光滑髓针、根管锉、挖器、垂直加压器（大、中、小号各一个）、锥度尺、剪刀、刀片、螺旋输送器、根管锉、根管钻。②根管充填材料：根充糊剂、氧化锌听香油糊剂等、各种型号非标准牙胶尖与根管锉型号相对应。③根管冲洗液：常用消毒剂0.5%~5%次氯酸钠。④特殊仪器：携热器或电加热器械、热牙胶注射仪。⑤常规物品及病人准备同根管治疗充填术的护理。

2.术中护理

（1）调配根管糊剂。

（2）主牙胶尖的选择。

（3）涂根管糊剂。

（4）放置主牙胶尖：递消毒的主牙胶尖于医生，缓慢插入于根管内。

（5）冠根向充填配合：根据医生加热深度递不同型号的垂直加压器。

（6）根尖至冠方充填配合：递热牙胶注射仪，按其加压冲填的注射深度递不同型号的垂直加压器。

（7）调拌暂封材料。

（8）遵医嘱拍术后 X 线片。

3.术后护理

同口腔内科一般护理，但须注意对携热器及热牙胶注射仪 Obtura II 的清洁与保养。

（七）根尖手术的护理

1.术前护理

（1）资料的准备：术前拍摄患牙 X 线片，了解牙根形态、病变部位、范围大小，确定手术范围。

（2）病人准备：术前洁牙，询问过敏史、既往病史，女性病人月经期不宜手术。

（3）环境准备：手术间在术前进行空气消毒，保持环境安静、舒适，使病人放松，配合手术治疗。

（4）物品准备

①遵医嘱备局麻药、牙周塞治剂。

②消毒手术衣、手套、口罩、帽。

③小手术包（包括刀柄、刀片、眼科剪、一号丝线、圆针、牙龈分割器、骨膜分离器、骨凿、骨锉、咬骨钳、刮匙、挖匙、组织镊、持针器、直蚊式钳、弯蚊式钳、显微口镜、探针、牙科镊、纱布、手术孔巾、手术铺巾、锡纸等）。

④需行根尖倒充填术，应准备显微根管器械，增加雕刻刀、银汞充填器、黏固粉充填器、MTA 输送器等。必要时准备开口器、快慢速手机及车针。

（5）调整医生、护士与病人的椅位，使病人仰卧于手术椅上，充分暴露手术视野；手术器械台与术区相连，形成一个无菌区域，便于术者的操作。

（6）协助局部麻醉：递 1%碘酊棉签及局麻药。

（7）术区消毒：嘱病人含漱 0.2%氯已啶 1 分钟，协助医生消毒手术区（包括口唇周围半径 5cm 的范围）。

（8）医护人员准备：巡回护士、洗手护士、医生各一名。

2.术中护理

（1）巡回护士打开手术包，洗手护士及医生穿手术衣，戴帽子、口罩、手套。

（2）洗手护士为病人铺无菌手术孔巾及器械手术台。

（3）切开：传递手术刀，协助医生在根尖部位切开并止血，牵拉唇、颊侧黏膜，使手术视野充分暴露。

（4）翻瓣：传递骨膜分离器，协助翻瓣，暴露手术区。

（5）去骨（开窗）：传递骨凿或慢速手机接上球钻，去除部分骨块（开窗），暴露根尖病灶。

（6）摘除肉芽组织、囊肿：传递挖匙或刮匙，完整刮除肉芽组织或囊肿。

（7）根尖切除：传递裂钻或骨凿，切除根尖部，传递打磨车针修整牙根断面。

（8）根尖倒充填：传递快速手机，协助医生在根尖部备一倒充填洞型，（也可以传递超声治疗仪去除根尖充填物，备倒充填洞型）遵医嘱准备 IRM、MTA、银汞合金等材料，倒充填后封闭根尖部。

（9）冲洗：刮治及充填完毕后，传递无菌生理盐水充分冲洗术区，去除残余的肉芽组织和充填材料，及时吸引唾液。

（10）缝合：传递持针器、缝针、缝线，进行创口缝合。缝合完毕后，遵医嘱调配牙周塞治剂，敷于创口部位，保护创面，促进愈合。

（11）控制感染：手术过程严格遵循无菌操作原则，防止污染。

（12）病情观察：手术过程中，随时观察病人的反应，如呼吸、脉搏、脸色及其他情况，减少并发症的发生。

3.术后护理

（1）用湿棉球擦净病人口周及面部的血迹。

（2）病人如有不适，嘱平卧于牙椅上休息，直至症状消失后方可离院。

（3）口腔内科一般护理。

4.健康指导

（1）术后避免牵拉口唇，1周内不可用患侧咬硬物，让患牙得到休息。饭后用生理盐水或漱口液漱口，保持口腔清洁，预防感染。

（2）术后 5~7 天复诊、拆线。

（3）多食软质、高蛋白饮食，增加机体抵抗力，促进创口愈合。

（4）嘱病人定期复查，术后 6 个月、1 年复诊拍摄 X 线平片，观察根尖周组织的愈合情况。

（八）使用根管显微镜的护理

1.术前护理

（1）一般治疗用物准备：同常规根管治疗。

（2）特殊用物的准备：显微镜、P5 超声治疗仪、超声手柄及工作尖、带柄根管锉、强吸管、纸尖、显微镜专用口镜和探针以及橡皮障所需用物等。

（3）根管显微镜的准备：①镜体的准备：根据医生的瞳距调整好目镜，锁好显微镜的关节旋钮，固定视野；②摄像机的准备。

（4）心理护理：安慰病人以减轻其焦虑及恐惧心理。

（5）病人准备：请病人就诊，系好治疗巾，漱口，戴防护眼镜。

（6）调节椅位。

（7）安置简易开口器：在患牙对侧磨牙上放置开口器，固定开口度，减轻病人面部肌肉和关节的疲劳。

（8）安置橡皮障：协助医生安置橡皮障，隔湿患牙和唾液，保持视野清晰。

2.术中护理

（1）保持术中视野清晰：及时吸引唾液，使用三用气枪吹干术区，保持术区干燥。

（2）传递显微器械：将超声工作尖固定好并调到适当的功率范围，传递给医生，便于操作。

（3）协助医生拍摄或录制图片。

3.术后护理

（1）显微镜的保养：关闭光源、机身开关和电源，各臂回到自然状态。用消毒液擦拭显微镜，风干，待用，并做好使用记录。

（2）保护显微口镜的镜面，避免刮伤。

4.健康指导：术后不要进食较硬的食物，使颞颌关节得到适当的休息。

（九）机用镍钛根管预备

1.常规物品及病人准备同根管治疗术的护理。

2.特殊仪器和材料的准备：机用马达、减速机头、镍钛根管锉等。

3.术中护理

（1）协助医生将量好工作长度的镍钛根管锉装上减速机头。工作顺序如下：10#→15#→S1→SX→15#→S1→s2→F1→F2→F3。

（2）每更换一次不同型号的根管器械，配合使用冲洗液冲洗根管，并及时吸引唾液。

（3）根管预备完成后，彻底冲洗并干燥根管。

（4）调拌暂封材料递给医生。

4.术后护理：同口腔内科护理。须注意马达与减速手机的保养与维护。

5.健康指导：向病人说明根管治疗过程中会有不同程度的根尖组织反应，如明显疼痛、肿胀等，应随时就诊，必要时遵医嘱服消炎药止疼。

第二节 牙周、黏膜疾病护理常规

一、牙周常见疾病及治疗原则

牙周病是牙齿支持组织（牙龈、牙周膜、牙槽骨和牙骨质）发生原发性损害的慢性疾病。根据牙周组织被累及的部位和程度，分为牙龈病和牙周病。如果病变仅限于牙龈组织则称为牙龈病。如果病变累及较深层组织，牙周膜破坏牙槽骨吸收形成牙周袋，引起牙齿松动则为牙周病。

牙周病发病率较高，仅次于龋病，好发于下前牙和磨牙。病程发展慢，早期无明显症状。

牙周病包括：牙周炎、牙周变性和牙周萎缩。牙周炎以慢性炎症为主；牙周变性以变性损害为主；牙周萎缩以牙龈萎缩和牙槽骨

的退缩为主要病变。

二、牙周手术治疗与护理

（一）洁治术

1.目的：去除龈上牙石和菌斑，以消除牙龈炎症，促使牙周组织恢复健康。

2.器械准备

(1) 镰形洁治器一套共 4 根； (2) 锄形洁治器 1 对； (3) 条件允许时，可使用超声洁治器。

3.洁治步骤及护理

(1) 洁治前常规用 1%~3% 过氧化氢含漱 1 分钟。

(2) 洁治完毕，局部用 1%~3% 碘氧液冲洗龈沟或牙周袋及牙间隙之后上碘制剂。

(3) 洁治结束后，可酌情行牙面抛光。

(二) 刮治术

凡牙周袋内探及龈下牙石者，均应进行龈下刮治，以消除牙周袋内的刺激物，平整牙根表面以及刮除牙周袋的炎症组织及坏死物。

刮治步骤及护理：将全口牙齿分为 6 个区段，上颌 3 个区段，下颌 3 个区段，每次刮治一个区段。

(1) 准备常规治疗用品一份。

(2) 调节椅位。

(3) 准备麻药并吸好备用。

(4) 根据刮治部位的不同准备所需刮治器。

(5) 根据刮治前后用药的顺序准备药物。

(三) 牙周手术的护理

1.术前准备

(1) 解除病人的恐惧心理：多数病人对颌面部手术都有恐惧心理，一怕疼痛，二怕出血太多，三怕影响功能和美观，因此对病人要进行耐心细致的解释工作，安定其情绪。

(2) 手术器械准备：①各种牙周手术的基本器械：口镜、5# 牙探针、牙科镊、牙周探针、持针器、刀柄、11# 刀片、匙形刮治器、组织镊、眼科弯剪、线剪。②不同的牙周手术所需特殊器械：①牙龈切除术：斧形刀、柳叶刀、龈乳头刀；②牙龈翻瓣术：牙龈分离器、骨膜分离器；③截根术：骨膜分离器、银汞充填器、挖器、涡轮机；④牙槽骨手术：骨膜分离器、骨凿、骨锉、骨锤、根面锉。

2.术中配合

(1) 助手护士要求完成下列工作：①医护人员工作位置的准备；②扩展手术视野；③清理创面；④协助缝合；⑤牙槽骨手术时，如用骨凿，要求助手能准确运用骨锤。

(2) 巡回护士要求完成下列工作：①手术前协助准备所需器材、敷料、消毒手套及凡士林油等；②手术中要随时观察手术的进展情况，注意添加急需物品；③手术过程中随时观察病人的反应，必要是测量脉搏、血压；④准备好组织病理检查用品；⑤植骨术的准备：备好已消毒的人工骨粉及抗生素；⑥手术结束后，及时调拌牙周保护剂。

3.术后护理

(1) 首先清除面部和口周的血污，并撤掉带血敷料，揭去控巾。

（2）撤除手术台上器械，送回消毒室。

（3）将手术椅复位，待病人稍休息后扶病人离开手术椅。

4.牙周手术后的注意事项：

（1）向病人讲明可能出现的术后反应和处理措施。

（2）嘱病人保持口腔卫生，以防伤口感染，避免局部刺激，一周后复诊。

三、口腔黏膜病的治疗与护理

（一）常见黏膜病及治疗

1.疱疹性口炎：疱疹性口炎由单纯疱疹病毒Ⅰ型引起，感冒、发热及消化系统功能紊乱等为诱因，多为唇疱疹，易发热。发生于6岁以下儿童，表现为口腔黏膜充血，水肿，散在或密集成促，针尖大小的水疱。分布于唇、颊、舌腭及牙龈。应给予抗病毒及解热药，局部涂用1%龙胆紫。

2.复发性口腔溃疡：由内分泌紊乱、消化不良、遗传因素等为诱因，初起时，局部黏膜充血，水肿，即形成溃疡，伴疼痛，7~10天即可自愈，但间歇期后又可复发。可口服维生素C及复合维生素B等。

3.急性伪膜型念珠菌病（鹅口疮）：由白色念珠菌引起，可经产道、喂奶用具不洁传染，长期使用抗生素及免疫抑制剂，口腔菌群失调等，多发于婴儿。病损处黏膜充血，表面有稍隆起的及坏死脱落的上皮汇集而形成的白色凝乳状伪膜，呈点状或斑块状分布。因烧灼不适及疼痛可使婴儿拒食或哭闹不安，成人则有轻度口干及烧灼感。这时应停用抗生素，严格消毒喂奶用具，也可用制毒菌素溶液擦洗口腔。

4.白斑：一般认为与烟草、酒、局部刺激（残根、残冠、牙齿边缘或牙尖过锐、不良修复体）、白色念珠菌感染、病毒感染、全身因素及免疫有关，发生于口腔黏膜任何部位，以颊、唇、舌黏膜为多见。病变界限清楚，表面平滑或呈粗糙不平的皱褶状，高出黏膜表面，一般无自觉症状或略有粗糙感。治疗时除去局部刺激因素，必要时及早手术切除。

5.扁平苔藓：可能与感染、遗传、精神、神经因素有关、多无自觉症状、偶然发现可有粗糙发涩，烧灼痒感。黏膜充血时遇冷热，辛辣刺激敏感，出现糜烂及溃疡时疼痛加重。治疗时解除思想顾虑，消除紧张因素，选用磷酸氢喹；糜烂严重可行局部封闭，用药为强的松、维生素B12、普鲁卡因各1毫升。

（二）常规护理

1.器械及用品

（1）口腔检查盘1个，另加口镜2个。

（2）消毒干棉球适量，棉签1包。

（3）漱口水1杯。

（4）一次性消毒手套1付。

（5）检查舌部疾患时，准备消毒纱布1~2块。

（6）进行白色念珠菌涂片检查时，需准备10%KOH溶液、载物片、盖玻片、酒精灯及压舌板等。

（7）病损不易分辨时，准备放大镜 1 个。

2.护理配合

（1）安排病人就诊，调整好椅位及灯光。

（2）医生进行检查时，主动巡视，及时添置短缺用物。

（3）协助医生对哭闹患儿进行检查治疗。

（4）向病人介绍所用药物的使用方法及注意事项。

（5）治疗结束及时撤换污染器械及用物。

（6）向病人耐心地解答问题，做好解释工作，使病人心情愉快地接受并配合医生进行检查和治疗。

第三节　儿童牙病护理常规

由于儿童的解剖、生理、病理和就诊心理及行为等特点，使儿童牙病的护理有别于成人，只有充分了解儿童的特殊性，才能更好、更主动地做好儿童牙病的护理工作。

一、诊疗行为诱导

到儿童牙科来就诊的患儿，大多有不同程度的恐惧感，尤其以幼儿期和学龄前期儿童多见。表现为害怕、紧张、哭闹，不愿与医护人员交谈，不愿接受甚至拒绝治疗，消除这些不利的诊疗行为，达到完成诊疗目标的方法就是诊疗行为诱导。这项诱导工作通常由护理人员完成，所以这也是儿童牙科特别的一项护理工作。

（一）一般患儿的诊疗行为诱导

1.环境感化法：营造适合儿童特点的诊疗环境，可以减轻患儿的恐惧心理。

2.言语交流法：要避免成人化和专业化，采用简单易懂、具体形象的形体语言和童语，而不是生硬的、命令式的语言。例如把水枪比作淋浴器，告诉患儿这是用来给牙齿洗澡的；把气枪比作电风扇是给牙齿吹风的；把拍片检查说成是给牙齿照张相片等。

3.鼓励为主法：因患儿情感发育的特点，在口腔治疗中，出现不配合的行为是很自然的。因此应以鼓励为主，批评为辅，交替使用来诱导患儿，对患儿的每一点进步都要及时给予表扬和鼓励。

4.适应法：许多患儿在接受口腔治疗时，由于初次接触医院的特殊环境，听到或感受到牙钻的转动声，金属器械的碰撞声，容易产生恐惧心理，可先让患儿用手摸一摸口镜、探针等诊疗器械，消除其恐惧心理后才开始检查患牙。牙钻的试验体会：先开机，让患儿熟悉声音和喷水状况，示意患儿不会产生疼痛，最后在口内患牙上制洞，应稳、准、轻、快地完成治疗工作。

5.短时操作法：儿童生性好动，固定于某一姿势的持续时间短，操作时间宜短不宜长，尽量在短时间内完成治疗工作。

6.参观学习法：对胆小或有恐惧症的患儿，治疗前可让其参观正在接受治疗的其他小朋友的治疗情况，再让合作儿童讲述自己的诊疗感受和体会，这样可增强自己治牙的勇气，达到消除恐惧，接受治疗的目的。

(二) 不合作患儿的诊疗行为诱导

不合作患儿的诊疗行为诱导方法主要有 3 种，即固定法、镇静法和全身麻醉法。临床上固定法最常用 (这三种方法的使用必须事先征得家长的同意和支持)。

1.固定法：对顽固性抗拒，身体乱动，难以保证口腔治疗安全的儿童，一味迁就反而耗时费力，因此须采用固定的方法。在医生的配合下用约束板分别固定肩、肘、腕、膝和髁关节，再将患儿头部固定，对拒绝张口的患儿，给予开口器或颌垫来暴露口腔。

2.药物镇静法：是利用药物的镇静、催眠作用消除精神和肌肉紧张的方法，适用于精神紧张、恐惧的患儿、拒绝治疗的患儿、弱智、残障儿童。常用药物为利眠宁和安定。

3.全身麻醉法：是通过麻醉药物产生的全身可逆性意识和痛觉丧失，反射抑制和肌肉松弛状态。常用于严重的弱智、残疾患儿、全口大多数牙需要治疗、但又不合作患儿。

二、儿童常见牙病护理常规

(一) 乳牙根管治疗的护理常规

1.术前准备

(1) 器械和用物：一次性隔离膜 (头套、灯柄等)，检查盘一套 (镊子、探针、口镜、双头挖器、粘固粉充填器、消毒棉球)、手套、各型车针、成形片、形片夹、2mL 注射器、银汞输送器、调拌刀、玻璃板、常用根管器械一套 (15#~30#K 锉)、螺旋输送器、各型号消毒机。

(2) 药品和材料：①冲洗药物：2%次氯酸钠溶液；②失活剂：金属砷；③局麻用药：碧兰麻、盐酸利多卡因注射液；④消毒药物：氢氧化钙糊剂、甲醛甲酚 (FC)、樟脑酚 (CP)；⑤修复材料：氧化锌碘仿糊剂、磷酸锌粘固粉、氧化锌丁香油粘固粉、牙胶条、黏接剂、复合树脂、银汞合金胶囊、玻璃离子粘固粉等。

2.术中配合

(1) 热情接待病人，让病人舒适地躺在牙科综合治疗椅上，做好患儿及其家长的解释工作，让患儿能配合医生进行治疗。

(2) 备好消毒棉球及吸引唾液器，协助隔湿。

(3) 向病人询问有无过敏史，抽吸局麻药物，备碘伏棉签或调拌氧化锌丁香油粘固粉封失活剂。

(4) 医生进行根管换药或根管预备时，调拌氢氧化钙糊剂置于根管内及调拌氧化锌丁香油粘固粉。

(5) 根管充填时，调拌好氧化锌碘仿糊剂，并备好螺旋输送器，供医生充填根管。

（6）根管充填完毕，调拌磷酸锌粘固粉垫底。

（7）垫底完成后，选择银汞合金或复合树脂充填。

3.术后护理

（1）上述治疗一般分 2~3 次进行，请家长配合治疗，按时带孩子复诊，如有不适，可随时就诊。

（2）叮嘱家长封失活剂后一定要按时复诊，如有不适，随时复诊。

（3）向患儿及其家长交代注意事项：①银汞合金修复的牙齿，24 小时内不能咀嚼食物；②根管充填后的牙齿当日或次日如有疼痛或肿胀可口服抗生素，如症状无好转应及时就诊；③根管治疗的牙齿一般龋坏面积较大，充填物极易脱落，导致治疗失败，因此治疗结束后，建议进行金属预成冠修复。

（二）乳牙龋病的护理

1.术前准备

（1）器械和用物：同上。

（2）材料：聚羧酸锌粘固粉、复合树脂、银汞合金。

2.术中护理

（1）安排患儿就位，做好患儿及其家长的安抚工作。

（2）协助隔湿，必要时协助使用开口器。

（3）调拌垫底材料和填充材料。

3.术后护理

（1）嘱患儿及其家长术后注意事项：银汞合金充填的牙齿，24 小时内不能咀嚼食物。

（2）清理检查盘、器械等。

（三）金属预成冠修复的护理

1.术前准备

（1）器械和用物：同上，另备颈缘修整钳、冠剪、调拌刀、玻璃板、开口器、牙线。

（2）材料：3M 不锈钢预成冠、3M Relyx Luting Cement。

2.术中护理

（1）安排患儿就位，做好患儿及其家长的安抚工作。

（2）协助隔湿，必要时使用开口器。

（3）医生在进行牙体预备时，护士应根据需要及医生习惯，及时准备和更换金刚砂车针，缩短治疗时间。

（4）协助医生修整试戴预成冠。

（5）黏接：将调拌好的黏接剂均匀放置于预成冠内，传递给医生戴入病人口内。

3.术后护理

（1）嘱患儿及其家长注意口腔清洁，保持口腔卫生。

（2）预成冠戴入后，如有不适随时复诊，脱落后应及时到医院粘固。

（3）清理用物及器械，分类处理。

（四）前牙 strip crown 修复护理

1.术前护理

（1）器械和用物：抛光轮、冠剪、开口器、咬合纸、各型消毒手机。

（2）材料：同上，另备 3M strip crown 冠。

2.术中配合

（1）安排患儿就位、做好患儿及其家长的安抚工作。

（2）协助隔湿，必要时协助使用开口器。

（3）医生在进行牙体预备时，护士应根据需要及医生习惯，及时准备和协助更换金刚砂车针，缩短治疗时间。

（4）备好冠修整剪刀让医生修整、试戴，试戴合适后吹干待用。

（5）准备酸蚀剂和黏接剂。

（6）协助医生将树脂充填于 Strip crown 冠内，成形、剥脱、抛光。

3.术后护理：

（1）注意事项：嘱患儿不要用患牙咬硬物，不要碰撞。

（2）清理用物及器械，分类处理。

（五）年轻恒牙根尖诱导成形术的护理

1.术前准备

（1）器械和用物：同上，另备牙髓失活剂，2mL、5mL 注射器各一支及配套针头、常用根管器械一套（15#~25#k 锉）、修正器、小毛刷、塑料开口器。

（2）药品和材料：与成人根管治疗相同。另备根管诱导剂—氢氧化钙碘仿糊剂术。

2.术中配合

（1）安排患儿就位，做好安抚工作。

（2）协助隔湿，必要时协助使用开口器。

（3）调拌稠糊状氢氧化钙糊剂传递给医生。

（4）调拌磷酸锌粘固粉传递给医生窝洞垫底。

（5）垫底完成后，选择银汞合金或者玻璃离子充填。

3.术后护理

（1）嘱患儿及家长 3~6 个月复诊，拍摄 X 线片，根据 X 光片决定是否需要重新填人诱导剂。以后定期复查，直到根尖形成或根尖孔封闭，再更换永久充填。

（2）清理器械和用物，分类处理。

第四节　口腔疾病预防护理常规

一、口腔健康调查的护理

（一）龋病调查的护理

1.用物准备：消毒盘、探针、口镜、镊子、调查表、铅笔、棉球、消毒液。

2.椅旁护理

（1）准备器械、清水、消毒液。

（2）安排受检者，发放调查表，并协助填写表格。

（3）记录医生的检查结果。

（4）收集、整理调查表格并回收清点现场用物。

（5）清洗、消毒用物。

（二）牙周健康状况调查的护理

1.用物准备：检查盘，WHO 推荐牙周探针、口镜、口杯、调查表、铅笔、水枪、菌斑显示剂、消毒液。

2.椅旁护理

（1）组织安排好受检者。

（2）发放调查表并协助填写。

（3）记录医生的检查结果。

（4）搜集整理调查表并收检清点一切用物。

（5）回收及时清洗、消毒用物。

二、各项防龋措施的护理

（一）氟水漱口

1.用物准备：0.2%氟化钠溶液、小塑料瓶、大方盘、消毒液。

2.送发漱口水：①将配置好的漱口水 10mL 装入小瓶内，分班装入方盘，并注上标记；②每周送药一次。课间将漱口水分别送到班上，集体统一含漱 1 分钟后吐出。半小时内不饮水、不漱口、不进食；③给药后一定要进行登记记录。

（二）局部涂氟

1.器械准备：检查盘、口镜、镊子、探针、吸引唾液器、电机、橡皮杯、清洁剂。

2.药物及敷料：2%氟化钠溶液、小棉球、隔湿棉球。

3.椅旁护理

（1）教病人用正确的刷牙方法刷牙。

（2）调好椅位，围胸巾。协助医师做好解释工作，放好吸引唾液器协助防湿。

（3）涂氟完毕，护士嘱家长让患儿在半小时内不漱口、不进食。

（三）氟化泡沫（凝胶）

1.器械准备：检查盘。

2.药物及敷料：氟化泡沫、泡沫托盘。

3.护理配合

（1）围好胸巾，调好头位。

（2）协助医师给儿童做好解释工作。把氟化泡沫挤在托盘上。

（3）交代注意事项，术后半小时不漱口、不进食，但可以吐口水。

（四）ART 非创伤性修复治疗的护理

1.材料和器械的种类：玻璃离子粉、液，牙本质处理剂；检查盘一套、调拌纸、控匙、锄形器、雕刻刀。

2.护理配合

（1）术前做好病人心理护理。

（2）准备好所需器械。

（3）按厂家具体推荐的粉液比例调拌材料，要求 20~30 秒钟内完成调拌，已变干的材料不能用于充填；④术后协助病人漱口并嘱 1 小时内勿进食。

（五）窝沟封闭术的护理

1.器材准备：光固化封闭剂、光固化机锥形毛刷、抛光器械、清洁剂、酸蚀剂、蒸馏水、气枪、水枪、涂刷笔、口腔检查盘、洗笔液、隔湿棉球。

2.椅旁护理

（1）术前做好宣传解释工作。

（2）清洁牙冠表面和窝沟的食物残渣、牙石和菌斑。

（3）术中协助记录好酸蚀时间。

（4）术中协助吸引唾液。

（5）材料调拌（化学固化材料需调拌）。

（6）术后检查，整理一切用物并进行清洗消毒处理。

（7）材料的保管。

（8）收集、整理、保管好记录的表格。

三、口腔卫生指导

（一）宣传对象：幼儿、学生、家长和老师。

（二）器械准备：电教设备、宣传画、大牙刷、标准牙模、牙膏。

（三）刷牙方法

1.使用保健牙刷（刷头小、刷毛软、具有弹性）。

2.正确刷牙（刷毛与牙齿呈45°角，上牙从上往下刷，下牙从下往上刷，咬合面来回刷）。

3.坚持每日早晚刷牙，饭后漱口。6 个月至 3 岁前，由父母协助清洗牙面。3 岁开始可以教孩子自己刷牙。

4.在家长和老师的监督下，合理使用含氟牙膏。

5.摄取健康的饮食，少吃甜食。

6.按时做窝沟封闭预防龋齿的发生。

7.每年一次定期口腔健康检查。

第五节　口腔颌面外科门诊护理常规

一、拔牙术的护理

（一）术前准备

1.热情接待病人，向其说明拔牙的目的及拔牙后可能出现的不适和并发症。解除病人的恐惧心理，以便顺利完成手术。

2.详细询问有关病史及药物过敏史，必要时做麻醉药过敏试验。

3.掌握好拔牙适应征、禁忌症。有出血倾向者应做血常规检查，术前应做出凝血时间和血小板测定。

4.有高血压、心脏病史者，应了解手术前晚睡眠状况。测量血压、心律、必要时给予镇静剂或心电监护拔牙。

5.对有风湿性心脏病、肝、肾等疾病病人，应对症治疗后再次复诊，考虑能否拔牙。

(二) 用物准备

1.检查盘一套 (口镜、探针、牙用镊)，口内消毒用1%碘酒小棉球及适量纱球。

2.器械：拔牙钳、牙挺、刮匙、剥离器、骨凿、骨锤。手术刀柄、刀片、手术剪、缝针缝线等。根据各类不同牙，准备拔牙所需器械。

3.必要时备涡轮机、机头、钻针、吸引器。机头严格消毒、机内水需用灭菌蒸馏水。

4.备无菌手套、孔巾、敷料、明胶海绵等。

(三) 拔牙术后护理及注意事项

1.拔牙后口内咬住的纱球，30~40分钟后方可轻轻吐出。不能留置时间过长。

2.拔牙后两小时后可进食，饮食宜软、稀、温凉，避免用患侧咀嚼。

3.拔牙后24小时内不要漱口、刷牙，以免破坏伤口凝血块，影响伤口愈合及引起拔牙后出血。

4.拔牙后伤口处，不要用指头、牙签等挑剔，以免导致出血及感染。

5.拔牙24小时后，口水内含有少量血丝是正常现象，请不要惊慌，如血液、血块过多，可随时来院进行治疗。

6.拔牙创口缝合者5~7天后来院拆除缝线。

7.拔牙 (尤其是拔除阻生牙) 后第2天，有不适感觉，如明显出血、开口困难、伤口疼痛加剧，请复诊。必要时服用抗生素或使用抗生素预防感染。

二、各种拔牙术的护理配合

(一) 残根、残冠及断根的挺出和增隙法

医生将骨凿插入牙与牙槽骨之间，护士左手托护病人下颌角，右手握锤用手腕力量连续性击凿，力量要适中，使牙与牙槽之间分离出间隙，再用牙挺将根撬出。掏取上颌磨牙根时，下锤力度要轻、有弹性、有节奏地叩击。防止牙根进入上颌窦。

(二) 劈开拔牙法

对多根牙、不易拔出的死髓牙、阻生牙、备单面凿将根及阻生牙冠劈开，然后分别取出。劈开的击锤法用闪击法，争取一锤击劈开。医生将骨凿放在需劈开部位，护士向病人讲明劈牙的目的，争取病人配合，劈取下颌牙时一定要托护病人下颌角，保护颞下颌关节以免损伤。去骨击锤时动作要轻，击锤要连续有弹性。

（三）切开翻瓣法

对埋伏阻生牙、根端肥大弯曲畸形及难拔的断根，用切开翻瓣法拔牙。护士准备所需用物及器械，切开粘骨膜瓣、剥离分开黏膜瓣、协助去骨，右手托护下颌骨连续叩击骨凿，击锤力度要轻，有弹力。

三、阻生牙拔除术的护理

（一）术前护理

1.心理护理：解除病人紧张恐惧心理，讲明拔牙过程中不适及拔牙后可能出现的反应及预防措施，取得病人理解，以便病人配合手术顺利进行。

2.询问病史，了解病人健康状况，仔细检查邻牙有无龋坏，叩痛及松动情况，牙周围有无炎症。

3.复杂智齿应拍 X 线片，根据 X 线片了解牙生长情况并设计拔牙手术方案。

4.准备无菌阻生牙器械包：根据牙位定方案和器械（手术刀柄、刀片、骨膜剥离器、牙骨凿、牙挺、牙钳、缝针、缝线、刮匙）高速涡轮机等。

（二）术中配合

1.病人躺在治疗椅位上，调好椅位，对准光源。用 75%酒精棉球消毒口周皮肤，1%碘酊小棉球消毒口内手术区，铺无菌孔巾，戴手套。

2.在翻瓣过程中，护士应站在医生对侧，进行"四手操作"协助吸引唾液、止血、去骨、劈牙时应将左手放在无菌孔巾下面托护病人下颌角。去骨劈开时避免使用暴力，以免舌侧骨板和下颌体的意外骨折。

3.操作过程中要严密观察病人口唇、脉搏、呼吸、出汗等情况，如有异常立即通知医生停止手术并进行对症处理。

4.牙拔除后，进行缝合时护士协助牵拉口角、清除创口血液、止血、剪线等。

5.拔牙术完毕，用湿棉球或纱布擦干口周血迹，向病人交代注意事项，清理用物，让病人休息片刻离开诊室。

（三）术后护理

1.同一般拔牙护理。阻生牙拔除后立即给予冰袋冰敷，嘱病人避免冻伤。

2.对创伤大的病人应观察半小时，如无渗血及不适方可离开。必要时嘱病人第 2 天复诊。

3.嘱病人注意休息，及时口服抗生素或静脉输液。进食温凉流质或软食。术后 4~5 天拆线。

4.术后可能出现吞咽困难、张口受限、下颌肿胀等反应，嘱病人及时复诊，若有出血、感染或下唇麻木等并发症要及时治疗。

5.术后当日进行电话回访。

四、智齿冠周炎的护理

（一）主要临床表现

此病多发生在 18~25 岁的青年，其中以下颌智齿冠周炎为多见，上颌智齿冠周炎则甚少见。初起一般无全身反应仅患区肿痛不适，以咀嚼、吞咽、张口活动受限为明显，全身不适，如发烧头痛、严重者局部组织红肿，扣诊有波动感，龈袋有咸味分泌物流出，白细胞稍增高，继续发展扩散成间隙感染及骨髓炎。

（二）一般护理

1.早期牙周袋用 3% 双氧水及生理盐水冲洗，清洁盲袋中食物残渣、细菌及分泌物，用消毒棉球拭干，再用探针上碘酚于牙周袋内达到消炎止痛的目的。

2.若脓肿已形成，作切开引流，伤口内放引流条，24 小时后抽引流条。

3.流质、半流质饮食，多饮水以稀释体内毒素。

4.遵医嘱用药，补充液体。

5.消炎后建议早期拔牙治疗。

（三）心理护理和健康教育

注意做好与病人及其家属的沟通工作，及时解释和说明病情，缓解病人及其家属的紧张和焦虑情绪。通过多种形式及时了解病人的心理活动及需求并予以满足，以取得病人对治疗和护理的配合。鼓励病人树立战胜疾病的信心。术后交代注意事项，嘱病人注意口腔卫生，定期复诊。

五、颞下颌关节腔内药物注射的护理

（一）注射前先应告诉病人，注射后可能发生面神经暂时性运动麻痹表现和有可能发生后牙咬不紧，如出现局部疼痛等属于正常反应。

（二）用胶布固定好影响进针处的发际头发，半坐位，头偏向健侧。

（三）准备好注射药物，如 2% 利多卡因、医用透明质酸钠、泼尼松龙、生理盐水，按医嘱抽入注射器。

（四）2% 碘酊消毒后，75% 乙醇溶液脱碘（关节区不清洁者要先清洗干净）。

（五）调节光源，站在医生对侧，嘱病人张大口，协助医生进针、回抽，证实在关节腔内，推药。注射完毕嘱病人闭口咬牙，拔针后将棉球压迫进针处 3~5 分钟即可。

（六）清理用物。告诉注意事项：嘱病人进软食，避免张大口和咀嚼硬物。必要时按医嘱口服止痛片。

六、门诊常见手术的护理

（一）牙槽骨修整术的护理

1.术前准备

（1）询问病史，必要时测血压和脉搏，病人半卧位，对好光源。

（2）消毒口周皮肤同时铺上无菌孔巾，准备灭菌手术盘一套（手术刀柄、刀片、止血钳、持针器、眼科剪、缝针、缝线）、骨膜剥离器、骨凿、骨锉、咬骨钳、骨锤、无菌手套 2 双、敷料若干。

2.术中配合：术者切开、翻瓣、去骨，护士进行"四手操作"协助用口镜牵拉口颊、止血。去骨时，击锤要轻，避免凿除过多骨组织，影响义齿的固位。手术过程中协助医生清洗骨面、清除碎骨渣、吸净口内液体，协助术者将骨膜瓣复位缝合。

3.术后护理

（1）术后根据切口大小选用纱布压迫创口，嘱病人咬合，半小时后吐掉。

（2）术后进流质或半流质食物，不宜过热，保持口腔清洁，指导用漱口剂漱口。

（3）嘱病人5~7天来院拆线，术后3周可做义齿修复。

（4）当日电话回访。

（二）舌系带矫正术的护理

舌系带过短，表现舌不能伸出口外，舌尖呈"W"形状，不能卷触上腭及前牙，不能正确发出舌腭音及卷舌音。

1.术前准备：常规小手术包，检查盘一套。

2.术中护理配合

（1）患儿年龄偏小，手术不合作，应抱住患儿，固定患儿的头和四肢，趁患儿哭闹张口时放入开口器于颊侧磨牙区，调节好开口度（开口器前端应用纱布包扎好避免损伤患儿颊黏膜及牙齿）。

（2）铺孔巾时，不要遮盖小儿头面部，增加患儿恐惧感，造成患儿更加不合作。将孔巾双折铺于颌下，保护器械及缝线不受污染。

（3）进行"四手操作"协助医生将患儿舌体提起，帮助止血，剪缝线。

3.术后护理及注意事项

（1）术毕清除创口及口周血液，检查伤口有无渗血现象，观察数分钟后让患儿离开诊室。

（2）术后即可进食少量冷饮，1~2天内进食温流质食物。

（3）因麻醉原因，舌感觉暂时消失，嘱家长注意勿使患儿咬伤舌部、嘱5~7天拆线。

（4）指导家长对患儿进行语言训练。

（5）术后当日电话回访。

（三）牙再植术的护理

1.术前准备

（1）脱位牙的处理：外伤导致的脱位牙多伴有不同程度的污染，应以无菌等生理盐水冲洗，将脱位牙置于抗生素液中浸泡5分钟左右，再浸入无菌等生理盐水中备用。

（2）准备所需器械：清创缝合包、刮匙、栓结用的钢丝、牙弓夹板、金片剪、手套、调颌用物等。

（3）备局部麻药，冲洗伤口用的生理盐水、抗生素溶液。

2.术中配合

（1）脱位牙再植前的根管处理：年轻恒牙、根尖孔较大者可不做根管治疗，根管已发育成熟者，即刻行根管治疗。治疗后以生理盐水纱布包裹，以免牙根干燥。

（2）术中配合：协助医生缝合外伤撕裂的牙龈，刮除牙槽窝内凝血块、异物，冲洗创面直至其内充满新鲜血液，将处理好的脱位牙植入牙槽窝内，使用牙弓夹板结扎固定，并调颌。

3.术后护理

（1）术毕清理用物，清洁病人口周及面部的血渍。

（2）嘱病人术后保持口腔清洁，每日抗生素液含漱。

（3）术后应用抗生素预防感染。

（4）术后一周内进流质或半流质食物。避免再植牙过早承受合力。

（5）嘱定期复查，5~7天来院拆线，4周后拆除固定装置。

（6）当日电话回访。

第六节　口腔颌面外科病房护理常规

一、颌面整形术的护理

（一）唇腭裂修复术的护理

1.术前护理

（1）注意患儿的一般健康状况，包括体重及营养状况。观察面部有无湿疹、溃疡及疖痈，若有感染，需先行治疗，缓行手术。

（2）遵医嘱做好各项化验检查（肝功、肾功、心电图、胸透、血常规）。

（3）术前3日必须开始练习汤匙喂养，成人做牙周洁治，保持口腔清洁。

（4）术前1日用肥皂水洗净面部及唇部。

（5）术前1日做好青霉素、普鲁卡因皮试，全麻病人术前6~8小时禁食禁饮水。

（6）手术当日晨解大便1次，术前30分钟按医嘱肌注阿托品、鲁米那。

（7）备麻醉床，冬天注意保暖，防止烫伤。

2.术后护理

（1）全麻患儿清醒前去枕平卧，头偏向一侧，分泌物多时用吸痰管及时吸出，防止窒息和吸入性肺炎的发生。

（2）严密观察患儿的呼吸，有无喉头水肿及伤口出血情况。

（3）唇裂患儿术后，若唇部张力过大时，可用唇弓固定（10天），并使伤口不与被单接触。全麻患儿清醒后4小时，可用滴管或小汤匙喂流质食物。3天后改为半流质食物，1周后可进普食。

（4）腭裂患儿术后两周内给予流质食物，第3、4周给予半流质饮食，第5周进软食或普食。

（5）不要让患儿术后大声哭闹，以免创口裂开；并注意保暖，预防感冒，防止因咳嗽影响伤口愈合。

（6）腭裂修复术后，要向病人及其家属说明要进行语音训练，使发音得到逐步改善。

3.心理护理和健康教育：注意做好与病人及其家属的沟通工作，及时解释和说明病情，缓解病人及其家属的紧张和焦虑情绪。通过多种形式及时了解病人的心理活动及需求并予以满足，以取得病人对治疗和护理的配合。鼓励病人树立战胜疾病的信心和勇气。术后交代注意事项，嘱病人注意口腔卫生，定期复诊。

（二）游离皮瓣移植术的护理

1.术前护理

（1）观察植皮区与供皮区有无感染、皮炎、湿疹等，若有炎症应积极治疗，待其痊愈方可手术。

（2）供皮区剃毛，用肥皂水洗刷，清水洗净拭干，用75%酒精消毒，并用消毒敷料包扎。供皮区严禁静脉注射以保护血管。

2.术后护理

（1）受区游离组织瓣的观察：①术后病人取平卧位，保持头颈部适当制动，以利于吻合的血管在无张力下愈合。病人头部两侧放置沙袋，加以固定。如活动过度，常可导致压迫血管形成血栓而失败。②室温应维持在25℃以上，防止冷刺激而引起血管痉挛；气温较低，可用烤灯或红外线取暖器保温。③严密观察游离皮瓣的颜色、温度，如在术后72小时内发现皮瓣颜色发紫，应及时向医生汇报再次手术。④对于使用负压引流的病人，应保持其引流的通畅，注意负压的调节，负压过大，可直接压迫静脉回流；负压过小，又可因积血或积液间接压迫静脉，导致回流障碍，影响皮瓣的成活。引流量第一天约300mL以内，过多有渗血的可能，过少以防引流不畅。

（2）供区观察：应用额部皮瓣时注意包扎是否适宜，有无渗血，取前臂皮瓣时，手臂抬高20°~30°，有利手指末梢静脉回流及减少术后肿胀。取肋骨肌皮瓣移植的病人术后应用腹带或胸带包扎，注意有无气胸；取髂骨肌皮瓣移植的病人，术后用沙袋压迫止血。

（3）保证营养供应，保持口腔清洁。

3.心理护理和健康教育：注意做好与病人及其家属的沟通工作，及时解释和说明病情，缓解病人及其家属的紧张和焦虑情绪。通过多种形式及时了解病人的心理活动及需求并予以满足，以取得病人对治疗和护理的配合。鼓励病人树立战胜疾病的信心和勇气。术后交代注意事项，嘱病人注意口腔卫生，定期复诊。做好出院指导。

（三）颌骨外科正畸术的护理

1.术前1日做好皮肤准备，口外切口者须理发，清洁皮肤。口内切口者，行牙周洁治，清洁口腔。

2.全麻未清醒时按全麻护理常规护理，病人行双侧下颌升支垂直劈开术，下颌骨处于游离状态，下颌骨易后退，可引起呼吸道梗阻。注意升支内侧、口内咽侧肿胀情况。预防因肿胀而引起的上呼吸道阻塞，必要时做好气管切开的准备工作。

3.术后病人上下颌间结扎，一周内应给予鼻饲流质，保证营养供给，以增加机体抵抗力，促进伤口愈合。

4.颌间固定宜在病人清醒后进行，颌间固定时间一般为6~8周。如颌间固定有松动，应及时给予加固、调整，并嘱病人在颌间固定期间口腔制动。拆除颌间固定后应做张口训练。

5.心理护理和健康教育：注意做好与病人及其家属的沟通工作，及时解释和说明病情，缓解病人及其家属的紧张和焦虑情绪。通过多种形式及时了解病人的心理活动及需求并予以满足，以取得病人对治疗和护理的配合。鼓励病人树立战胜疾病的信心。术后交代注意事项，嘱病人注意口腔卫生，定期复诊。做好出院指导。

（四）颞下颌关节成形术的护理

1.术前应做双侧皮肤准备，剃去耳后上方5 cm以上范围毛发；一侧手术备皮时，必须核对医嘱，以免发生错误，口腔内瘢痕切除或植皮，术前应做牙周洁治及漱口液漱口。保持口腔清洁，防止伤口感染。

2.全麻病人在清醒前，应严密观察，注意保持呼吸道通畅，随时吸清呼吸道分泌物，防止发生窒息。

3.术后一周内给予流质饮食，限制张口和咀嚼运动5~7天，以免填入物移位。用吊颌绷带加磨牙橡皮垫或颌间牵引，以限制下颌运动。

4.术后七天拆线，并开始做张口训练，嘱病人坚持锻炼半年以上，巩固效果，以免粘连复发。

二、口腔颌面部感染性疾病的护理

（一）一般护理

1.耐心向病人解释病情及治疗计划，减轻病人的紧张情绪，消除顾虑，使病人能积极配合治疗。

2.提供安静舒适的环境，减少不良刺激，让病人充分地休息。

3.进食营养丰富、刺激性小、易消化的流质或软食，张口受限者采用吸管进食。

4.保持口腔清洁，一般情况下，嘱其用温盐水或漱口液漱口，严重感染者进行口腔护理，用2%~3%过氧化氢液清洗。

5.对症治疗。炎症期常伴高热，必要时进行物理降温。

6.加强生活护理，保持床单清洁，长期卧床者防止压疮的发生。

7.病情危重者，专人护理，做好记录。

8.控制感染后，及时彻底地处理炎症病灶。

（二）特殊护理

1.对于疖痈病人，严禁挠抓挤压，局部用二味拔毒散糊剂湿敷，破溃处用高渗盐水纱布覆盖，每日两次清除脓栓，建立引流。

2.智齿冠周炎，用3%过氧化氢液和生理盐水冲洗，局部蘸干，将碘酚或碘甘油送入龈袋内，每日1~3次。

3.蜂窝织炎，注意观察生命体征的变化，同时严密观察局部及全身症状，特别是颅内感染的先兆。脓肿形成者应切开引流。如肿胀严重引起呼吸困难，必要时行气管切开术。遵医嘱给予止痛剂、镇痛剂，应用抗生素治疗原发病灶。对于病情严重者，给予全身支持疗法，维持电解质平衡。

4.颌骨骨髓炎，病人面部或口内瘘管长期溢脓，合理使用抗生素，及时观察分泌物的颜色、性质和量，并做好记录。对因病理性骨折或摘除死骨术后用钢丝或夹板固定颌骨的病人，严密观察呼吸情况，防止舌后坠。为加速创口愈合，改善局部血运及张口度，术后病人可配合理疗及热敷。好转后，将病人口内结扎丝及夹板去除，并告诉病人逐渐练习张闭口运动。

（三）心理护理和健康教育

注意做好与病人及其家属的沟通工作，及时解释和说明病情，缓解病人及其家属的紧张和焦虑情绪。通过多种形式及时了解病人的心理活动及需求并予以满足，以取得病人对治疗和护理的配合，树立战胜疾病的信心和勇气。术后交代注意事项，嘱病人注意口腔卫生，'定期复诊。做好出院指导。

三、口腔颌面部肿瘤病人的护理

（一）涎腺肿瘤术的护理

1.术前护理

（1）保持口腔清洁，预防术后伤口感染。

（2）做好皮肤准备，腮腺部手术剃去耳郭后上方 5cm 范围毛发。

（3）按口腔颌面外科术前常规护理。

2.术后护理

（1）按口腔颌面外科术后常规护理。

（2）保持口腔清洁，用含漱剂漱口。

（3）术后进流质或半流质食物，腮腺部手术避免刺激性食物，严格执行医嘱：饭前半小时肌肉注射阿托品。术后可能会出现暂时性面瘫，轻者半个月后会逐渐恢复，重者一般 3~6 个月可恢复。

（4）注意观察伤口渗血及敷料包扎情况，舌下腺手术病人，观察舌及口底肿胀情况，预防窒息发生。术后 3~5 天内尽量少说话，以减少舌部活动，防止术后伤口出血。

（5）术后如放置负压引流管者，按负压引流护理。

3.心理护理和健康教育：注意做好与病人及其家属的沟通工作，及时解释和说明病情，缓解病人及其家属的紧张和焦虑情绪。通过多种形式及时了解病人的心理活动及需求并予以满足，以取得病人对治疗和护理的配合。鼓励病人树立战胜疾病的信心。术后交代注意事项，嘱病人注意口腔卫生，定期复诊。做好出院指导。

（二）上、下颌骨肿瘤术的护理

1.术前护理

（1）注意观察头颈部有无炎症，并做好对症治疗。

（2）术前洁牙，清洗鼻腔，保持口腔、鼻腔的清洁。

（3）做好手术区域皮肤准备。

（4）做好输血准备。

2.术后护理

（1）保持呼吸道通畅，及时抽吸口、鼻腔内分泌物。

（2）注意观察伤口渗血、肿胀情况。

（3）注意观察颌间结扎的松紧度，以便及时调整。

（4）如有自体骨移植，应限制供骨区活动，卧床休息 10 天。取肋骨应使用腹带，松紧度要合适，病人无气急现象；取髂处用沙袋压迫需要 3~4 天，以消除死腔。

（5）鼻饲流质 7~10 天后改半流汁饮食。

（6）保持口腔清洁，每日口腔护理 2—3 次。

（7）创口愈合，进行张口锻炼。

3.心理护理和健康教育：注意做好与病人及其家属的沟通工作，及时解释和说明病情，缓解病人及其家属的紧张和焦虑情绪。通过多种形式及时了解病人的心理活动及需求并予以满足，以取得病人对治疗和护理的配合。鼓励病人树立战胜疾病的信心。术后交代注意事项，嘱病人注意口腔卫生，定期复诊。做好出院指导。

（三）颈淋巴清扫术护理

1.术前护理

（1）按口腔颌面外科术前常规护理。

（2）做好皮肤准备，包括面颊部、颈部、耳后、颌骨周围。

（3）行双侧颈淋巴清扫时，做好气管切开的准备工作。

（4）做好输血准备。

2.术后护理

（1）保持呼吸道通畅。

（2）注意伤口渗血、肿胀情况。

（3）做好负压引流护理。

（4）术后半卧位，有利于头部静脉回流。

（5）进行同侧手臂、肩部功能锻炼，以预防运动能力下降。

3.心理护理和健康教育：注意做好与病人及其家属的沟通工作，及时解释和说明病情，缓解病人及其家属的紧张和焦虑情绪。通过多种形式及时了解病人的心理活动及需求并予以满足，以取得病人对治疗和护理的配合。鼓励病人树立战胜疾病的信心。术后交代注意事项，嘱病人注意口腔卫生，定期复诊。做好出院指导。

（四）舌癌切除术的护理

1.术前护理

（1）按口腔颌面外科术前常规准备。

（2）做好病人的心理护理。

（3）根据手术范围，做好气管切开准备。

2.术后护理

（1）按口腔颌面外科术后常规护理。

（2）保持呼吸道通畅，防止舌后坠，及时抽吸口腔分泌物。

（3）注意伤口渗血、肿胀情况。

（4）做好负压引流护理（见负压引流护理）。

（5）给予鼻饲流质，保持口腔清洁。

（6）游离组织瓣修复者（见皮瓣护理）。

（7）创口愈合，进行语言功能训练。

3.心理护理和健康教育：注意做好与病人及其家属的沟通工作，及时解释和说明病情，缓解病人及其家属的紧张和焦虑情绪。通过多种形式及时了解病人的心理活动及需求并予以满足，以取得病人对治疗和护理的配合。鼓励病人树立战胜疾病的信心和勇气。术后交代注意事项，嘱病人注意口腔卫生，定期复诊。做好出院指导。

（五）颅颌根治术的护理

1.保持口腔清洁：漱口，洁牙。

2.严密观察生命体征及神经系统变化，每半小时观察、测量一次，并做好护理记录。

3.保持呼吸道通畅，如有气管切开者，按气管切开的护理常规。

4.行双侧颈淋巴清扫者，术后48小时脑压无明显变化时，可拆除脑压装置，拔除蛛网膜腔导管；同时观察负压引流的颜色、性质及量的变化，做好详细记录。

5.注意病人有无头痛及颈项强直等症状，防止并发颅内感染。

6.术后给予鼻饲流质饮食，保证营养供给，促进机体恢复，并做好口腔护理。

7.心理护理和健康教育：注意做好与病人及其家属的沟通工作，及时解释和说明病情，缓解病人及其家属的紧张和焦虑情绪。通过多种形式及时了解病人的心理活动及需求并予以满足，以取得病人对治疗和护理的配合。鼓励病人树立战胜疾病的信心和勇气。术后交代注意事项，嘱病人注意口腔卫生，定期复诊。做好出院指导。

四、口腔颌面部损伤的护理

（一）测量生命体征，观察神志及瞳孔、伤口渗血情况。

（二）观察有无脑脊液漏，当耳鼻漏时，禁止冲洗鼻腔，耳道禁用棉球填塞，不要用力擤鼻涕，防止咳嗽，以免引起颅内感染。

（三）保持呼吸道通畅，及时清除口、鼻腔分泌物。

（四）无休克情况，取半卧位，以减少出血，有利于呼吸道通畅。

（五）注意口腔颌面部及口内固定装置是否有压痛、松动、移位，如有，及时报告医生进行调整、加固。

（六）做好抗生素、TAT过敏试验。

（七）心理护理和健康教育：注意做好与病人及其家属的沟通工作，及时解释和说明病情，缓解病人及其家属的紧张和焦虑情绪。通过多种形式及时了解病人的心理活动及需求并予以满足，以取得病人对治疗和护理的配合。鼓励病人树立战胜疾病的信心和勇气。术后交代注意事项，嘱病人注意口腔卫生，定期复诊。做好出院指导。

第七节　口腔修复护理常规

一、常用药物、材料及器械

（一）常用药物

1.消毒药物：75%酒精、1%的碘酊、碘伏。

2.麻醉药：阿替卡因、甲哌卡因、盐酸利多卡因。

3.其他：液体石蜡、肾上腺素、碘酚、龙胆紫、甲醛甲酚（FC）。

（二）常用材料

1.印模材料：藻酸盐类、琼脂、硅橡胶、印模膏。

2.模型材料：石膏、超硬石膏。

3.蜡型材料：基托蜡。

4.粘固材料：磷酸锌、玻璃离子、氧化锌、树脂类黏接剂。

5.自凝树脂：粉剂（自凝牙托粉和自凝造牙粉）、液剂（自凝牙托水）。

6.其他：牙线、龈线、咬合纸、处置单、X线检查单、义齿设计单、预约本、红铅笔。

（三）常用器械

1.检查盘：口镜、双头探针、齿科镊。

2.技工钳：鹰嘴钳、直臂钳、三头钳、切断钳、三德钳。

3.脱冠器、金属卡尺。

4.托盘：全口无孔托盘、全口有孔托盘、局部托盘。

5.垂直测量尺、圆规、颌平面板、面镜。

6.解剖刀、金片刀、雕刀、蜡刀、龈线刀。

7.橡皮碗、调拌刀、粘固粉调拌刀、玻璃板。

8.各类车针。

二、常规护理及调拌技术

（一）常规护理

1.用一次性塑料薄膜套进行隔离，一人一套。病人就座后，调节椅位及光源，围上胸巾，备好检查盘及修复所需器械、材料。

2.心理护理：了解病人的主诉与就医目的，简要介绍相关治疗的步骤及费用，消除病人的恐惧心理，意见达成一致后开始治疗。

3.医生进行牙体预备时，协助牵拉口角，用吸引器吸去唾液及冷却液。

4.牙体预备完成，协助选择托盘，调拌印模材料制取印模。

5.固定修复体试戴完成后，备消毒用物，遵医嘱调拌粘固材料。

6.根据治疗需要，及时增减器械及传递所需用物，主动进行椅旁配合。

7.治疗完毕，清洁病人面部，整理治疗台，预约复诊时间。

（二）印模材料的调拌方法

1.藻酸盐印模材料

（1）用物准备：橡皮碗、调拌刀、藻酸盐印模材料、清水、量杯。

（2）调拌方法：按比例调拌均匀。调和时间一般在 30~40 秒钟，凝固时间为 2~3 分钟。

（3）注意事项：印模材料调拌时，保持调拌用具的清洁、干燥，严格按水粉比例及调和时间调拌。调和时间不足，会使印模强度下降；调和时间过长，会破坏凝胶也造成强度下降。不能用改变调和比例的方法去改变凝固时间。

2.琼脂

（1）用物准备：恒温器、琼脂材料、琼脂枪。

（2）操作方法：将琼脂（紫荆）放人 98~100℃的恒温器内溶解 5~10 分钟，溶解后的琼脂在 60~63℃下保温。印模开始前先将藻酸盐印模材料与水混合，置于托盘上，再迅速将琼脂递给医生注射。琼脂在口内的固化时间为 3 分钟，印模必须在 10 分钟内灌注超硬石膏。

（3）注意事项：琼脂在注射前先注少许在手上以确认温度和黏度是否合适，以免烫伤病人口腔黏膜。

3.印模膏

（1）用物准备：盛印模膏的容器（可用橡皮碗代替）、纱布、热水、印模膏。

（2）操作方法：将印模膏放入 70℃的温水中，均匀软化，进人口腔的温度为 45~55℃，此时流动性和可塑性较好。

（3）注意事项：印模膏在软化时水温不可过高，否则黏性增大难以操作，还易使材料中的低溶成分损失。水温过低，则材料不能充分软化，流动性差，影响印模的准确度。

（三）粘固材料的调拌方法

1.磷酸锌粘固剂：根据需要量按比例取出粉液置于玻璃板上。粉末置于玻璃板上端，液体置于下端，两者之间相距 3~4cm。

2.氧化锌丁香酚粘固剂：根据需要取适量粉剂及液剂于干燥玻璃板上。将粉末大致分成 3 等份，逐份加入液体内。采用旋转调拌法，调至所需稠度。

3.玻璃离子粘固剂：作固定修复黏结时，粉液比为 1:1（体积比）置于干燥的玻璃板或调和纸上，用塑料调拌刀调和。调拌方法同氧化锌丁香酚。

（四）自凝塑料的调拌方法

1.方法：粉液比为 2:1（重量比）或 5:3（容量比）。稍加调和后，加盖放置。待自凝塑料呈丝状时，即可塑型。

2.注意事项

（1）自凝塑料聚合较快，可塑时间一般在调和开始后的 3.5~4.5 分钟。

（2）室温低时，凝固较慢，可间接加热，加热不可过急，否则会出现气泡。

（3）用自凝塑料在口内直接进行义齿重衬时，嘱病人漱口，并用液体石蜡涂于口腔软组织处，以免塑料聚合时产热灼伤黏膜。

（4）在使用自凝塑料前，应询问病人对该材料有无过敏史，以免发生意外。

三、常见活动和固定修复的护理配合

（一）固定修复

临床常见固定修复有：嵌体、铸造金属全冠、烤瓷熔附金属全冠、全瓷冠、CAD/CAM 修复（计算机辅助设计和计算机辅助制作）、塑料冠、桩冠、烤瓷桥。以烤瓷桩冠为例叙述固定修复的治疗步骤及护理配合。

1.步骤一：根面及根管制备，制作桩核蜡型的护理。

（1）用物准备：常规用物、各类机头及车针、X 光片、牙周探针、自制塑料棒、自凝塑料、单体、调拌刀、小酒杯、石蜡油、牙胶条、酒精灯。

（2）护理配合：①同常规护理 1；②将 X 光牙片置于读片灯上；③上好机头，备好制作核型的用物；④待医生根管预备后，准备石蜡油棉捻，调拌自凝塑料备用；⑤核型制作好后，备干棉捻加氧化锌或 Fc 棉捻，加牙胶封根管口；⑥清洁病人面部，整理治疗台，预约复诊时间；⑦将蜡型及义齿设计单送灌模室登记。

2.步骤二：试核、取模：

（1）用物准备：常规用物、铸造核、各类机头及车针、粘固材料、印模材料、托盘、龈线及龈线刀。

（2）护理配合：①同常规护理 1；②核对铸造桩核，上好机头；③待医生将桩核调试好后，调拌粘固材料粘结桩核；④上好龈线，待医生牙体制备完成，准备琼脂同时调拌藻酸盐制取印模；⑤将注明病人姓名的标签贴于托盘柄上，10 分钟内送灌模室；⑥戴暂时冠，调拌丁香油氧化锌糊剂粘固；⑦治疗完毕，清洁病人面部，整理治疗台，预约复诊时间。

3.步骤三：试底冠

（1）用物准备：常规用物、脱冠器、各类机头及车针、卡尺、咬合纸、烤瓷比色板、面镜、粘固材料。

（2）护理配合：①同常规护理 1；②递脱冠器于医生取下暂时冠；③待医生试好底冠后，协助比色，并调拌氧化锌丁香油糊剂粘固暂时冠。

4.步骤四：戴烤瓷全冠

（1）用物准备：同试底冠。

（2）护理配合：烤瓷全冠试戴就位后，进行调和、上釉、消毒、粘固。

5.健康教育

（1）戴牙后，如有不适及时复诊。

（2）不可用修复体咬过硬食物，以免造成瓷体崩裂。

（3）注意口腔清洁，保持口腔卫生。

（二）活动修复

临床常见活动修复有：局部可摘义齿和全口活动义齿。以全口活动义齿和活动桥为例叙述活动修复的治疗步骤及护理配合。

1.全口义齿护理常规：治疗步骤分为取模；颌位关系记录；试排牙；戴牙四步。

（1）用物准备：除常规用物外，另备酒精灯、火柴、红色打样膏、纱布、治疗碗、解剖刀、金片剪、印模材料、橡皮碗、调拌刀、无孔托盘、制作好的颌堤、蜡刀、雕刀、颌平面规、垂直测量尺、圆规、笔、直机头、车针、龙胆紫及棉签。

（2）护理配合

①取印模：A.按需选择无孔托盘，用70℃水将印模膏泡软给医生使用；B.协助缓冲个别托盘，调拌印模材料；C.清洁病人面部，整理治疗台，预约复诊时间；D.将注明病人姓名的标签贴于托盘柄上，连同义齿设计单送灌模室。

②颌位关系记录：A.将蜡刀置于蜡刀架上，点燃酒精灯，颌堤及其他所需用物放置隔离薄膜上；B.协助确定中线、比色并记录；C.清洁病人面部，整理治疗台，预约复诊时间；D.将模型及设计单送灌模室。

③试排牙：A.协助观察病人的面部丰满度、上下牙的中线与面部中线是否一致，前牙颜色、大小、形态与病人面形、皮肤是否相称等；B.清洁病人面部，整理治疗台，预约复诊时间；C.将模型及设计单送灌模室。

④戴全口义齿：A.根据需要传递车针与咬合纸；B.清洁病人面部，整理治疗台；C.将义齿打磨、抛光、消毒、冲净后交给病人取戴。

（3）健康指导：①增强使用义齿的信心，并练习发音；②纠正不正确的咬合习惯；③修改前先戴1~2小时；④进食时食物要求软而小，咀嚼时要慢，不用前牙咬碎食物；⑤保护口腔组织健康；⑥义齿的保护；⑦定期检查。

2.活动桥护理常规：治疗步骤分为牙体预备、取模和戴牙。

（1）用物准备：同戴全口的用物，另备机头、车针、托盘、印模材料、橡皮碗及调拌刀、技工钳。

（2）护理配合

①牙体预备和取模：上好机头和车针；选择合适的托盘，调拌弹性印模材料；清洁病人面部，整理治疗台；预约复诊时间；将注明病人姓名的标签贴于托盘柄上，连同义齿设计单送灌模室。

②戴牙：根据需要传递车针、咬合纸和技工钳；打磨、抛光、消毒、冲洗；指导如何取戴；与戴全口活动义齿健康指导同。

四、种植义齿修复的护理

根据病人种植的数目和部位确定修复类型，可进行单个种植牙修复，多个种植基牙共同支持式冠桥修复。种植基牙与天然牙联合支持式修复，全颌固定式种植义齿以及全颌覆盖式种植义齿修复。各种类型种植义齿修复的护理配合基本相同，操作步骤和护理配合如下：

（一）义齿取模

1.用物准备

（1）常规用物参照烤瓷桩冠修复。

（2）特殊用物：硅橡胶、人工牙龈材料、托盘、基台、转移体、替代体、种植螺丝刀、扭矩手机。

2.护理配合

（1）医生将基台与配套的中央螺丝或转移体固定于口内种植体上后，护士根据病人牙弓的大小、牙种植区域准备相应的托盘、调硅橡胶材料取模。

（2）待印模材凝固后，取下完整的印模，将基台替代体安放在印模内。

（二）种植义齿的试戴和粘固

用物准备及护理配合参照烤瓷桩冠的步骤三和步骤四，另需准备相应系统的螺丝刀及扭矩手机。戴完种植义齿后，需拍 X 线片。

（三）健康教育

1.种植义齿的使用寿命与其使用方法密切相关。避免咀嚼过硬食物及偏侧咀嚼等不良习惯，防止种植义齿受力过大而影响其使用寿命。

2.保持良好的口腔卫生习惯，进行有效的口腔清洁，特别是种植体周围的清洁。学会使用牙线及牙缝刷。

3.定期复查。修复后 3 个月、6 个月、一年按时复诊，一年后还需每年复诊一次。如发现问题应及时复诊，包括临床牙周的检查、X 光片检查、定期全口洁牙。

第八节　口腔正畸护理常规

一、初诊的护理

（一）接诊护理

接诊台护士热情接诊，面带微笑，首先协助病人或家长填写病历首页，填写应详尽真实、以便以后联系。病人候诊时护士可做适当的口腔正畸知识宣教。

（二）初诊病人的检查

1.口腔检查：对病人做口腔及颌面部检查，以便提出初步的治疗意见和措施。

2.辅助检查

（1）拍 X 光片：一般拍全口曲面断层片、头颅侧位定位片及许氏位片，必要时照手腕片及个别牙片。

（2）照面相包括口腔颌面部相及口内相等。

（3）必要时做乙型肝炎、丙型肝炎检查及艾滋病的相关检查。

3.取全口记存模。

4.正畸前的口腔准备：龋病的治疗、牙周病的系统治疗、全口牙齿的洁治等。所有检查结果出来后与病人商定具体的治疗方案，并确定治疗措施。

二、研究模型的制取

研究模型能够反映牙齿、牙弓、基骨、腭盖、系带及咬合关系等。

（一）要求

模型准确、'清晰，包括牙齿、基骨、移行皱襞、腭盖及系带等完整无缺失，上下颌模型咬合准确。

（二）制取的步骤

1.用物准备：治疗盘1套、漱口杯、托盘、橡皮碗、调拌刀、藻酸盐印模材料、石膏粉、取模卡片等。

2.选择托盘。

3.印模材料的调拌同修复科。

4.模型修整。

（三）注意事项

研究模型要求整齐、美观并准确反映出病人牙合的情况，在模型修整之前首先应在病人口中核对牙合关系，核对好后用红色铅笔做记录，一般在双侧上颌第一磨牙近中颊尖垂直向下画线至下颌磨牙。如病人多数牙正在替换或前牙、前磨牙无牙合接触，则应用软蜡牙合在病人口中咬合，记录牙合关系。然后取出蜡牙合放置在下颌模型牙列的牙合面，再按蜡牙合记录将上颌模型放好，并在病人口中核对后再对研究模型进行修整。

三、固定矫治器的操作配合

（一）器材准备

1.器械：正畸治疗盘一套、漱口杯、固定矫治器专用器械一套、开口器、调拌刀、玻璃板、吸引唾液管、机头及磨石、车针等。

2.材料：直径0.6mm的铜丝、分牙簧或分牙橡皮圈、托槽、带环、颊面管、弹性不锈钢丝、钛镍丝、不锈钢结扎丝、玻璃离子黏接剂及正畸黏接剂等。

（二）装配过程及护理固定矫治器均在病人口腔内直接粘接，临床操作复杂，所需时间长，因此要求护士熟知每一个步骤，以保证护士与医生的密切配合，缩短治疗时间，提高矫治器的质量。在固定矫治器的临床装配过程中，四手操作法的应用显得尤为重要。

1.分牙：由于牙齿间存在紧密的连接点，所以直接放置带环有一定的困难，因此在安放带环前，应对基牙进行有效的分离，以获得微小的牙间隙。常用方法有：①铜丝分牙法；②分牙簧分牙法；③弹力橡皮圈分牙法。

2.试带环：取下分牙装置，将已在记存模上试好的成品带环放入预定的位置，修整调磨带环的外形，使之与基牙牙体密合，以增加固位，防止食物残渣滞留及损伤齿龈组织。临床上也可用颊面管代替带环。

3.带环、托槽的粘接：

（1）带环的粘接：带环的粘接应一个一个地分别进行，以保证粘接质量。粘接前先将预成的带环用酒精棉球擦拭干净、吹干后备用，注意不要残留唾液。彻底隔湿，同样用酒精棉球擦拭牙齿表面吹干以便粘接。玻璃离子黏接剂的调拌要迅速、均匀，调拌至拉丝状，用调拌刀将其涂于带环内侧龈端四周即可。注意在调拌过程中要保持调拌刀及玻璃板的干燥，避免其与水接触，否则加速凝固的时间会影响粘固的进行。粘接完成后将玻璃板和调拌刀清洗干净后消毒备用。

（2）托槽的粘接：①清洁牙面：橡皮轮抛光清洁或酒精棉球擦拭；②酸蚀牙面：将50%的磷酸酸蚀剂涂于牙齿表面，酸蚀时间一般为1分钟，然后用清水彻底冲洗，用吸引唾液器及时吸去冲洗的水液，要防止唾液的玷污。冲洗干净后，用气枪吹干牙齿至白垩色即可；③托槽定位：根据矫治的要求，用托槽定位器在牙齿表面测量出所贴托槽的位置，并在牙齿表面的近、远中及长轴的平行线用铅笔做出标记；④调拌黏接剂：选择好黏接剂并按说明要求调拌，托槽黏接顺序为先后牙后前牙，先下牙后上牙。

4.弯制弓丝：根据治疗需要弯制弓丝，一般使用顺序为：镍钛圆丝、镍钛方丝、澳丝、不锈钢丝。

5.结扎弓丝：将弯制好的弓丝插入颊面管并嵌入托槽的槽沟，以结扎丝分别于每个托槽进行结扎，切断结扎丝末端，将其弯向弓丝内侧，以免刺伤El腔。

（三）注意事项

1.对配戴固定矫治器的病人要说明，不能随意自行扳动和调整。初戴时可能会有不舒适的感觉，带环及托槽可能会刺激唇颊黏膜引起疼痛，如不严重，疼痛感会随戴用时间的延长而逐渐减轻消失。

2.注意饮食，不要吃过硬、过粘的食物以免损坏托槽、带环，引起断裂、脱落，也不要做啃食的动作。遇到喜爱吃的水果或饼类食物，可先切成小块放入口内。尽量避免食用有骨头的食物或带有硬核的水果，坚硬的骨头或果核常常导致托槽的脱落。

3.严格按医嘱要求戴用橡皮圈和牵引头帽。

4.保持口腔卫生，每日早晚及饭后应仔细刷洗牙齿和口内矫治装置，预防牙龈炎的发生。

5.如果出现严重疼痛、牙齿松动、带环脱落及矫治器损坏时，应及时来院检查，医生将根据情况给予妥善处理。

6.按预约时间复诊，如遇特殊情况应提前电话联系。

7.一周内回访。

（四）复诊护理

1.预约复诊时间，一般配戴固定矫治器的病人，每3~4周复诊一次，如有特殊情况可随时就诊。

2.检查复诊病人有无牙齿松动、疼痛，牙龈情况及口腔黏膜情况，有无附件脱落等。针对不同情况给予适当处理。

3.拆除弓丝后嘱病人彻底刷牙，以清除食物残渣和软垢，并将弓丝清洗干净备用。

4.对脱落的带环或托槽进行粘接。

5.预约下次复诊时间。

四、活动矫治器的护理

（一）配戴活动矫治器护理

1.用物准备：治疗盘一套、漱口杯、咬合纸、红蓝铅笔、砂石一套、自凝塑料、自凝单体、技工钳一套（医生自备）、小镜子、牵引用橡皮圈等。

2.护理配合

（1）根据预约复诊时间，及时安排病人就位，调节椅位和灯光，准备好治疗用器械、材料。按病人的设计卡，找出已制作的矫治器，并核对病人姓名、性别、年龄、门诊号及矫治设计，核实无误后取出，放于治疗盘中。

（2）矫治器由医生进行调整、磨改、垫底等。抛光后戴入病人口内，护士协助检查有无尖锐突起处，询问病人有无压痛，以便及时发现及时处理，避免因刺激而发生的口腔溃疡。

（3）教会病人自行取戴矫治器，可对着镜子练习直至熟练为止。配戴时以双手拇指、食指协作将固位卡环顶压就位。取下时不可扳卸唇弓以免发生变形，应放至固位卡环处用力取下即可。

（4）初戴矫治器会有不舒适、不习惯的感觉，一般在 2~3 天内消失。如果疼痛持续并加重，应立即取下矫治器，避免牙体及牙周组织的损伤，并尽快来院由医生处理，不可自行调整。

（5）戴用活动矫治器应保持口腔卫生，做到早晚刷牙，刷牙时将矫治器取下，用牙刷轻轻刷洗干净，不可用力过猛以免副簧变形。坚持饭后漱口，预防牙龈炎的发生。

（6）戴用矫治器后会出现发音不清，流涎等现象，口腔内异物感明显，一般戴用一周后会有好转。对影响发音的病人，可教其主动练习，多读书读报，直到发音清楚为止。

（7）按医嘱要求 24 小时戴用矫治器。有些病人，尤其是中、小学生怕影响学习，一般白天不戴而只在晚上戴用，这样将影响矫治效果，使疗程延长甚至导致矫治失败，所以要教育病人坚持戴用，并鼓励病人有克服困难的信心。

（8）妥善保管防止损坏和丢失，在特殊情况下不戴用矫治器时，应取下放于硬质盒内妥善保管，防止挤压变形或损坏丢失。

（二）配戴口外牵引装置的护理

1.配合口外牵引装置，制作头帽、颏兜、颈带。

2.教会病人正确使用牵引装置以及牵引所用橡皮圈，注意平衡牵。选择两根力量相同的橡皮圈，不可一侧用力过大，以免发生意外。选用合适的橡皮圈，一般牵引力控制在每侧 300~500g，可使用测力计检测。

3.口外牵引装置一般要求每天配戴 14 小时以上，因此要交代病人，回家后即开始配戴，并提醒家长监督。如果仅为增加磨牙支抗，每天配戴 8 小时即可。

4.不戴用时应注意妥善保管，防止损坏、丢失。复诊时应将口外牵引装置携带至医院，由医生检查调整。为防止挤压变形，可使用饭盒携带。

（三）活动矫治器复诊的护理

1.协助查找病历并安排就座，嘱病人漱口并将矫治器取下清洗干净，然后由医生进行加力调整。

2.检查询问配戴矫治器的情况，有无牙齿疼痛、牙齿松动，有无口腔溃疡的发生，以及是否按医嘱要求配戴。

3.戴用矫治器有压痛的病人，往往在前来就诊时未配戴矫治器。为了便于查找压痛点，可嘱病人在候诊时将矫治器戴入口内，待其就诊时可看到压红的口腔黏膜，以便局部修整调磨矫治器。亦可在口腔黏膜压红点上轻涂龙胆紫，再将矫治器戴入，取下矫治器后根据龙胆紫染色部位，判断修整矫治器，以解除对口腔黏膜的压迫。

4.预约复诊时间，一般配戴活动矫治器的病人，每1~2周复诊一次，嘱病人按预约时间就诊，如有特殊情况可随时就诊。预约复诊时间尽量照顾中、小学生上课的时间，做到合理安排。

5.心理护理和健康教育：注意做好与病人及其家属的沟通工作，及时解释和说明病情，缓解病人及其家属的紧张和焦虑情绪。通过多种形式及时了解病人的心理活动及需求并予以满足，以取得病人对治疗和护理的配合。鼓励病人树立战胜疾病的信心。术后交代注意事项，嘱病人注意口腔卫生，定期复诊。做好出院指导。

五、正畸种植体支抗的应用及护理

（一）种植体支抗的发展阶段：种植体作为正畸支抗的发展，大体经历了3个阶段。

1.试验探索种植体支抗阶段。

2.种植体做正畸支抗的临床应用阶段。

3.用支抗种植体的发展阶段。

（二）正畸支抗种植体的类型

1.根据种植体的材料的不同，可分为：金属、陶瓷、高分子聚合物，按生物学特性可分为生物相容性、生物惰性和生物活性。

2.根据种植区域的不同可分为：腭侧种植体、颊侧种植体、磨牙后牙区域种植体和齿槽间隔种植体。

3.根据种植体形状及与骨的位置关系可分为：板状种植体和钉状种植体。钉状支抗种植体可分为普通钉状支抗种植体和微螺钉支抗种植体。

4.根据植入后开始加载的时间种植体可分为"二期负载种植体"和"即刻负载种植体"。

5.根据植入方式不同可分为：助攻型和自攻型。

（三）正畸自攻型种植体支抗的临床护理

1.用物准备：口杯、口镜、探针、镊子、无菌手套、已消毒备用的上、下颌种植钉、专用螺丝刀、低速手机1个、裂钻、纱布、小杯、棉球、牵拉钩、缝针、线、剪刀、持针器、1%碘伏（用于口腔周围皮肤消毒）、碧兰麻、1%碘酊、生理盐水。

2.术中配合

（1）按要求铺好隔离膜、头套、灯柄膜等。

（2）病人于舒适的椅位上，调好光源。护士坐在病人的左侧1~2点位置。

（3）戴好手套后，护士将1%的碘伏棉球递给医生，消毒口周皮肤，护士铺孔巾，传递口镜和探针，待医生确定种植体的植入部位，麻醉约2~3分钟后，放入种植体，协助照相，清理用物。

3.心理护理和健康教育：注意做好与病人及其家属的沟通工作，及时解释和说明病情，缓解病人及其家属的紧张和焦虑情绪。通过多种形式及时了解病人的心理活动及需求并予以满足，以取得病人对治疗和护理的配合。鼓励病人树立战胜疾病的信心。术后交代注意事项，嘱病人注意口腔卫生，定期复诊。做好出院指导。

第九节　口腔急诊护理常规

一、颌面外科急症与护理

（一）拔牙后出血的护理

拔牙后5~15分钟，伤口血凝块完全形成，即可停止出血。经过数小时或数天后伤口又流血，病人口吐血凝块或鲜红血，即称为拔牙后出血。

1.用物准备：口腔常规检查盘1套、消毒棉球、纱布、棉球、孔巾、持针器、缝针、缝线、剪刀、刮匙、一次性注射器。

2.药品准备：明胶海绵、碘仿纱条、0.1%碘酊、碧兰麻（阿替卡因）。

3.护理配合

（1）首先消除病人的恐惧心理，使其合作。

（2）对创伤大，牙龈撕裂者应缝合。龈缘部出血，可用止血粉加纱布压迫止血。若牙槽骨板骨折，应用手指压迫复位。

（3）对牙槽窝出血，应刮去肉芽组织，清除血块，放置明胶海绵止血或填塞碘仿纱条。

（4）对因全身疾病引起的出血，应查明原因后对症治疗。

4.心理护理和健康教育：注意做好与病人及其家属的沟通工作，及时解释和说明病情，缓解病人及其家属的紧张和焦虑情绪。通过多种形式及时了解病人的心理活动及需求并予以满足，以取得病人对治疗和护理的配合。鼓励病人树立战胜疾病的信心和勇气。做好出院指导。

（二）颌面外伤并发颅脑损伤的观察与护理

1.严密观察病情变化及生命体征的变化。

（1）观察意识的变化：经常呼唤病人的姓名，注意神经系统的损伤定位症状的出现与变化。用针刺皮肤、指压眶上神经处来判断意识（清醒、嗜睡、半昏迷、昏迷）。

（2）观察瞳孔的变化：两侧是否等大等圆、对光反射是否存在。如脑震荡无瞳孔变化，脑挫伤或伴颅内出血可能有瞳孔的变化，对光反射迟钝或患侧瞳孔散大，颅底骨折多有对光反射迟钝或两侧瞳孔不等大。

（3）观察是否有头痛、呕吐症状。

2.从鼻腔及外耳道流出分泌物时，应仔细鉴别是否为脑脊液漏，可将流出的液体滴在吸水纸或纱布上，如果很快看到血迹周围有一圈被水浸润的环形红晕，即可确定混有脑脊液。有脑脊液漏时，无论鼻腔或外耳道，都不可用液体冲洗或滴液，也不可用绵球堵塞。应定时用盐水擦洗、酒精消毒，以免造成逆行感染进人颅内。

3.伴颅脑损伤严重者应及时配合医生送至手术室或转院治疗。

4.心理护理和健康教育：注意做好与病人及其家属的沟通工作，及时解释和说明病情，缓解病人及其家属的紧张和焦虑情绪。通过多种形式及时了解病人的心理活动及需求并予以满足，以取得病人对治疗和护理的配合。鼓励病人树立战胜疾病的信心和勇气。

做好出院指导。

（三）创伤性和失血性休克的急救与护理

1.立即取仰卧中凹位，下肢与躯干抬高20~30°，以增加回心血量，改善呼吸。

2.使病人保持安静、保暖、镇静、止痛、给氧、避免搬动。

3.保持呼吸道通畅，清除呼吸道异物，必要时进行气管切开。

4.严密观察病情变化，详细做好病情及出入量记录，每15~30分钟测体温、脉搏、呼吸、血压1次，必要时随时测量，并报告医师。

5.遵医嘱静脉给药。如用升压药每15~20分钟测血压1次，根据血压情况随时调节滴数及药物浓度，用升压药物时，应注意观察有无液体外渗，以免导致局部组织坏死。如有外渗，应立即用2.5%普鲁卡因或苯胺唑啉在血管周围封闭，并更换输液部位。

6.注意观察皮肤手指甲毛细血管的反应，检查创面和失血情况。必要时测中心静脉压（正常值0.8~1.2kPa）；放置并保留导尿管，每小时记录尿量，尿量在30mL/小时以上提示休克好转。

7.纠正酸中毒，维持水电解质平衡。

8.快速输液时，如有咳嗽应注意观察有无血性泡沫样痰，警惕肺水肿及心衰的发生。抗休克时输液药物繁多，配药时应注意药物配伍禁忌，浓度及滴速。准确记录液体的入量，避免差错事故的发生。

9.心理护理和健康教育：注意做好与病人及其家属的沟通工作，及时解释和说明病情，缓解病人及其家属的紧张和焦虑情绪。通过多种形式及时了解病人的心理活动及需求并予以满足，以取得病人对治疗和护理的配合。鼓励病人树立战胜疾病的信心。做好出院指导。

（四）颌骨骨折处理及护理配合

1.临床表现

（1）上颌骨骨折：有肿胀、疼痛、移位、出血、感觉异常、功能障碍和咬合紊乱。

（2）下颌骨骨折：除与上颌骨骨折的表现部分相同外，还有流涎、影响呼吸、咀嚼及吞咽功能，张口受限，咬合错乱和移动。

2.处理及护理配合

（1）注意颌骨骨折病人有无休克、颅脑、内脏及其他的损伤。若有颅脑和内脏损伤者，不可过早施行手术及局部骨折的处理，应根据病情转院治疗或待全身情况稳定后，再进行颌面损伤的治疗。

（2）准备好复位及颌间栓结固定的器械，配合医生立即行复位和固定。

（3）在进行复位和固定的过程中，严密观察病人的意识、瞳孔及生命体征的变化，有无呕吐、头痛、脑脊液耳漏等症状的存在，一旦病人呕吐，要立即解除颌间栓结丝，防止窒息的发生。

（4）观察复位和固定的情况，注意栓结牙弓夹板和不锈钢丝是否松脱，如有松脱及时报告医生进行调整。

（5）嘱病人在复位和固定期间应注意口腔卫生及营养的补充，一般2个月内不宜吃过硬的食物，定期复查和拆除栓结。

（6）应用抗生素，防止感染。

（7）骨折严重者应进手术室进一步治疗。

3.心理护理和健康教育：注意做好与病人及其家属的沟通工作，及时解释和说明病情，缓解病人及其家属的紧张和焦虑情绪。通过多种形式及时了解病人的心理活动及需求并予以满足，以取得病人对治疗和护理的配合。鼓励病人树立战胜疾病的信心。做好出院指导。

（五）牙脱位的处理

牙脱位是由于较大的暴力作用，使牙齿、牙根在牙槽窝内的位置发生改变，可分为半脱位、全脱位和嵌入深部。

1.用物的准备：检查盘1套、金片剪、牙弓夹板、结扎丝、持针器2把、缝针、缝线、线剪、手套、棉球若干、纱布、一次性注射器1副、孔巾。

2.药物准备：1%碘酊、庆大霉素、碧兰麻1支。

3.治疗配合

（1）将完全脱位的牙用生理盐水清洗后浸入生理盐水中。

（2）清洗伤口，在医生操作前将口周及口内血液清洗干净，保持口周及口内清洁。

（3）准备1%碘酊棉球，遵医嘱抽取碧兰麻1/2支或1支。

（4）根据牙脱位的范围将牙弓夹板和结扎丝剪成所需长度备用。

（5）取出已浸泡的脱位牙，用生理盐水再一次清洗后放入生理盐水中备用。

（6）协助医生复位固定，以尽力保存牙为原则，使脱位的牙齿复位于正常位置，然后固定2~4周即可。

4.心理护理和健康教育：注意口腔卫生，不要用患牙咬食物，保持患牙的休息。注意做好与病人及其家属的沟通工作，及时解释和说明病情，缓解病人及其家属的紧张和焦虑情绪。通过多种形式及时了解病人的心理活动及需求并予以满足，以取得病人对治疗和护理的配合。鼓励病人树立战胜疾病的信心。做好出院指导。

（六）出血的急救措施及护理

1.压迫止血

（1）食指及拇指压迫颧弓附近的耳屏部，可暂时阻断颞浅动脉末梢的供血。

（2）压迫下颌骨下缘及咬肌前缘部分的软组织至下颌骨骨面，可使颌外动脉供应区的创口止血。

（3）在口腔、咽部严重出血时可直接压迫患侧的颈总动脉，在环状软骨水平，迅速将其压迫至第六颈椎突上。

2.包扎止血：颌面部的毛细血管、小动脉、小静脉出血时均可采用包扎法。

3.堵塞止血：对开放性及洞穿性创口，用纱布或碘仿纱条堵塞在创口内，外面再用绷带包扎。

4.结扎止血：创口内活泼性出血的血管断端；深部创口出血或不易找到血管断端，或用其他止血法不能完全止血者，应积极配合医生行颈外动脉结扎术。

5.药物止血

（1）局部止血药：如云南白药。

（2）全身止血：如止血敏、止血芳酸、安络血等均可应用。

6.护理

（1）迅速准备止血药物。

（2）密切观察生命体征及病情变化，并做好记录。

（3）行包扎止血时，注意观察包扎压力是否适当，如有骨折时避免因加压包扎而影响折端的移动。

（4）在颈部及口底创口内，如做填塞或因创伤后肿胀明显及局部伤口加压包扎后，应密切观察呼吸道是否通畅，防止压迫气管而造成窒息。

（5）鼻腔出血的病人，在排除脑脊液漏时配合医生采用堵塞止血。

（6）对急性大出血病人，经初步处理后立即送手术室抢救。

7.心理护理和健康教育：注意做好与病人及其家属的沟通工作，及时解释和说明病情，缓解病人及其家属的紧张和焦虑情绪。通过多种形式及时了解病人的心理活动及需求并予以满足，以取得病人对治疗和护理的配合。鼓励病人树立战胜疾病的信心。做好出院指导。

（七）颞下颌关节脱位及护理

颞下颌关节脱位是由于髁状突滑出关节窝以外，超越了关节运动正常限度，以至于不能复位者称颞下颌关节脱位。多由于过度张口运动，外力损伤或习惯性脱位引起。

1.处理原则

（1）口内复位法：病人端坐、头部固定，下颌牙糈面的位置低于手术者肘关节的水平。术者立于病人前方，两拇指缠绕纱布放在下颌磨牙咬合面，其余手指握住下颌体部下缘。复位时拇指用力向下，其余四指先将颏部上推，再向后推动，可自行复位。此时注意迅速将拇指滑向颊侧，以免被咬伤。

（2）口外复位法：体位同口内法。术者两拇指放在病人两侧突出于颧弓下方的髁状突前缘，用力将髁状突向下后方挤压。同时，用两手的食指和中指托住两下颌角，以环指、小指托住下颌体下缘，其余各指配合，将下颌角部和下颌体部推向上前方，使髁状突下降并滑入关节窝。

（3）复位后从颅颌绷带固定下颌 2~3 周，开口不宜超过 1 cm。

（4）脱位时间过长引起咀嚼肌严重痉挛时，手法复位较为困难，可先行局部热敷，针刺或行关节周围及咀嚼神经封闭后用手法复位，一般复位方法无效时，甚至可全麻下复位和手术复位。

2.护理

（1）用物准备：纱布、绷带、坐椅、热毛巾。

（2）护理配合：协助病人取端坐位，头部固定，用热毛巾热敷面颊部，也可轻揉面颊部，放松面部肌肉，有利于医生的操作。待复位后颅颌绷带固定 2~3 周，嘱病人张口不要过度。

3.心理护理和健康教育：注意做好与病人及其家属的沟通工作，及时解释和说明病情，缓解病人及其家属的紧张和焦虑情绪。通过多种形式及时了解病人的心理活动及需求并予以满足，以取得病人对治疗和护理的配合。鼓励病人树立战胜疾病的信心和勇气。做好出院指导。

二、牙体牙髓急症与护理

（一）急性牙髓炎

急性牙髓炎的应急处理一般有开髓引流止痛；药物止痛；针刺或指压止痛；局麻止痛。护理配合要点如下：

1.器械和用物准备：检查盘 1 套、裂钻、棉球、1%碘酊棉球、双头挖器、一次性 1mL 注射器 1 副。药品：丁香油、碧兰麻（盐酸阿替卡因注射液）。

2.护理配合

（1）开髓引流时协助医生进行指压各穴位止痛，备丁香油小棉球 1 个置于治疗盘内。针刺止痛时，用 75%酒精消毒，视病情取穴行针刺止痛。体弱者或孕妇不宜用此法。

（2）局麻下开髓时：备 1%碘酊，抽取碧兰麻 1 支备用。

（3）治疗中应严密观察，如发现有心慌、头昏、恶心、脉弱、气短、面色苍白、出冷汗等现象，应立即通知医生，同时采取紧急抢救措施，防止意外发生。

3.心理护理和健康教育：注意做好与病人及其家属的沟通工作，及时解释和说明病情，缓解病人及其家属的紧张和焦虑情绪。通过多种形式及时了解病人的心理活动及需求并予以满足，以取得病人对治疗和护理的配合。鼓励病人树立战胜疾病的信心和勇气。做好出院指导。

（二）急性根尖周炎护理配合

1.器械和用物准备：检查盘一套、裂钻、棉球、双头挖器、拔髓针、光滑针、手术刀、手术剪、注射器 2 支、橡皮引流条、棉球、纱布。

2.药品：4%可卡因或 2%利多卡因注射液，视情况备其中一种即可。1%碘酊、3%双氧水、生理盐水。

3.护理配合：

（1）医生开髓时，递给拔髓针，传递 3%双氧水 1~2mL，生理盐水 2~4mL 冲洗根管，递光滑针棉捻。

（2）脓肿切排：备1%碘酊棉签、麻药、手术刀、手术剪、橡皮引流条、纱布、注射器置于治疗盘中。

（3）护嘱：嘱病人注意口腔卫生，按预约时间复诊。

3.心理护理和健康教育：注意做好与病人及其家属的沟通工作，及时解释和说明病情，缓解病人及其家属的紧张和焦虑情绪。通过多种形式及时了解病人的心理活动及需求并予以满足，以取得病人对治疗和护理的配合。鼓励病人树立战胜疾病的信心。做好出院指导。

（叶春春　韩玲　张琨　龙电玲　时均梅　陈艳 郭鸿）

第三十七章　重症监护室护理常规

第一节　急性呼吸窘迫综合征

急性呼吸窘迫综合征（acute resptratory distress syndroIne，ARDS）是一种继发的、以急性呼吸窘迫和低氧血症为特征的综合征，是由多种病因导致肺血管阻力增高、肺顺应性降低、肺泡萎陷、分流量增多、低氧血症等特点的一种急性进行性呼吸衰竭。

ARDS 通常出现在最初损伤或疾病后的 24~48h。初期出现呼吸困难，一般伴有呼吸浅速，吸气时可出现肋间及胸骨上窝下陷。皮肤可呈现发绀或斑纹，吸氧症状不能改善。听诊可闻及啰音、鼾音或哮鸣音，也可能正常。

一、监护要点

（一）临床症状的观察

除密切观察原发病相关症状与体征，还需关注以下临床表现。

1.呼吸增快和窘迫　呼吸困难、呼吸频数是呼吸衰竭最早、最客观的表现，呼吸频率>28/min。ARDS 患者也常见到呼吸类型改变，主要表现为呼吸加快或潮气量变化。在早期自主呼吸能力强时，常表现为深快呼吸，但是出现呼吸肌疲劳后，则表现为浅快呼吸。由于女性、小儿和年老体弱者的呼吸次数和呼吸窘迫较轻，故呼吸频率>25/min，即应提高警惕性。

2.咳嗽和咳痰　早期咳嗽不明显，可出现不同程度的咳嗽；亦可咯小量血，咳出血水样痰是 ARDS 的典型症状之一。

3.意识　常伴有烦躁、神志恍惚或淡漠。

4.发绀　因严重缺氧，而且通过吸氧很难改善，故发绀为本病的重要体征之一。

5.肺部体征肺部早期体征很少，中晚期可听到干性或湿性啰音，如出现呼吸困难，吸气时肋间及锁骨上窝下陷。

（二）动脉血气分析

动态监测 PaO_2 有进行性下降趋势，应高度警惕。ARDS 早期为 PaO_2 下降，PaO_2 正常或下降，PaO_2 升高或正常，表现为 I 型呼吸衰竭；晚期为 PaO_2 严重下降同时伴有 $PaCO_2$ 升高和 pH 下降，表现为 II 型呼吸衰竭和呼吸性酸中毒。

（三）机械通气的监护

ARDS 患者机械通气的主要目的是改善氧合，通气方法以容量控制通气和压力控制通气模式为基础，使用中严格控制潮气量，使达到或接近正常的：$PaCO_2$和pH。ARDS机械通气采用间隙正压通气模式的常规指标。

（四）并发症的监护

1.气压伤　采用低频通气有助于避免，同时应对气胸患者及时行胸腔闭式引流。

2.呼吸及相关性肺炎　严格无菌操作，防止呼吸机污染和阻断其他医源性感染途径。

3.多器官功能障碍综合征　这是导致ARDS死亡的最主要原因。及时纠正患者低氧血症，改善组织氧供，并避免治疗措施加重肺外器官的负担，有助于预防和减少MODS的发生，从而改善ARDS的预后。

二、监护数据

1.X线胸片　早期可无异常或是轻度间质性改变，表现为肺纹理增多，边缘模糊，斑片状或大片阴影等间质性肺泡改变。

2.动脉血气分析　ARDS可引起呼吸力学、呼吸驱动和气体交换等多种呼吸功能变化，其中特征性改变为严重氧合功能障碍，表现为动脉血氧分压降低。

（1）氧合指数（PaO_2/FiO_2）：为动脉血氧分压与吸入气氧浓度比值，是ARDS诊断的主要根据之一。当$PaO_2/FiO_2 \leqslant 200mmHg$可作为诊断ARDS的第一项标准。

（2）高浓度吸氧时动脉氧分压：吸氧浓度>50%，$PaO_2 < 50mmHg$时，即可提示ARDS。

三、常用药物

1.糖皮质激素　长期使用可导致股骨头坏死、多处骨无菌性坏死。停药时一定要根据医生要求逐渐减量。以免用药不当导致病情反复。

2.非甾体消炎药　此药物主要包括前列腺素代谢的脂氧合酶和环氧合酶通路抑制药，如布洛芬、吲哚美辛和氯芬那酸等。早期应用，才可奏效。

3.氧自由基清除剂和抗氧化剂　此类药物有N乙酰半胱氨酸、维生素E、超氧化物歧化物等。

4.肺表面活性物质（PS）治疗　主要促进PS的合成和分泌：糖皮质激素、肾上腺能和胆碱能受体激动药均有此作用。常用氨茶碱+糖皮质激素+异丙肾上腺素治疗ARDS。

患者一旦确诊ARDS，给予药物治疗的同时，应立即给予高浓度持续氧疗以纠正危及生命的低氧血症，并定时监测动脉血气以确保治疗得当。必要时建立人工气道予以机械通气辅助治疗。

四、注意事项

1.持续氧疗护理　高浓度给氧改善病人低氧血症，并遵医嘱定时监测病人动脉血气变化以便调整给氧浓度，判断病人缺氧改善情况。

2.机械通气后人工气道管理及监护　大多数ARDS病人需行气管内插管及机械通

气治疗。做好人工气道护理及呼吸机参数的观察。

3.双重感染的预防　严格无菌操作和抗生素的合理使用，做好双重感染的预防和症状的早期识别。

第二节　重度哮喘

急性重症哮喘是指气喘、咳嗽、胸闷突然加重或在原有基础上进行性加重，常规吸入和口服平喘药物，包括静脉滴注氨茶碱等药物，仍不能在 24h 内缓解者，又称"哮喘持续状态"。

一、监护要点

（一）临床症状的观察

1.呼吸哮喘重度发作时，患者呼吸模式、呼吸频率、呼吸深浅度均可发生改变。表现为静息状态下仍有严重的喘息、呼吸浅速，大多呈强迫前弓位端坐呼吸、大汗淋漓。

2.神志重度哮喘发作的病人大多处于焦虑、烦躁甚至恐惧状态，随着二氧化碳潴留的加重，病人常从兴奋转为抑制，病情严重者可出现意识模糊，甚至昏迷。

3.语言　重度发作病人一般能发出单字音节，随着病情加重则完全不能发声。

4.胸部体征　明显三凹征，一旦出现胸腹矛盾运动提示病情十分严重。

5.发绀哮喘病人发绀出现较晚，一旦发生即提示病情已相当严重。

（二）并发症的监护

1.气胸和纵隔气肿　表现为重度哮喘发作虽经积极治疗临床症状无改善，出现胸骨后疼痛、呼吸困难、发绀加重甚至休克征象，肺部叩诊呈鼓音或胸部 X 线片证实气胸；纵隔气肿者头颈部出现皮下气肿，触诊踩雪音。自发性气胸患者应立即行闭式引流，纵隔气肿者则皮下切开引流使气体排出。

2.急性呼吸衰竭　气道感染未及时控制、糖皮质激素应用不足、不适当氧疗、痰栓等致气道阻塞、肺不张，均可引起急性呼吸衰竭。此时可以试用鼻（面）罩等无创伤性通气方式，如无效则尽早气管插管行机械通气。

3.黏液痰检阻塞气道　患者表现为脱水明显、痰液黏稠，气急、发绀明显加重，两肺哮鸣音、呼吸音逐渐减低甚至消失。此时应及时纠正脱水、稀释痰液，并积极行叩背等物理治疗促进气道分泌物排出，必要时予支气管肺泡灌洗术。

二、监护数据

1.动脉　血气 $PaCO_2>45mmHg$，$PaO_2<60mmHg$，$SaO_2<90\%$，肺功能 $PEF<100L/min$。

2.呼吸　频率$>30/min$，明显三凹征，两肺哮鸣音响亮。

3.心率　常随着哮喘病情的加重而加快，频率$>120/min$。若一重度哮喘病人的心率由 120/min 以上突然变慢，甚至低于正常时，多为病情加重，是即将出现心搏骤停的先兆。

4.奇脉　严重气道阻塞时有"肺性奇脉"，即吸气与呼气期肱动脉收缩压差>25mmHg。

5.血液检查　发作时可有嗜酸性粒细胞增高，但多不明显，如并发感染可有白细胞数增高，分类中性粒细胞比例增高。

6.心电图　可出现心动过速，肺型 P 波。

7.肺功能　峰流速（PEF）是一项有价值的指标。PEF 昼夜变异率>30%时，提示气道反应性增高，有致命性重度哮喘发作的危险性；PEF<100L/min 为重度哮喘发作；PEF<60L/min 时提示气道阻塞的严重程度已足以引起窒息。

三、常用药物

1.糖皮质激素是控制和缓解哮喘严重发作的中药治疗措施，其应用激素的原则是足量、短程、经静脉给药。

2.茶碱用药期间应注意监测茶碱浓度，与 β_2 受体激动药联用时适当减少剂量以防诱发心律失常；警惕西咪替丁、大环内酯类和喹诺酮类药物对茶碱清除率的影响；老年人，婴幼儿，心、肝、肾功能障碍及甲状腺功能亢进症病人慎用。

3.β_2 受体激动药　是控制哮喘急性发作的首选药。严重高血压、心律失常及近期心绞痛发作病人禁用沙丁胺醇。

4.抗胆碱能药　溴化异丙托品溶液与 β_2 受体激动溶液同时雾化吸入疗效更好。

5.纠正酸中毒严重的缺氧可引起代谢性酸中毒，使患者的支气管对平喘药的反应性降低。可用 5%碳酸氢钠静脉滴注或缓慢静脉推注，应避免形成碱血症。所需 5%碳酸氢钠毫升数= [正常 BE (mmol/L) −测定 BE (mmol/L)] ×体重（kg）×0.4。

6.抗生素重度哮喘发作病人气道阻塞严重，易产生呼吸道和肺部感染，可酌情选用广谱抗生素静脉滴注。

四、注意事项

1.神志密切观察患者神志变化，重症哮喘发作时患者常伴呼吸衰竭，可出现嗜睡、意识模糊，甚至昏迷。

2.呼吸注意呼吸频率、节律、深浅度和用力情况。当一名重度哮喘发作病人的哮鸣音突然降低或消失，但其发绀和呼吸困难更为严重时，常提示病情危重，应及时查明原因对症治疗。

3.氧疗护理　一般吸入氧浓度 25%~40%，如患者低氧血症明显，且 $PaCO_2$<35mmHg，则可面罩给氧；当吸入氧浓度>50%时，则应严格控制吸入氧浓度和高浓度氧疗时间，使 PaO_2>50mmHg，注意预防氧中毒。由于哮喘病人均存在气道高反应性，因此，吸入的氧气应充分加温、加湿，以免加重气道痉挛。

4.急救准备　当持续氧疗及药物治疗不能改善低氧血症时，应做好气管插管及呼吸机治疗准备。

第三节　肺栓塞

肺栓塞是内源性或外源性栓子堵塞肺动脉引起肺循环障碍的临床和病理生理综合征。肺栓塞包括肺血栓栓塞症、脂肪栓塞综合征、羊水栓塞、空气栓塞等。

肺血栓栓塞症可发生于单侧、也可发生于双侧，右肺多于左肺，下肺多于上肺。最常见的肺栓子通常是在某侧下肢或盆腔静脉形成的血栓。肺栓塞的临床表现无特异性，症状和体征的发生率和程度变化不定，取决于肺血管堵塞范围的大小、发生肺梗死与否以及病人栓塞前的心功能状态。小的血栓栓塞可无症状。

一、监护要点

（一）临床症状的观察

1.呼吸困难及气促　为肺血栓栓塞症最常见的症状。常于活动后出现或加重，静息时可缓解或减轻。特别要重视仅表现轻度呼吸困难的患者。

2.胸痛　可见于大多数肺血栓栓塞症患者，包括胸膜炎性胸痛和心绞痛样疼痛。胸膜炎样胸痛较多见，其特点为深呼吸或咳嗽时疼痛明显加重，它提示应注意有无肺梗死存在。

3.咯血　见于约 1/3 的患者，是提示肺梗死的症状，多发生于肺梗死后 24h 内，常为小量咯血，大咯血少见。

4.烦躁不安、惊恐甚至濒死感　见于约半数患者，发生机制不明，可能与胸痛或低氧血症有关。

5.咳嗽　多为干咳，或有少量白痰。

6.晕厥　可为肺血栓栓塞症的唯一或首发症状，其主要原因是大块肺血栓栓塞阻塞 50%以上的肺血管，使心排血量明显减少，引起脑供血不足。

7.腹痛　肺血栓栓塞症状患者有时诉腹痛，可能与膈肌受刺激或肠出血有关。偶见诉腰痛者。

8.右心负荷增加的体征　因颈静脉充盈、搏动及下肢深静脉血栓所致的肿胀、压痛、僵硬、色素沉着和浅静脉曲张等。

临床上有时出现所谓"肺梗死三联征"，即同时出现呼吸困难、胸痛及咯血症状。临床发现病人有以下表现时，提示病情加剧，应及时报告医师处置：①突然出现剧烈胸痛、呼吸困难、发绀、濒死感；②咯血量较大；③很快出现休克的临床表现：如血压下降，血压低于 80/50mmHg 或测不出，伴有四肢厥冷、面色苍白、口唇发绀、烦躁不安、昏迷、尿少或无尿；④有右侧心力衰竭的临床表现；⑤辅助检查提示堵塞的肺段>15 个。肺栓塞发病后的 1~3d 最危险，患者应收入监护病房，连续监测血压、心率、呼吸、心电图和动脉血气等。

（二）深静脉血栓形成的监护

由于绝大多数肺血栓栓塞症的血栓来源于深静脉血栓形成，临床必须关注是否存在深静脉血栓形成的症状和体征，特别是下肢深静脉血栓形成的症状和体征。如患肢肿胀、周径增粗、疼痛或压痛、皮肤色素沉着，行走后患肢易疲劳或肿胀加重，特别是双下肢不对称性肿胀尤应重视。可以通过测量两侧下肢的周径来评价其差别。

二、监护数据

1.胸部 X 线检查 多有异常表现，但缺乏特异性。

2.心电图改变 多为一过性的，动态观察有助于对本病的诊断。

3.动脉血气分析 常表现为低氧血症，低碳酸血症，肺泡—动脉血氧分压差 [P(A–a) O_2] 增大，部分患者的结果可以正常。

4.肺通气/灌注扫描 是安全、无创及有价值的肺栓塞诊断方法。典型征象是呈肺段分布的肺灌注缺损，并与通气显像不匹配。

5.螺旋 CT 和电子束 CT 造影 能够发现段以上肺动脉内的栓子，是确诊的手段之一。

6.肺动脉造影 是诊断肺栓塞最可靠的方法，有价值的征象是：①肺动脉内充盈缺损；②肺动脉分支完全阻塞（截断现象）；③肺野无血流灌注；④肺动脉分支充盈和排空延迟。肺动脉造影检查有一定危险性，特别是并发肺动脉高压的患者，致残率为 1%，病死率为 0.01%~0.5%。

7.磁共振成像 适用于碘造影剂过敏的患者。

三、常用药物

1.常用的溶栓治疗方案 安全有效的溶栓治疗达到去除血栓的目的。

2.常用的抗凝治疗方案 抗凝治疗的初期使用肝素，以后用华法林维持。使用过程中应注意监测血小板计数，若出现血小板迅速或持续降低达 30%以上，或血小板计数<100×10^9/L，应停止抗凝治疗。

四、注意事项

1.预防静脉栓塞发生的诱因 预防肺栓塞主要应预防下肢深静脉血栓的形成。指导长期卧床患者及手术后患者下肢功能锻炼、穿弹力长筒袜、避免经下肢静脉输液等。

2.加强药物疗效及副作用观察进行抗凝治疗和溶栓治疗时，应用输液泵或微量泵控制用药速度和用药量。有出血性疾病或活动性出血者禁用肝素治疗；服用抗凝药的病人停用任何含阿司匹林的药物，以免进一步损害止血机制。

3.并发症的防治 当出现注射部位瘀斑、镜下血尿、牙龈出血或凝血时间超过 60min 时，提示抗凝后出血表现。如发生大出血则用鱼精蛋白中和肝素的抗凝作用。

第四节 休克患者的监测及护理

随着对休克微循环细胞水平的广泛深入的探讨和应用各种先进仪器设备监护的

进展，在病情观察、治疗、用药等方面提出了一些新的措施和看法，休克的治疗效果也为之改观。在休克的治疗中，常常会发现一些矛盾，在循环血量不足的情况下，大量晶体或胶体液的灌注可导致肺的损害和周围组织的严重水肿。而少灌又不能维持有效的循环血量，要取得最佳治疗效果，就需要严密的临床监测和分析手段。

一、监护要点

1.基础监护

包括意识表情、周围循环、指（趾）端体温、血压、心率和尿量的改变。这些指标都在一定程度上说明病情的进展和休克的转归，详细的动态变化记录提供着十分重要的治疗依据。如在休克早期，血容量下降时。机体的调节作用使血液重新分配，脉搏的变化往往先于血压的波动，表现为心率增快。而当脉细弱如丝时又多为休克的晚期指标，但尚不足以反映休克的严重程度。血压在休克时是伴随血量的缺失而同步下降的，应用缩血管药和扩血管药皆可维持血压，而现在多认为扩血管药可使血压降低，但使微循环改善。尿量是反映生命重要脏器血流灌注状态的最敏感指标之一。对每小时尿量的观察已被列为危重病人的常规监测手段。

2.血流动力学监测 休克的血流动力学表现大抵有两个类型，即"高动力型循环"和"低动力型循环"。前者是指具有较高的心输出量和较低的体循环阻力，而后者则具有低的心输出量和高的体循环阻力。

（1）中心静脉压（CVP）：反映血容量、回心血量及右心功能的指标。对指导休克中的扩容治疗，目前认为 CVP 仍是一个简便而准确的有价值指标。

（2）肺毛细血管楔压（PCWP）：PCWP 较 CVP 能更准确反映左心室舒张末压（LVEDP）。影响因素包括胸腔压力、肺循环栓塞、二尖瓣病变等。值得注意的是，孤立的中心静脉压和肺毛细血管楔压数值意义非常有限，应结合临床进行连续、动态的观察。

（3）心输出量（CO）：是衡量心脏功能状况的综合性指标，心输出量受回心血量（前负荷）、心肌收缩力、心血管顺应性、心率、心排血时需克服的阻力（后负荷）及外周组织代谢的氧需求和氧耗等诸多因素的制约，因此，维持甚至确定适宜的心输出量是比较复杂的问题。休克患者心输出量降低往往是循环血量不足或心功能抑制的可靠指标，但在感染性休克时，心输出量往往增高。其与肺毛细血管楔压构成的心功能曲线用以分析心功能状态在临床中非常实用。

（4）心脏指数监测：心脏指数指每单位体表面积的心输出量可反映休克时周围血管阻力的改变及心脏功能的情况。

3.氧输送氧消耗监测 通过气囊漂浮导管采集肺动脉的混合静脉血，测定 SvO_2 及 PvO_2，判断肺毛细血管与组织之间的氧供情况。在氧输送不足时，外周通常要通过增加氧提取以尽可能减轻缺氧，从而导致 SvO_2 值下降。正常的 SvO_2 约为 0.75，满意的复苏应使 SvO_2 接近这个数值。但脓毒性休克存在细胞摄取和利用氧的障碍，因此即使在组织严重缺氧时，SvO_2 也处在较高的水平，对此应予以注意。总耗氧量由心脏指数及肺泡—动脉氧分压差的乘积获得。

4.血液检验

（1）动脉血气分析及血清离子测定：血气分析是判断肺功能状态的最基本指标。

（2）血细胞比容和血红蛋白：为扩容治疗及选择液体成分的主要指标之一，血细胞比容升高提示血液浓缩，血浆丢失多于血细胞。

（3）纤维蛋白原、血小板及其他凝血因子：数值明显降低，凝血时间延长，提示弥散性血管内凝血（DIC）的发生。

（4）动脉血乳酸浓度：为休克预后的判断依据。

5.胃肠黏膜内 pH 测定　目前，临床上能够证实隐性代偿性休克存在、并可指导该型休克复苏的唯一方法是进行胃肠黏膜内 pH 的测定。隐性代偿性休克是指血压正常、心率<100/min、尿量大于 30mL/h，且无高乳酸血症和血流动力学紊乱，但胃肠道仍处于缺血状态的休克。该型休克可以出现在休克的早期，也可以发生在传统休克复苏之后，该休克类型的提出对休克复苏提出了更高的要求，即不但要求纠正显性失代偿性休克，而且也要纠正隐性代偿性休克。新近开发的自动空气胃黏膜张力测定技术从根本上解决了以往盐水注入测定方法中 PCO_2 测定的可靠性问题，并使其作为标准方法常规应用于临床内脏灌注监测成为可能。

6.微循环灌注指标的监测　①体表温度与肛温：正常时两者相差 0.5℃，休克时增至 1~3℃，两者差值愈大，预后愈差。②血细胞比容：末梢血比中心静脉血的血细胞比容大 3% 以上，提示有周围血管收缩，应动态观察其变化幅度。③甲皱微循环：休克时甲皱微循环的变化为小动脉痉挛，毛细血管缺血，甲皱苍白或色暗红。

二、监护数据

1.尿量　每小时尿量<30mL，提示血容量不足或心缩无力。尿量极少或无尿，提示血压<8.0kPa（60mmHg），肾动脉极度痉挛，尿量同时可间接反应血压的变化，如每小时在 20~30mL，血压多在 10.7kPa（80mmHg）左右。

2.血流动力学监测

（1）肺毛细血管楔压（PCWP）：其正常值为 6~12mmHg（0.8~1.56kPa）。如>30mmHg（4kPa），提示肺水肿；<6mmHg（0.8kPa），提示相对容量不足。

（2）心输出量（CO）：成人正常值为 4~6L/min，在高动力型循环可高达 10L/min 以上，而在低动力型循环则可低至 2L/min 以下。

（3）总耗氧量：正常为 150mL/(min·m²)。<115mL/(min·m²) 时，提示氧输送严重障碍。

（4）心脏指数监测：正常值为 3~3.5L/m²。休克时，心脏指数代偿性下降，提示周围血管阻力增高。

3.血液监测

（1）动脉血气分析及血清离子测定：在休克治疗中，当 PaO_2<8.0kPa（60mmHg），顽固低血氧难以纠正时，提示 ARDS 的存在；在通气良好时，$PaCO_2$ 上升至 6.67kPa（50mmHg）以上，提示严重肺功能不全。

（2）血细胞比容和血红蛋白：血细胞比容下降 3%~4%，失血量约为 500mL。正常血红蛋白是保证氧输送的基本条件，血红蛋白下降 1g，失血量在 400mL 左右。

（3）动脉血乳酸浓度：正常为 0.4~1.5mmol/L。在危重病人允许达到 2mmol/L，其值的增高与病死率成正比。

三、注意事项

1.体位　平卧位，头平，下肢抬高 15°~30°，以增加回心血量及心排血量，以利于呼吸。有呕吐时头偏向一侧。

2.快速补充血容量

（1）正确选择静脉通道：选择远离受伤部位的静脉血管，如头部、胸部，上肢受伤应选择下肢静脉；腹部、盆腔、下肢受伤，应选择上肢静脉；四肢受伤，选择颈外静脉。

（2）准确掌握输液速度：抗休克的根本措施是尽快恢复有效循环血量，对休克时间短者，通过补充血容量，休克很快得到纠正。因此尽快用 16~18 号留置针建立两条以上静脉通道，加压输液，保证 45min 输入 1 500ml 以上液体。同时预防肺水肿、急性左侧心力衰竭的发生。对高龄休克患者，在短时间内血源不能供给的情况下，补充平衡液，要求 15~30min 输 800~1 500mL 以上液体；对肥胖、水肿患者，可先输入 7.5%高渗盐水 250mL。

（3）遵医嘱准确用药：在血容量补足的情况下，才可使用扩血管药物，缩血管药物和扩血管药物根据病情可联合使用。用药时以小剂量、低浓度、慢速度开始，逐渐达到理想水平，生命体征平稳后逐渐减量。严防药物溢漏于静脉外，引起皮下组织坏死。

第五节　重型颅脑外伤患者的监护

颅脑损伤由于伤及中枢神经系统，其病死率和致残率均明显高于其他部位。无论在平时还是战时，颅脑损伤的发生率都较高，可占全身各部位伤的 20%，仅次于四肢骨折，居第 2 位。对颅脑损伤进行及早诊治和加强护理是提高其救治效果的关键。

一、监护要点

（一）伤情的监测

1.伤情判断

（1）脑挫裂伤：脑挫裂伤是指头部外伤所致脑实质损伤，为脑挫伤和脑裂伤的统称。

（2）脑干损伤：当外力作用于头部时，不论是直接还是间接暴力，均可引起脑干损伤。脑干损伤分原发性和继发性两种，伤后即刻发生，可为脑干挫伤或有小的出血灶。继发性脑干损伤为颅内血肿、脑挫裂伤、脑水肿等引起颅内压增高，脑疝压迫脑干使其发生缺血性损害所致。

（3）硬膜外血肿：硬膜外血肿是由于头部外伤颅骨骨折，硬膜外中动脉断裂或颅骨板障与其他组织出血，血积存在颅骨表面与硬脑膜之间，形成血肿。

（4）急性硬脑膜下血肿：头部被高速撞击后，脑组织在硬脑膜之间产生加速运动，撕裂了横跨于脑皮质表面与静脉窦之间的桥静脉或因脑挫裂伤后，皮质血管破裂出血，流入硬脑膜下隙或颅骨凹陷骨折碎骨片刺破硬脑膜窦伤及脑组织造成急性硬脑膜下血肿。

（5）脑内血肿：外伤性脑内血肿常合并脑挫裂伤，并多与同一部位硬脑膜下血肿伴发。少数血肿破入脑室，形成脑室内出血。

（6）多发性颅内血肿：头部外伤后，颅内非同一部位，出现多个血肿，或同一部位发生不同类型血肿，称为多发性颅内血肿。

2.伤情分型

（1）格拉斯哥昏迷分级计分法：是检查颅脑损伤病人的睁眼反应、言语反应和运动反应三项的指标，确定这三项反应的计分后，再累计得分。

（2）GCS计分按伤情轻重分为三级，并划分出特重型。

轻型：13~15分，伤后昏迷时间20min以内。

中型：9~12分，伤后昏迷时间20min至6h。

重型：3~8分，伤后昏迷时间6h以上，或在伤后24h内出现意识情况恶化并昏迷6h以上。

特重型：计分3~5分，深度昏迷，对上述三项检查指标基本无反应。

（二）意识的监测

意识状态反映了大脑皮质和脑干网状结构的功能状态。意识障碍是重型颅脑损伤患者最常见的变化之一。意识障碍的程度及变化趋向可提示患者病情的轻重及变化趋势。观察意识状态通常可通过对话、呼唤姓名、判断力、记忆力、定向力来判断。对不合作的患者可通过测试睫毛反射、角膜反射、压眶反射等，看患者有无呻吟、吞咽及咳嗽反射来判断意识障碍的程度，亦可通过检查神经系统病理征来判断。目前国际上仍然采用格拉斯哥（Glasgow′s）昏迷评分法判断伤员意识状态。总分15分，最低3分。分值越低，意识障碍程度越重。

（三）瞳孔的监测

瞳孔的变化可以提示颅脑损伤的情况，有助于了解受伤脑在哪侧，并估计预后。瞳孔的细小变化也往往提示病情变化，因此瞳孔情况是重型颅脑损伤患者的重点观察内容之一，包括瞳孔的大小、对光反应和两侧瞳孔是否对称。

（四）生命体征的监测

重型颅脑损伤患者颅内压严重增高时，早期表现为脉缓而洪大、呼吸深而慢、血压升高；晚期出现脉搏快而弱、呼吸缓慢、血压下降。生命体征中，反映继发性脑损伤的以呼吸的变化最为敏感。重型颅脑损伤对呼吸功能的影响主要机制如下：①损伤直接导致中枢性呼吸障碍。②损伤间接影响呼吸道，使其发生黏膜下水肿、出血，而意识障碍者咳嗽和吞咽功能低，不能主动排出呼吸道分泌物，引起呼吸道梗阻性通气障碍。③损伤引起肺部充血、水肿，致换气功能障碍，呼吸衰竭是重型颅脑损伤患者常见的死亡原因。

（五）肢体运动的监测

一侧额叶广泛脑挫伤范围引起对侧上下肢瘫痪，如损伤在深部靠近内囊处，除对侧肢体偏瘫外，还有同侧偏盲和偏身感觉异常。大脑皮质受刺激可致一侧或两侧肢体抽搐。

（六）血糖水平的监测

重型颅脑损伤 24h 后常出现高血糖，高血糖可进一步破坏脑细胞功能，因此对它的监测非常重要。监测血糖水平的方法是每天抽血查血生化了解血糖浓度，并用简便血糖监测仪和尿糖试纸测血糖和尿糖，每日 4 次。颅脑损伤后应预防性应用胰岛素。

（七）颅内压的监测

颅内压监护是采用传感器和监护仪连续测量颅内压以观察颅内压动态变化的方法。可以了解颅脑伤后颅内压的状态，在颅脑损伤的诊断、治疗和预后判断方面都有较大的参考价值。

（八）体温监测

体温监测包括持续脑温（中心温度）、肛温，食管温度或体表温度监测法和间歇性腋下温度测量法。重型颅脑损伤病人的脑温和肛温进行的持续监测，发现这类病人在伤后脑温和肛温均明显升高，脑温比肛温高 0.8~1.2℃。

（九）氧饱和度的监测

要求维持氧饱和度在 90% 以上并监测血液 pH。

（十）亚低温治疗的监测

脑温监测及降温程度：在亚低温治疗中，正确监测脑温至关重要。其测量方法分为直接测量法和间接测量法。直接测量法准确可靠，是一种理想的脑温监测方法，经钻颅将脑温探头插入脑实质内或经脑室造口将探头放于脑室中，通过半导体温度显示装置监测脑温变化。

二、监护数据

（一）心电监护

1.心率和心律颅脑损伤病人可产生复杂的心电图变化，心电图可显示心率、心律及心肌缺血征象。最常见的心电图变化为窦性或室性心律不齐，重者房室传导阻滞 T 波低平，S-T 段延长等。一般，心率应保持在 60~100/min，如超过 130/min 或低于 60/min，则可能影响血流动力学，影响脑供血。

2.血氧饱和度监测方法有间隙性血气分析测定动脉血氧饱和度（SaO_2）法和持续性脉搏血氧饱和度（SpO_2）监测法。SpO_2 应保持在 95%~100%（$PaO_2 > 80mmHg$）水平。

3.呼吸功能监护　重型脑损伤常导致呼吸中枢抑制，发生呼吸障碍。通常呼吸频率为 10~30/min，呼吸频率超过 30/min 即为呼吸过快；呼吸频率少于 10/mm 为呼吸过慢。动脉血气分析：在呼吸监测中有十分重要的价值，用于直接测定 PaO_2 和 $PaCO_2$。$PaCO_2$ 直接反映肺泡通气状态，正常参考值 35~45mmHg，低于 30mmHg 为过度换气；而高于 45mmHg 为 CO_2 潴留，说明肺通气功能不良，应及时处理。$PaCO_2$ 指示动脉血气氧的分压，正常参考值 85~100mmHg。重型颅脑损伤病人，要求维持氧分压在 85mmHg 以上。低于 80mmHg 为低氧血症，应及时处理；低于 60mmHg 为严重低氧血症，属呼吸衰竭，应予支持呼吸等处理。

（二）颅内压动态观察

1.颅内压　正常颅内压为 0.8~1.8kPa（80~180mmHg）。病理情况下，当颅内压超过 1.96kPa（200mmHg）时，则会刺激硬脑膜、血管或脑神经，产生头痛。

2.脑灌注压（CPP）　CPP 是平均动脉压减去颅内压所得。重型颅脑损伤患者 CPP 应维持在 70mmHg 以上，以 70~80mmHg 为最理想，有利于提高患者生存质量和降低病死率。重型颅脑损伤患者病死率随 CPP 的下降而增高，CPP 下降 10mmHg，病死率上升 20%，当 CPP<60mmHg，病死率升至 95%。

三、护理注意事项

1.意识观察注意点　在临床护理观察过程中，要连续动态地观察病人的意识变化。例如：在深昏迷病人出现吞咽反射，提不病情好转。相反，清醒病人出现烦躁不安或嗜睡，大小便失禁昏迷加深，均提示病情恶化，多由于急性颅内压增高或伴脑疝所致，可能有颅内血肿形成。

2.生命体征观察注意点　重型颅脑损伤时，脑组织因有较重的缺血、缺氧，患者意识障碍，出现喷射性呕吐、视盘水肿和昏迷等症状，在护理过程中要仔细观察。如发现患者血压升高、脉缓或不规则、呼吸深而慢、潮式呼吸、窒息性呼吸等要予以重视，须警惕病情继续发展，出现脑干衰竭。如出现呼吸频率、幅度异常及病理性呼吸，应多方面从脑损伤和全因素分析病因，及时处理。

3.氧饱和度（spO_2）监护注意点　在 SpO_2 持续监测过程中，SpO_2 下降是缺氧的直接反映，引起 SpO_2 下降有机械性的故障以及呼吸和循环系统障碍等原因。一旦发现病人低氧血症等动脉血氧合低下状态的变化，应予以相应的处理。一方面从伤情变化上考虑，解除因其伤情加重的原因；另一方面调整体位，改善呼吸，适时地应用机械通气辅助呼吸，以纠正缺氧状态。在护理操作中，应预防和减少 SpO_2 的下降，提高神经外科监护技术。当 SpO_2 下降出现报警时，应迅速查明原因，排除人为故障。切忌随手关掉报警。

4. ICP 的监护注意点　颅内压监护的指征：①重型颅脑损伤（GCS≤8）及 CT 颅脑扫描有异常征象，无论术前或术后均适于颅内压监护；②轻型或中型颅脑损伤（GCS 9~15）伤后 CT 扫描复查发现损伤灶扩大，或有血肿，病情加重但尚不需手术的患者，可行颅内压监护；③伤后曾休克、低氧血症及高碳酸血症者，往往出现脑水肿加重及颅内压增高的趋势，颅内压监护也有价值。在 ICP 监测的过程中，ICP 监护仪应用之前要校准，并注意观察并发症：ICP 监护使用中出现的并发症包括感染、出血、仪器功能障碍、管道阻塞与移位。注意妥善固定，防止脱落。

5.亚低温治疗护理注意事项 亚低温治疗过程中护理工作十分重要，应当认真、仔细做好如下工作。①及时观察生命体征，尤其是呼吸情况，亚低温治疗是应用肌松药的同时，掌握好用呼吸机辅助呼吸。②在放置颅内压监护装置的情况下，动态观察颅内压的变化，防止脑灌注不足，维持脑压在 20mmHg 以下，脑灌注压在 70mmHg 以上。③在放置颅内监护装置的情况下，动态观察氧分压的变化，防止脑供氧不足，维持脑氧分压在 15mmHg 以上。④观察、记录降温的时间，肌松药滴入的速度及肌肉松弛程度，根据脑温或肛温随时调节肌松药的滴速。⑤随时观察脑温、肛温传感器固定情况，防止脱落或滑出，影响测温效果。⑥连续动态心电监护，及时发现和防止心律失常。⑦每 2h 定时翻身、按摩皮肤、减轻受压，改善低温下的血液循环，防止局部冻伤和压疮的发生；加强吸痰和拍背，一般为每 30min 1 次，必要时随时吸痰，保持呼吸道通畅，加强呼吸道湿化。

6.补液注意点 对中、重型颅脑损伤，特别是对术后病人的输液管理十分重要。补液时应注意如下问题：①维持水、电解质平衡；②控制脑水肿；③保证适当的脑血流和组织氧化所需的补给；④输液速度不宜过快，24h 液体总量均匀输入。因脑外伤后多存在一定程度的水潴留状态，因此输液量不必过多，一般应使患者处于轻度脱水状态为宜。基础补液量可在每日 30~35mL/kg（2 000mL/d），还要考虑到病人引流量、尿量的多少以及是否使用呼吸机等，对补液量行适当调整。

第六节　器官移植术后

器官移植（organ transplantation）是通过手术方法将一个有活力的器官移植到自身其他部位或另一个个体内，借以替代不可逆病变或缺损的器官，恢复机体功能的一项治疗措施。本节简述肾、肝、骨髓移植的监护。

一、肾移植术后患者的监护

（一）监护要点

1.生命体征的监护 监测患者的意识状态，注意有无休克的征象。术后患者每小时测体温 1 次，待平稳后改为 4h 1 次。术后 3d 可有吸收热，通常在 38.5℃ 以下。术后患者每小时测血压、脉搏 1 次，每 2h 测 CVP 1 次。患者术后血压的高低判断主要依据术前的基础血压，一般要求患者术后血压略高于术前基础血压，以保证移植肾的血流灌注。如果没有酸中毒（深大呼吸），患者的呼吸一般都正常。但如果患者术前即有肺功能障碍，包括胸腔积液、肺纤维化等，则呼吸频率会快于常人，此时，可给予持续低流量吸氧帮助患者缓解缺氧的症状。

2.多尿期的监护 尿液分泌是反映移植肾功能的一个重要指标。肾移植术后多尿期是大部分移植后患者的必经阶段，多尿期在术后 24h 内，移植肾恢复血供 3~8min 即可排尿，每小时平均尿量可达 400~1200mL。多尿期产生的主要原因：①患者术前存在不同程度的水、钠潴留；②血肌酐、尿素氮高引起渗透性利尿；③术中使用甘露醇和呋塞米等利尿药；④供肾低温保存损害肾小管而影响其重吸收作用等。护理上尤应注意加强对出入量的管理，维持水、电解质平衡，根据补液原则做到"量出为人，宁少勿多"，输液速度根据每小时尿量调整（表3—29）。输液量取决于术前透析效果与术中失血情况。补液量的基本计算方法为：每小时补液量=每小时尿量+30mL（成人不显性失水约30mL/h）。大量尿液排出体外的同时丢失了大量的电解质，主要是K^+和Na^+，此时如果处理不当必然引起低钾、低钠血症，水、电解质紊乱和酸碱失衡。低钾血症表现为肌无力，常从四肢开始，可发展至呼吸肌引起呼吸肌麻痹，腹胀、恶心、腱反射减弱或消失等，可出现代谢性碱中毒，心电图表现为T波低平、双向或倒置，S-T段下降、QT间期延长、病理性U波等。低钠血症表现为头晕、乏力、纳差、口渴、血压不稳定、脉压差减小等，严重可出现惊厥与休克。因此监测和维持患者的血电解质平衡也是此期的护理重点。上海长征医院器官移植中心采用"复方电解质果糖注射液"为肾移植术后多尿期患者进行补液治疗，对糖尿病肾病的患者同样适用，不需加入胰岛素。

3.少尿或无尿的监护　肾移植术后患者尿量若少于30mL/h，或原处于多尿期而尿量突然减少者，在排除导尿管弯曲、打折造成堵塞后应首先考虑血容量不足，部分患者因移植前透析脱水过度，加上术中创伤渗血较多，未能及时补足，术后常出现少尿甚至无尿。可在单位时间内增加输液速度，若尿量随之增加，则可认定为输液不足，待血容量补足后再予以呋塞米等利尿药；若经以上处理后尿量仍不增加，而且血压有上升趋势，则应减慢输液速度，进一步寻找少尿或无尿的原因，如移植肾原发性无功能、加速性排斥反应、急性肾小管坏死、肾后性梗阻等。

少尿或无尿的患者体内K^+无法随尿液排出体外，易发生高钾血症，严重者发生心跳、呼吸骤停。因此护理人员应加强对患者电解质的监测，每天化验患者的血电解质，监测患者的心电图波形。一旦患者出现血K^+升高的表现如血清K^+>5.5mmol/L，心电图T波高尖、QRS波增宽、QT和PR间期延长等，应及时通知医生采取措施，如静脉滴注极化液促使细胞外的K^+转移至细胞内，静脉推注钙剂（如葡萄糖酸钙）置换结合血液中的K^+，口服降钾树脂等，若使用上述方法效果不佳则应及时进行透析治疗。

4.排斥反应的监护　排斥反应是指移植物细胞表面的HLA抗原（人类白细胞抗原）和受体的致敏淋巴细胞相遇发生对抗而产生的反应。除同基因移植（即同卵孪生之间的移植）外，各种肾移植均可发生排斥反应，最终导致移植肾功能丧失。一般分为超急性（HAR）、加速性（ACR）、急性（AR）与慢性（CR）排斥反应（表3—30）。其中急性排斥反应最常见，多发生于肾移植后3~6个月，特别好发于3个月内，以第5周发生率最高。临床表现往往早于实验室阳性结果出现，常以低热为首发症状，一般在37.5~38.5℃，常在后半夜和凌晨发生，至中午或下午体温恢复正常，次日又出现，还可有尿少、移植肾肿大、血压升高、血肌酐升高等表现，目前尚无特异性检查手段。

护理上重在观察和预防，术前详细检查患者体内的预存抗体，受者血清应与供者淋巴细胞进行交叉配合试验，试验阴性者方可移植，并避免使用 ABO 血型不兼容的供肾。术后密切监测患者的生命体征，并教会患者自查：每日记录尿量、体温、体重，观察移植肾区情况如移植肾大小、软硬、有无压痛等；严格按医嘱按时、按量服药，如出现异常情况及时与医护人员联系。

5.感染的监护 大剂量激素和免疫抑制药的应用使患者的免疫系统受到抑制，降低了白细胞对病菌的防御能力，5%以上的患者在病程中罹患活动性感染，3%~10%的患者死于感染，其中细菌感染最常见，约占术后感染的 20%。护理人员应做好感染早期的监护，及早发现感染征象。1~6 个月是感染的好发时间，常见的感染部位依次为肺部、尿路、血液、伤口和肾周等。移植后感染的特点：临床症状不典型，发热是最常见的表现，可有高热、超高热，早期不易发现原发病灶，条件致病菌可引起严重感染。预防感染的主要措施是做好消毒隔离。

（1）保持病室、治疗室、办公室的清洁，每天用 1:1000 的含氯消毒液拖地板、擦床架、床头柜、凳子、门和窗。每天用紫外线照射进行空气消毒、开窗通风各 2 次，每次 30min。

（2）尽量减少人员进出病室，发热、感冒者不得进入隔离区。工作人员进入病区需洗手，穿隔离衣、裤鞋，戴好口罩、帽子。治疗操作前后用消毒液擦手。

（3）床单位用 NY-300S 床单位臭氧消毒机进行消毒。

（4）每位患者备口表、血压表、听诊器、便器、量杯等，餐具需煮沸消毒，患者间不交叉使用物品。

（5）每日口腔护理 2 次，进食前后漱口。口腔细菌培养阳性者宜采用复方替硝唑漱口液，口腔真菌感染者，用 2.5%碳酸氢钠溶液漱口，雾化吸入 2/d。

（6）留置导尿期间，引流袋、引流管每晨更换 1 次，每日行会阴和导尿管护理，护理人员操作中应注意无菌操作。

（7）谢绝家属或陪客进入病房探视，能行动的患者可戴口罩到指定的地点会客，时间应少于 1h。家属携带物品需经消毒后再带入病室。

（8）患者没有特别情况不得外出，若病情需要外出检查、治疗等，需戴口罩，穿隔离衣、外出鞋，冬天要注意保暖。

6.急性排斥反应与感染的鉴别 急性排斥反应与感染的表现相似，给鉴别带来困难。但在下列情况时，应多考虑感染的可能：①持续低热或高热，但肾功能正常；②移植后期发生高热；③原为低热，抗排斥治疗后近期出现高热；④每日定时畏寒、高热、大量出汗后体温正常，周而复始。

（二）注意事项

1.饮食指导 肾移植术后由于长期服用免疫抑制药，会不同程度地影响机体代谢，少数患者可能出现肾功能损害、白细胞减少、药物性糖尿病、水肿及高血压等。饮食护理对预防和减少免疫抑制药引起的并发症，维持人体的健康起着重要作用。饮食应低盐、低脂、低糖、适量优质蛋白、高维生素，适当补钙。禁忌食用提高机体免疫的食品或保健品，如白木耳、黑木耳、香菇、蘑菇、红枣、蜂蜜、蜂王浆及人参等。禁食柚子、葡萄等影响药物浓度的食物。

2.注意保护移植肾 移植肾放置位置浅表，活动时应注意保护，避免外力伤害，乘车时要选择安全位置，不要靠近座位扶手而立，以免急刹车时碰伤。

二、肝移植术后患者的监护

（一）监护要点

1.妥善安置患者 患者术毕立即送监护病房，并做好保护性隔离措施，术后护士先要向手术医生了解各管道的放置部位和作用，并与医生一起将管道按上下顺序排好，分别做好醒目标记，防止发生标示错误。

2.给予正确的体位手术后早期移植肝与膈面等周围组织未形成粘连固定，体位的改变可能造成肝脏的移位，从而影响肝脏的血液循环。因此术后 24h 取平卧位，血压平稳后可取轻斜坡卧位，床头抬高不超过 30°，术后第 1 天每 4h 翻身 1 次，翻身幅度不可过大，动作要轻柔。术后 1 周内半卧位一般不超过 45°，术后 10d 左右可下床活动。

3.呼吸机的准确应用 患者在术后返回 ICU 时一般未清醒，故需带气管导管接呼吸机辅助呼吸，呼吸机模式是高频率的间隙指令通气（SIMV）。患者一旦清醒开始改为辅助通气模式或自主呼吸通气。一般来说，在患者没有完全清醒之前是不进行脱机的。脱机后应给予中流量鼻导管吸氧，监测患者呼吸节律、幅度，维持 SpO_2 在 95%以上。

4.生命体征的观察

（1）体温：由于供肝冷冻、肝移植手术时间长以及肝的低温灌洗和体外循环转流均可引起体温下降，而低体温可引起心律失常、心肌缺血、室上性心动过速等心电图改变，甚至心跳骤停，因此术后必须持续监测体温的变化，每小时测体温 1 次，待平稳后改为 4h 1 次。患者刚入 ICu 时体温一般低于 35℃，应用电热毯保暖、调高室温及加热器输液。

（2）循环：严密监测血压、心率、肺动脉压、肺动脉楔压、中心静脉压、心排血量等。保持每小时尿量在 50mL 以上。有创血压监测的动脉、静脉管道必须每 2h 用肝素稀释液冲洗 1 次，同时清零，以保证监测系统通畅，确保测压准确。如测值波动大（≥2.66kPa），可与无创血压对照。血压过高时注意高血压脑病、心力衰竭等并发症的发生，偏低时结合补液量、尿量等情况考虑是否补液量不足。术后一般都保持轻度升高的血压（超过基础血压 1.33~2.66kPa）和稍低的中心静脉压（≤0.98kPa），以利新移植肝灌流和肝静脉回流。

（3）呼吸：因手术的影响，加之术后免疫抑制药的应用，患者易发生肺不张、肺部感染、反应性胸腔积液等合并症，应尽早拔除气管插管，恢复自主呼吸，并保证吸入足够氧气，维护呼吸功能。早期拔除胃管，保证呼吸道通畅。严密监测呼吸频率、节律、深浅度、气道内压、潮气量，监测血氧饱和度、血气分析以及咳嗽咳痰情况，鼓励患者深呼吸、有效咳嗽，雾化吸入每日 4 次，及时清除呼吸道分泌物。注意观察有无发生肺水肿及胸腔积液，根据情况摄胸片，动态掌握呼吸道的病理生理情况。

5.凝血功能的监测 肝移植术中经历了"无肝期",供肝经受低温灌注和保存的损伤,肝功能未完全恢复,凝血功能紊乱,加之手术创面大,术后易发生不同程度的出血。因此,术后在监测凝血酶原时间(PT)、凝血酶时间(TT)等凝血指标的同时,应严密观察引流液的量、色、性质,防止腹腔内出血。注意全身皮肤黏膜有无淤血斑、出血点,尽量减少动静脉穿刺。

6.神经系统的监护 严密观察患者的神志是否清醒,瞳孔变化,对呼唤有无反应以及四肢感觉与活动情况等。若长时间不清醒或清醒又昏迷,有可能出现严重并发症:如脑水肿、脑出血、供肝原发性无活力、肝昏迷等,并及时记录。

7.精神症状的监护 肝移植术后部分患者会出现精神症状,多发生在术后3d,主要表现为睡眠障碍、躁狂、焦虑、抑郁、妄想、幻觉、认知障碍等,对术后出现精神症状的患者,护理人员首先应指出该症状是可逆的,消除其心理压力,如病情允许应尽早结束监护病房的隔离治疗,给予患者与家人、朋友接触的机会,增加患者的社会支持;对有自杀倾向的患者应加强巡视,避免患者接触剪刀、绳子等可能引起危险的物品;对重度躁狂的患者应给予约束带制动,但不可捆绑过紧以免影响患者肢体的血液循环。

8.引流管的监护 肝移植放置的引流管较多,而且管道保留时间较长,肝移植术后一般放置的引流管有气管插管、胃管、腹腔负压管(位于小网膜孔)、腹腔双套管2根(位于右肝下、左肝下)、T管、漂浮导管、动脉测压管、尿管等,术后应妥善固定各引流管,并做好标记,防止意外脱出。各引流管每2h自上而下挤捏,使其通畅,注意观察引流液的量、颜色、性质,详细记录24h入量。肝移植患者胆汁的排出量和黏稠度的变化是急性排斥的临床症状之一,记录观察胆汁的排出量对及早发现排斥反应极其重要。T管内有胆汁说明移植肝已恢复功能,否则说明肝脏无功能或T管阻塞或肝动脉栓塞,应及时处理。

9.饮食护理 进食可使胆汁分泌增加,利于肝功能恢复,肠功能恢复后应尽早进食,即使出现轻微的消化道症状,也应鼓励患者进食。选择减少脂肪代谢,减轻肝脏负担,富含维生素和钾的食物,并根据患者的饮食习惯制订食谱。肛门排气后可进流质、半流质、软食,一般采用高蛋白、高糖、高纤维素和低脂饮食。肝移植术后营养需要量很高,应注意补充维生素、微量元素,避免使用脂肪乳剂以减轻肝脏负担。

10.并发症的监护 常见并发症有排斥反应、感染、术后早期腹腔大出血,有时还会出现上消化道出血、胆漏或胆瘘、胆管狭窄、植入肝原发性无功能等并发症。

(1)排斥反应:排斥反应的分类与监护。

(2)感染:感染是移植术后常见的并发症及导致患者死亡的主要原因。常见的感染有肺部感染、尿道感染,腹腔感染以及输液导管污染引起败血症等,其中以肺部感染和败血症病死率最高,主要病原为细菌、病毒和真菌。

原因:大剂量激素和免疫抑制药的应用使患者的淋巴细胞受到抑制,降低了白细胞对病菌的防御能力,使患者机体抵抗力下降。

临床表现:临床症状不典型,发热是最常见的表现,早期不易发现原发病灶,条件致病菌可引起严重感染。

护理措施：①做好各项保护性消毒隔离措施，各项操作或接触患者前后须洗手。②术后定时翻身拍背，雾化吸入，防止肺不张、坠积性肺炎。③预防继发性感染，早期合理使用抗生素。术后1周内隔日行胆汁腹腔引流液、痰、粪便、咽部的细菌培养和药敏试验，以便及时发现感染部位及细菌种类，选择合适的抗生素及病毒药物控制感染，并定期更换抗生素预防耐药。④密切监测患者的体温及化验指标，及时发现感染征象。⑤加强基础护理，术前2d开始用复方替硝唑溶液漱口，术后常规口腔护理每日4次。每次服药和进食前后都要漱口，并注意观察有无溃疡、真菌感染的发生。

（3）术后早期腹腔大出血

原因：①肝断面组织发生缺血坏死；②血管结扎线脱落；③腹腔内感染，脓肿形成，腐蚀主要血管，多见肝动脉破裂而突发大出血，伤口引流管一瞬间有大量鲜血涌出，血压迅速下降。

临床表现：腹腔引流管内引出的血性液体较多，或出现腹胀、心率加快、脉搏细速、脸色苍白、尿量减少和口干。

护理措施：①严密观察引流液的性质、颜色、量，引流液每小时大于100mL，提示有活动性出血，应立即汇报医生。②观察患者的生命体征，若血压<90/60mmHg，脉压差变小，出现心率加快，烦躁，出冷汗，提示低血容量性休克的可能，应立即报告医生。③观察腹带有无渗血，保持敷料干燥。④严密观察尿量，保证每小时尿量大于30mL，如有异常及时报告医生，有必要做好手术准备。

（二）监护数据

1.呼吸机脱机指征

（1）脱机的最低要求是肺活量>10mL/kg。

（2）动脉血氧分压在吸入氧浓度≤40%时达到80mmHg。

（3）不需用呼气末正压（PEEP），并且咳嗽有力，自主呼吸功能良好。

2.体温的监护 移植术后早期体温与吸收热、急性加速性排斥反应、感染之间的关系。

4.临床化验指标的监测 移植术后早期常用临床化验指标的监测。

（三）注意事项

1.管道 留置导管、漂浮导管、桡动脉置管、中心静脉置管能反映患者血流动力学的情况，注意保持通畅，避免打折或脱落，测压系统各衔接处紧密不漏液、无气泡，每日更换置管处敷料，时刻注意无菌操作，用小剂量肝素稀释液1~2mL冲管，每2~4h1次，注意远端肢体血供情况。PAC管气囊充气不宜超过1.5mL，应间断和缓慢充气，防止气囊破裂；有创测压换能器和管道妥善固定，测压管装置延长不宜长于100cm，操作前定标调零点，提高测量准确性。

2.感染 提高自我防护意识，不要忽视皮肤小伤口如擦伤、碰伤、抓伤、疖肿等，伤口一定要消毒处理；避免接触带有呼吸道疾病的人群，如感冒、肺炎等；未经消毒物品一般不得带入监护室；要防止食物被细菌污染，一般可采用高温消毒，不吃腐烂变质的剩菜剩饭，冰箱里的食物需彻底加热后食用，少吃盐渍的海产品防止嗜盐性细菌的污染；注意个人卫生。不要接触猫、狗、鸡等小动物，以免感染病毒、细菌和寄生虫；室内经常通风换气，有条件的患者室内每日 1 次用紫外线照射消毒 30min。

3.免疫抑制药 移植术后需终身服用免疫抑制药，服药剂量和时间必须严格遵医嘱，定期测试药物浓度并遵医嘱进行调整，患者切不可自行减药、停药，以免造成不可挽回的后果。护理人员应做好相关宣教工作，以提高患者的依从性，可举反例告诫患者自行改药的危害。注意观察有无肝肾毒性、血压升高、神经毒性等不良反应，定时测定肝肾功能、血常规、血糖、尿糖。

4.饮食同肾移植。

三、骨髓移植患者的监护

骨髓移植（bone motrow transplantation BMT）属造血干细胞移植的一种，是指将正常的骨髓造血干细胞通过静脉回输至体内重建骨髓造血功能的过程。骨髓移植的适应证主要为各种造血细胞质和量异常所致的疾病，如急、慢性白血病，恶性淋巴瘤，多发性骨髓瘤，乳腺癌，神经母细胞瘤，骨肉瘤等。

（一）监护要点

1.全环境保护的监护 全环境保护（total protected environment）目前国内外还没有确切的定义，一般指空间环境和人体环境两个方面。空间环境包括患者的生活环境和医护人员的工作环境，人体环境包括患者和医护人员两种环境。全环境保护的具体措施如下。

（1）环境、物品的消毒：层流病房的地面、墙壁、天花板及所有的物品每日用有效氯消毒剂或过氧乙酸擦拭，并且紫外线消毒。

（2）患者的净化处理：患者入室后每日用洗必泰液擦拭全身；每日进行五官护理，包括眼、鼻、耳、咽及口腔；每日用不同的漱口液交替漱口；每晚高锰酸钾液坐浴。

（3）医护人员的净化处理：医护人员入室前手用消毒凝胶消毒，更无菌衣裤入相对洁净区，接触患者，须再次手消毒，并行五官处理包括眼、鼻、耳、咽及口腔，经风淋后外加无菌隔离衣等入严密隔离区。

2.骨髓采集的监护 包括采髓前、采髓中和采髓后的监护三个阶段。

（1）采髓前护理：①卫生宣教。采髓前向患者及家属讲解治疗过程，介绍成功的病例，增强他们的信心和勇气，积极配合治疗。②病情了解：了解供髓者全身脏器功能，备皮，做青霉素、普鲁卡因皮试等。

（2）采髓中护理：供者采髓在腰麻或硬膜外麻醉下进行。采髓中护士负责骨髓的收集、计量和细胞数，按无菌要求装袋，贮存于深低温.骨髓液同时做细菌培养。在骨髓采集中通常输注复方乳酸林格液、右旋糖酐、706 代血浆等避免失血性休克。术中护士应密切观察患者生命体征及肢体活动情况，采集完毕，穿刺部位用绷带加压包扎。

（3）采髓后护理：供者采髓后按腰麻或硬膜外麻醉常规护理，采髓后密切观察患者意识、肢体活动及伤口渗血情况；保持伤口敷料清洁、干燥，嘱病人近期内勿洗澡，勿搔抓；术后注意营养。

3.骨髓回输的监护

（1）溶血观察：回输骨髓时应密切观察受体有无腰酸、皮肤黏膜颜色及尿液的变化。输注开始时速度宜慢，10~15min后确无任何不适，才可按规定速度输注。定时测定尿pH，使尿pH在7~8。碱化尿液，并嘱患者多饮水，保护肾功能。

（2）菌血症、致热原观察：自身骨髓移植患者在骨髓回输的过程中，患者可能出现低热、荨麻疹，重者畏寒、高热、抽搐等，因此须密切观察。

（3）心肺功能观察：骨髓回输过程中，应密切观察心率、血压、呼吸变化及肺水肿的体征。

（4）脂肪栓塞观察：回输时应将骨髓液悬挂片刻后再输注，防止脂肪栓塞。

（5）呼气异味观察：自身骨髓移植患者，呼气中可有难闻的大蒜异味，敏感的患者可出现恶心、呕吐。因此须给患者做好解释，可多漱口或饮薄荷饮料以减轻不适。

（6）出血观察：骨髓采集时须用一定量的抗凝药，使用不准或回输过量都将导致出血，故骨髓回输时，须严密监测和观察出血倾向。

4.骨髓移植后并发症的监护

（1）口腔黏膜炎：①移植前，口腔检查、去除隐患。②入室后加强口腔护理，定时漱口。③合理选用饮食。④定期微生物检测。⑤口腔黏膜炎的处理：有疼痛应给予1%达可罗宁液含漱；有溃疡应给予溃疡膜、溃疡液、锡类散外贴或外涂；有唇周疱疹应给予无环鸟苷或干扰素外涂；有口腔真菌应给予龙胆紫外涂。

（2）感染：①注意体温的变化，及时发现感染病灶，准确采集各类标本。②严格全环境保护措施，加强分期护理。

（3）出血：①观察出血部位与时间。②避免肌内注射，减少静脉穿刺。③饮食质地柔软，加强口腔护理。④衣着松软，保持鼻腔湿润，以防干燥出血。⑤浅表出血予压迫止血，严重出血应遵医嘱给予止血药及输注血制品。

（4）移植物抗宿主病（GVHD）：①移植前检测供受者的组织相容系统。②全环境保护措施对减少GVHD有重要价值。③护士应熟悉有关免疫抑制药的特点，注意观察其副作用。④供者骨髓经体外清除T细胞可减少GVHD的发生率。

（二）注意事项

1.骨髓采集的注意要点　为确保供髓者的安全，采集更多的血液，供者多在骨髓采集前1周采集自体循环血400~600mL供手术时回输。骨髓采集术在手术室麻醉条件下进行，采髓部位常选髂后上棘及髂前上棘，抽取骨髓液为10mL/kg，有核细胞总数要求为$3×10^9$/kg（受者体重）。术中应注意采集者的生命体征及肢体活动情况，防虚脱；采集完毕，穿刺部位用绷带加压包扎，注意肢体活动、伤口渗血情况；保持伤口敷料清洁、干燥；术后注意营养。

2.骨髓回输的注意要点　异体骨髓回输应尽量在采集后6h内完成，以免导致造血干/祖细胞的损失。若为自身骨髓移植，回输时间多在预处理后24~70h，骨髓回输前须将冷冻的骨髓在 38~40℃水溶液中复温。回输的途径主要采用静脉输注，输注导管采用无滤网的输液器（防白细胞吸附），回输前静脉推注地塞米松 5mg 以减少输血反应，滴速按每分钟 60~70 滴静脉滴注，回输时间一般不宜超过 3h。与此同时另一处静脉输入鱼精蛋白以中和肝素，一般 1mg 鱼精蛋白中和 1mg 肝素。

3.骨髓移植后并发症监护的注意要点

（1）口腔黏膜炎：口腔黏膜炎是骨髓移植患者常见而严重的并发症，其发病率高、危害严重，不仅影响移植患者的供给和治疗的连续性，而且也是致死性感染的主要因素，直接影响移植的成败。因此，移植前的彻底检查，移植后的积极预防、尽早发现、对症护理很重要。

（2）感染：严格全环境保护措施和加强分期护理，对预防和控制感染起着十分重要的作用。

（3）出血：密切关注血象指标，关注出血的好发部位，避免护理意外引起出血，加强预防出血的宣教，遵医嘱合理输注血制品。

（4）GVHD：只有行异基因骨髓移植患者才会并发 GVHD。在应用预防 GVHD 发生的药物时，应熟悉药物的特点、使用的规律，保持有效的血药浓度；GVHD 的发生多半在骨髓象开始恢复时出现，因此须密切观察。

第八节　呼吸心搏骤停

心搏骤停（cardiac arrest）是指由于各种急性原因所致心脏有效排血功能的突然终止，引起全身严重缺血缺氧。心搏骤停发生后，由于脑血流的突然中断，10s 左右患者即可出现意识丧失，若及时采取正确有效的复苏措施可获存活，否则将发生生物学死亡，罕见自发逆转者。因此，呼吸心跳骤停的急救、监护关键是复苏时间，复苏越早，存活率越高。

心肺复苏的全过程包括基本生命支持（basic life support，BLS）、进一步生命支持（advanc edlife support，ALs），复苏后或延续生命支持（post resuscitative life support，prolonged life support，PLS）三个阶段。

一、监护要点

1.准确判断心搏骤停的临床表现

（1）意识突然丧失，呼之不应。

（2）大动脉（颈总动脉或股动脉）搏动消失。

（3）自主呼吸停止或呈叹息样。

（4）面色苍白兼有青紫。

（5）瞳孔散大。

（6）心音消失，血压测不出。

根据前两条，即患者意识突然丧失伴有大动脉（如颈动脉、股动脉）搏动消失就可确诊，并应立即进行初步急救。在实际工作中不应要求上述临床表现都具备齐全才确诊，不能因反复心脏听诊而浪费宝贵的抢救时间，也不可等待血压的测定和心电图证明而延误复苏救治的进行。

2.正确识别心搏骤停的类型

（1）心室颤动又称室颤：心室肌发生极不规则的快速而又不协调的颤动。心电图表现为 QRS 波群消失，代之以大小不等、形态各异的颤动波，频率为 200~400/min。若颤动波波幅高且频率快，较容易复律；若波幅低并且频率慢，则复律可能性小，多为心脏停顿的先兆。

（2）心脏停搏又称心室静止：心房、心室完全失去电活动的能力，心电图上房室均无激动波可见，呈一条直线，或偶见 P 波。

（3）心电机械分离：指心肌仍有生物电活动，而无有效的机械功能，断续出现慢而极微弱且不完整的"收缩"情况，心电图上有间断出现的宽而畸形、振幅较低的 QRS 波群，频率多在每分钟 20~30 次以下。此时心肌无收缩排血功能，心脏听诊时听不到心音，周围动脉扪不到搏动。

以上三种类型，虽在心电和心脏活动方面各有特点，但共同的结果是心脏丧失有效收缩和排血功能，使血液循环停止而引起相同的临床表现。其中以心室颤动最常见。

3.心肺复苏　心跳、呼吸停止者，立即行心肺复苏术。

4.建立静脉通道，迅速补液心肺复苏时，应迅速开放静脉通道，首选平衡液输入，既可扩容又可纠正酸中毒。

5.纠正缺氧实施人工呼吸时，救助者的吹入气中虽然含有一定的氧，但由于心排血量低，肺内分流及换气灌注异常，出现肺泡与动脉血氧分压的明显差异，发生低氧血症和代谢性酸中毒，影响复苏效果。因此必须尽早进行气管插管或气管切开，补充氧气或呼吸机辅助机械通气，维持患者的呼吸功能。给予高浓度氧吸入，流量 4~6L/min，提高动脉血氧张力，增加血红蛋白的氧饱和度，改善组织缺氧。

6.纠正酸碱平衡紊乱　当心搏停止时，机体内乳酸堆积，形成代谢性酸中毒；呼吸停止时，二氧化碳积蓄，产生呼吸性酸中毒。因此，要积极纠正酸中毒，畅通呼吸道，充分供氧；并需用碳酸氢钠纠正。

二、监护数据

1.心肺复苏有效的观察数据

（1）颈动脉搏动：按压有效时，每次按压后摸到 1 次颈动脉搏动。如果停止按压时，颈动脉搏动消失应继续进行心脏按压；如果停止按压时，颈动脉持续搏动说明心跳已恢复。此时若有条件测量血压，则按压时血压应在 60/40mmHg。

（2）面色（口唇）复苏有效时，可见面色由发绀转为红润；如果面色变为灰白，说明复苏无效。

（3）瞳孔：复苏有效时，可见瞳孔由大变小；如果瞳孔由小变大、固定、角膜混浊，说明复苏无效。

（4）神志：复苏有效时，患者眼球活动，睫毛反射与对光反射出现，甚至手脚开始抽动、肌张力增加。

2.终止抢救的观察标准　现场复苏应坚持连续进行，在场抢救中不应轻易做出停止复苏的决定。但当出现下列临床表现时，应考虑终止复苏。

（1）脑死亡征象：深度昏迷，对任何刺激无反应；自主呼吸停止；脑干反射（包括瞳孔对光反射、角膜反射、吞咽反射、睫毛反射，脊髓反射除外）全部或大部分消失。

（2）无心跳及脉搏，心电图呈直线。

有上述 2 个条件，再加上已进行复苏术 30min 以上，可以考虑患者真正死亡，可终止复苏。

3.脑复苏的监护数据

（1）循环功能监测：为保证脑组织的灌注量，应恢复并维持正常或稍高于正常的动脉压 90~100mmHg。

（2）呼吸监测：对神志不清应用呼吸机支持呼吸的患者，应保持动脉血氧分压>100mmHg，动脉血二氧化碳分压在 25~35mmHg。

（3）预防脑水肿：脑水肿在心肺复苏成功后很快发生，并逐渐加重，复苏后 12~24h 最严重，脑水肿可持续 3~4d 甚至 1 周。因此，在心肺复苏成功后立即给予降颅压处理。

（4）低温治疗温度监测：头部温度降到 28℃，肛温降到 30~32℃，直至皮质功能开始恢复、患者出现听觉。降温过程中，防止体温过低抑制脑功能，也防止长期应用低温治疗导致心律失常、增加血黏度、减少组织血流量、增加感染机会等。

4.常用药物　心肺复苏进一步生命支持的常用药物。

三、注意事项

1.尽快查找原因，保持呼吸道通畅。

2.严密监测病情，测量体温、呼吸、脉搏、血压、血气分析、神志、瞳孔等，持续心电监护。

3.迅速开放静脉，并根据病情调整输液速度。

4.做好气管切开或气管插管的护理。

（龙电玲　叶春春　韩玲　张琨　时均梅　陈艳　高磊）

第三十八章 医院感染的预防与控制

医院是病人密集的场所，医院环境最容易被病原微生物污染，从而为疾病的传播提供外部条件，促进医院感染的发生。医院感染无论对社会及个人均带来严重危害。大量资料证明，只要护理管理严格、预防措施落实，医院感染发生就少。为此，我们必须采取综合性措施，确保每次消毒、灭菌、隔离达到预定的要求，以预防和控制医院感染的发生。与此同时，有责任向社会进行人人讲究卫生、时间保护环境的宣传。

第一节 医院感染

一、医院感染的定义

医院感染是指病人或工作人员在医院内获得并产生临床症状的感染。由于感染有一定的潜伏期，因此医院感染也包括在医院内感染而在出院后才发病的病人。

二、医院感染的分类

根据感染来源不同，医院感染分为：

（一）内源性感染（自身感染）指免疫机能低下病人由自身正常菌群引起的感染。即病人在发生医院感染之前已是病原携带者，当机体抵抗力降低时引起自身感染。

（二）外源性感染指由环境他人处带来的外袭菌群引起的感染。包括：

1.交叉感染在医院内或他人处（病人、带菌者、工作人员、探视者、陪护者）获得而引起的直接感染。

2.环境感染由污染的环境（空气、水、医疗用具及其他物品）造成的感染。如由于手术室、空气污染造成病人术后切口感染，注射器灭菌不严格引起的乙型肝炎流行等。

三、常见的医院感染

（一）肺部感染

肺部感染常发生在一些慢性严重影响病人防御机制的疾病，如癌、白血病、慢性阻塞性肺炎，或行气管切开术、安置气管导管等病人中。判断肺部感染主要依据临床表现和X线透视或照片，其发生率在医院感染中约占23.3%~42%。肺部感染对危重病人、免疫抑制状态病人及免疫力衰弱等病人的威胁性大，病死率可达 30%~50%。

（二）尿路感染 病人在入院时没有尿路感染的症状，而在其住院期间 24 小时后出现症状（发热、排尿困难等），尿培养有细菌生长，或虽无症状，但尿标本中的白细胞在 10 个/mL 以上，细菌多于 105/mL，都可判为尿路感染。我国统计，尿路感染的发生率在医院感染中约占 20.8%~31.7%，66%~86%尿路感染的发生与导尿管的使用有关。

（三）伤口感染 伤口感染包括外科手术及外伤性事件中的伤口感染，判断伤口感染主要看伤口及附近组织有无炎性反应或出现脓液，更确切是细菌培养。据统计伤口感染发生率在医院感染中约占 25%。

（四）病毒性肝炎 病毒性肝炎不仅在健康人中可以传染，在病人中更易传染。病毒性肝炎可分为甲型、乙型、丙型、丁型、戊型五种。

甲型肝炎和戊型肝炎的传染源是病人和无症状感染者，经消化道传染。病人排出带有病毒的粪便，未经消毒处理，污染了水源或食物，人们误食了未煮沸的水或未煮熟的食物而被传染，即粪~口传染。

乙型肝炎、丙型肝炎、丁型肝炎的传染源是病人和病毒携带者，病毒存在于血液及各种体液中，传染性血液可透过皮肤、黏膜的微小损害而感染，还可通过母婴垂直传播，或通过输注血液制品，密切性接触而传染。

（五）皮肤及其他部位感染 病人在住院期间发生皮肤或皮下组织化脓、各种皮炎、褥疮感染、菌血症、静脉导管及针头穿刺部位感染、子宫内膜感染、腹内感染等。

住院病人中凡有气管插管、多次手术或延长手术时间、留置导尿、应用化疗、放疗、免疫抑制剂者，以及老年病人，均应视为预防医院感染的重点对象。

四、医院感染的促发因素

（一）主观因素

医务人员对医院感染及其危害性认识不足；不能严格地执行无菌技术和消毒隔离制度；医院规章制度不全，无健全的门急诊预检、分诊制度，住院部没有入院卫生处置制度，致使感染源传播。此外，缺乏对消毒灭菌效果的监测，不能有效地控制医院感染的发生。

（二）客观因素

1.侵入性诊治手段增多 据统计，美国每年因使用医疗器械而发生感染者占医院感染的 45%。如内窥镜、泌尿系导管、动静脉导管、气管切开、气管插管、吸入装置、脏器移植、牙钻、采血针、吸血管、监控仪器探头等侵入性诊治手段，不仅可把外界的微生物导入体内，而且损伤了机体的防御屏障，使病原体容易侵入机体。

2.使用可抑制免疫的治疗方法 因为治疗需要，使用激素或免疫抑制剂，接受化疗、放疗后，致使病人自身免疫机能下降而成为易感者。

3.大量抗生素的开发和普及 治疗过程中应用多种抗生素或集中使用大量抗生素，

使病人体内正常菌群失调，耐药菌株增加，致使病程延长，感染机会增多。

4.易感病人增加随着医疗技术的进步，过去某些不治之症可治愈或延长生存时间，故住院病人中慢性疾病、恶性疾病、老年病人所占比例增加，而这些病人对感染的抵抗力是相当低的。

5.环境污染严重医院中由于传染源多，所以环境的污染也严重。其中，污染最严重的是感染患者的病房，厕所的污染也很严重，抽水马桶每抽一次水都可能激起大量微生物气溶胶。病区中的公共用品，如水池、浴盆、便器、手推车、拖布、抹布等，也常有污染。

6.对探视者未进行必要的限制对探视者放松合理和必要的限制时，以致由探视者或陪住人员把病原菌带入医院的可能性增加。

五、医院感染的预防和控制

发生医院感染的原因虽然多种多样，但只要加强管理，采取行之有效的措施，将近2/3的医院感染是可预防的。

（一）改进医院建筑与布局医院建筑布局合理与否对医院感染的预防至关重要。对传染病房、超净病房、手术室、监护室、观察室、探视接待室、供应室、洗衣房、厨房等，从预防感染角度来看，为防止细菌的扩散和疾病的蔓延，在设备与布局上都应有特殊的要求。

（二）严格执行规章制度制度是人们长期工作实践中的经验总结和处理、检查各项工作的依据。包括消毒隔离制度、无菌技术操作规程及探视制度等。隔离旨在将污染局限在最小范围内，是预防医院感染最重要的措施之一。无菌操作规程是医护人员必须遵守的医疗法规，贯穿在各项诊疗护理过程中。每一个医护人员都应从医院感染、保护病人健康出发严格执行制度、常规及实施细则，并劝告病人与探视者共同遵守。

（三）做好消毒与灭菌处理消毒与灭菌是控制医院感染的一项有效措施（内容见本章第三节）。

（四）加强清洁卫生工作清洁卫生工作包括灰尘、污垢的擦拭和清除，也包括对蚊虫、苍蝇、蟑螂、鼠类等的防治。

进行清洁卫生工作时，必须注意不要扬起灰尘，避免播散污染。医院内不应使用扫帚与掸子，拖布的头最好能卸下以便消毒。病房的清洁卫生工作，宜在污染后立即进行。其顺序应由污染较轻的病房开始，逐步进入污染较严重的区域，最后处理病人公共活动场所。医护人员工作地点亦应进行清洁卫生打扫。

（五）采取合理的诊断治疗方法使用抗菌药要有的放矢，应用抑制免疫疗法要采取相应的保护措施，如先治疗慢性病灶防止自身感染，定期检查白细胞动态与其他监测，提供药物预防等。对易于将微生物引入体内的诊断治疗要切实做好消毒、灭菌工作，严格无菌技术操作。

（六）及时控制感染的流行控制感染流行主要包括寻找传染来源与途径，采取相应的隔离与消毒措施。

（七）开展医院感染的监测工作医院感染监测的目的是通过监测取得第一手资料，分析医院感染的原因，发现薄弱环节，为采取有效措施提供依据并通过监测来评价各种措施的效果。监测的主要内容包括：环境污染监测、灭菌效果监测、消毒污染监测、特殊病房监测（如烧伤、泌尿科病房、手术室、监护室等）、菌株抗药性监测、清洁卫生工作监测、传染源监测、规章制度执行监测等。监测工作应作为常规，定期、定点、定项目地进行。对感染的记录要求详细具体，并以病房为单位定期统计分析。

（八）改善工作人员的卫生与健康条件所有医院工作人员均应定期进行健康检查，若有不适或疑为传染性疾病，应立即报告，以便采取相应措施，并根据需要注射有关疫苗，必要时还可进行被动免疫或药物预防。

医护人员还应做好个人防护，一是防止将病菌传给自身或带出病房；二是防止将病菌传给房内的易感者。个人防护中主要是穿戴个人防护装备（衣、帽、鞋、手套、口罩）以及洗手消毒。

第二节　病室常用物品的清洁与保养

一、清洁

清洁是指清除物品上的一切污秽，如血迹、分泌物、油脂、污垢等。通过机械的冲刷，不但使物品洁净、美观，而且可将物体上细菌污染数量降低到公共卫生规定的安全水平以下。同时它又是消毒、灭菌前的重要准备工作。

二、保养

保养是指保护物品免于损坏，延长使用期限的方法。详见表 37~1

第三节　消毒与灭菌

清洁、消毒、灭菌是预防和控制医院感染的一个重要环节。它包括医院病室内外环境的清洁、消毒、诊疗用具、器械、药物的消毒、灭菌，以及接触传染病患者的消毒隔离和终末消毒等措施。

一、概念

（一）消毒

是指杀灭或清除传播媒介上的病原微生物，使之达到无害化的处理。根据有无已知的传染源可分预防性消毒和疫源性消毒；根据消毒的时间可分为随时消毒和终末消毒。

（二）灭菌

表 38~1

	搪瓷类	玻璃类	橡胶类	金属类	布类	毛织品	高分子化合物	其他
种类	治疗盘 弯盘 水杯碗 脸盆 便器	注射器 体温计 各种容器	鼻导管 肛管 热水袋 冰袋 气圈手套	针头 手术器械	治疗巾 包布 被服	毛毯	硅胶管 人造血管 气管 心脏瓣膜 塑料制品	运输 工具 家具 地面 墙壁
清洁法	冲洗→刷洗→冲净↗擦干 清水→洗洁精→清水↘晾干				送洗			
	油脂污垢 用热碱水 或洗洁精 龙胆紫污 渍用酒精 或草酸擦 拭再洗净	注射器的 活塞空筒 分别洗净 输液瓶玻 璃接管用 清洁液浸 泡 24 小 时再洗净	分搓管腔 除腔附 物，胶布 印迹用油 擦去	器械轴打 开将吸刻 纹洗净针 水加压洗	陈旧血迹 用过氧化 氢透迹用 1% 热草 酸溶液浸 泡后洗净 墨 迹 用 2% 草酸 溶液	中性皂水 轻揉后洗 净晒干	肥皂水和 清水洗净	肥皂水擦 洗
保养原则	防裂纹	防破碎	防粘连 硬刺破	防锈 防钝	防霉 防虫	防霉 防虫	防脆化 熔解	
保养方法	轻拿轻放 撞碰	轻拿轻 ，防磕碰	收存时滑 石粉免扭 曲、折叠 挤	涂油保	有破损时 缝补	勤晒	硅胶管忌 酒精耐高 温	
	勿与强酸 强碱接触	防止因骤 冷骤热而	破裂	袋类晾后 吹气存	钝、锐器 械分类放 置	折叠整齐 置干燥柜 中	裹卫生球 置干燥柜 中	温水擦洗 防冷变硬
	勿用粗糙 物擦拭	盛装用具 放软垫或 逐件包裹 尤应注意 尖细部	避免与发 性液油类 酸碱物质 触勿与利 物品碰				塑料制品 忌高温	防损坏使 用时加强 保护

是指杀灭或清除传播媒介上的所有微生物（包括芽胞），使之达到无菌程度。经过灭菌的物品称"无菌物品"。用于需进入人体内部，包括进入血液、组织、体腔的医用器材，如手术器械、注射用具、一切置入体腔的引流管等，要求绝对无菌。

消毒与灭菌是两个不同的要领。灭菌可包括消毒，而消毒却不能代替灭菌。消毒多用于卫生防疫方面，灭菌则主要用于医疗护理。

二、消毒、灭菌的原则

（一）明确消毒的主要对象

应具体分析引起感染的途径、涉及的媒介物及病原微生物的种类，有针对性地使用消毒剂。

（二）采取适当的消毒方法

根据消毒对象选择简便、有效、不损坏物品、来源丰富、价格适中的消毒方法。医院诊疗器械按污染后可造成的危害程度和在人体接触部位不同分为三类：

1.高度危险的器材穿过皮肤、黏膜而进入无菌的组织或器官内部，或与破损的皮肤黏膜密切接触的器材，如手术器械、注射器、心脏起搏器等。必须选用高效消毒法（灭菌）。

2.中度危险的器材仅与皮肤、黏膜密切接触，而不进入无菌组织内，如内窥镜、体温计、氧气管、呼吸机及所属器械、麻醉器械等。应选用中效消毒法，杀灭除芽胞以外的各种微生物。

3.低度危险器材和物品不进入人体组织，不接触黏膜，仅直接或间接地与健康无损的皮肤接触，如果没有足够数量的病原微生物污染，一般并无危害，如口罩、衣被、药杯等，应选用低效消毒法或只作一般卫生处理。只要求去除一般细菌繁殖体和亲脂病毒。

（三）控制影响消毒效果的因素

许多因素会影响消毒剂的作用，而且各种消毒剂对这些因素的敏感性差异很大。

1.微生物的种类不同类型的病原微生物对消毒剂抵抗力不同，因此，进行消毒时必须区别对待。

（1）细菌繁殖体易被消毒剂消灭，一般革蓝氏阳性细菌对消毒剂较敏感，革蓝氏阴性杆菌则常有较强的抵抗力。繁殖体对热敏感，消毒方法以热力消毒为主。

（2）细菌芽胞芽胞对消毒因子耐力最强，杀灭细菌芽胞最可靠的方法是热力灭菌，电离辐射和环氧乙烷熏蒸法。在化学消毒剂中，戊二醛、过氧乙酸能杀灭芽胞，但可靠性不如热力灭菌法。

（3）病毒对消毒因子的耐力因种类不同而有很大差异，亲水病毒的耐力较亲脂病毒强。

（4）真菌对干燥、日光、紫外线以及多数化学药物耐力较强，但不耐热（60℃1小时杀灭）。

2.微生物的数量污染的微生物数量越多需要消毒的时间就越长，剂量越大。

3.有机物的存在①有机物在微生物的表面形成保护层妨碍消毒剂与微生物的接触或延迟消毒剂的作用，以致微生物逐渐产生对药物的适应性。②有机物和消毒剂作用，形成溶解度比原来更低或杀菌作用比原来更弱的化合物。③一部分消毒剂与有机物发生了作用，则对微生物的作用浓度降低。④有机物可中和一部分消毒剂。消毒剂中重金属类、表面活化剂等受有机物影响较大，对戊二醛影响较小。

4.温度随着温度的升高，杀菌作用增强，但温度的变化对各种消毒剂影响不同。如甲醛、戊二醛、环氧乙烷的湿度升高1倍时，杀菌效果可增加10倍。而酚类和酒精受温度影响小。

5.pH值从两方面影响杀菌作用。①对消毒剂的作用：改变其溶解度和分子结构。②pH过高或过低对微生物的生长均有影响。在酸性条件下，细菌表面负电荷减少，阴离子型消毒剂杀菌效果好。在碱性条件下，细菌表面负电荷增多，有利于阳离子型消毒剂发挥作用。

6.处理剂量与监测保证消毒、灭菌处理的剂量，加强效果监测，防止再污染。

三、消毒、灭菌的方法

（一）物理消毒灭菌法

利用物理因子杀灭微生物的方法。包括热力消毒灭菌、辐射消毒、空气净化、超声波消毒和微波消毒等。

1.热力消毒灭菌高温能使微生物的蛋白质和酶变性或凝固（结构改变导致功能丧失），新陈代谢受到障碍而死亡，从而达到消毒与灭菌的目的。在消毒中，热可分为湿热与干热两大类。

[干热消毒灭菌]

干热是指相对湿度在20%以下的高热。干热消毒灭菌是由空气导热，传热效果较慢。一般繁殖体在干热80~100℃中经1小时可以杀死，芽胞需160~170℃经2小时方可杀死。

（1）燃烧法是一种简单、迅速、彻底的灭菌方法，因对物品的破坏性大，故应用范围有限。

烧灼法：一些耐高温的器械（金属、搪瓷类），在急用或无条件用其他方法消毒时可采用此法。将器械放在火焰上烧灼1~2分钟。若为搪瓷容器，可倒少量95%乙醇，慢慢转动容器，使乙醇分布均匀，点火燃烧至熄灭约1~2分钟。采集作细菌培养的标本时，在留取标本前后（即启盖后，闭盖前）都应将试管（瓶）口和盖子置于火焰上烧灼，来回旋转2~3次。

燃烧时要注意安全，须远离易燃易爆物品，如氧气、汽油、乙醚等。燃烧过程不得添加乙醇，以免引起火焰上窜而致灼伤或火灾。锐利刀剪为保护刀锋，不宜用燃烧灭菌法。

焚烧：某些特殊感染，如破伤风、气性坏疽、绿脓杆菌感染的敷料，以及其他已污染且无保留价值的物品，如污纸、垃圾等，应放入焚烧炉内焚烧，使之炭化。

（2）干烤法

电热烤箱：利用烤箱的热空气消毒灭菌。烤箱通电加热后的空气在一定空间不断对流，产生均一效应的热空气直接穿透物体。一般繁殖体在干热80~100℃中经1小时可以杀死，芽胞、病毒需160~170℃经2小时方可杀死。热空气消毒灭菌法适用于玻璃器皿、瓷器以及明胶海棉、液体石腊、各种粉剂、软膏等。灭菌后待箱内温度降至50~40℃以下才能开启柜门，以防炸裂。

微波消毒：微波是一种高频电磁波，其杀菌的作用原理，一为热效应，所及之处产生分子内部剧烈运动，使物体里外湿度迅速升高；一为综合效应，诸如化学效应、电磁共振效应和场致力效应。目前已广泛应用于食品、药品的消毒，用微波灭菌手术器械包、微生物实验室用品等亦有报告。若物品先经1%过氧乙酸或0.5%新洁尔灭湿化处理后，可起协同杀菌作用，照射2分钟，可使杀芽胞率由98.81%增加到99.98%~99.99%。

微波对人体有一定危害性，其热效应可损伤睾丸、眼睛晶状体等，长时间照射还可致神经功能紊乱。使用时可设置不透微波的金属屏障或戴特制防护眼境等。

【湿热消毒灭菌】

湿热消毒灭菌是由空气和水蒸气导热，传热快，穿透力强，湿热灭菌法比干热灭菌法所需温度低、时间短。

（1）煮沸法将水煮沸至100℃，保持5~10分钟可杀灭繁殖体，保持1~3小时可杀灭芽胞。在水中加入碳酸氢钠至1%~2%浓度时，沸点可达105℃，能增强杀菌作用，还可去污防锈。在高原地区气压低、沸点低的情况下，要延长消毒时间（海拔每增高300m，需延长消毒时间2分钟）。此法适用于不怕潮湿耐高温的搪瓷、金属、玻璃、橡胶类物品。

煮沸前物品涮洗干净，打开轴节或盖子，将其全部浸入水中。大小相同的碗、盆等均不能重叠，以确保物品各面与水接触。锐利、细小、易损物品用纱布包裹，以免撞击或散落。玻璃、搪瓷类放入冷水或温水中煮；金属、橡胶类则待水沸后放入。消毒时间均从水沸后开始计时。若中途再加入物品，则重新计时，消毒后及时取出物品，保持其无菌状态。

经煮沸灭菌的物品。"无菌"有效期不超过6小时。

（2）高压蒸汽灭菌法高压蒸汽灭菌器装置严密，输入蒸汽不外逸，温度随蒸汽压力增高而升高，当压力增至103~206kPa时，湿度可达121.3~132℃。高压蒸汽灭菌法就是利用高压和高热释放的潜热进行灭菌，为目前可靠而有效的灭菌方法。适用于耐高温、高压，不怕潮湿的物品，如敷料、手术器械、药品、细菌培养基等。

潜热是指当1g100℃的水蒸汽变成1g100℃水时，释放出2255.2J的热量。

高压蒸汽灭菌的关键问题是为热的传导提供良好条件，而其中最重要的是使冷空气从灭菌器中顺利排出。因为冷空气导热性差，阻碍蒸汽接触欲灭菌物品，并且还可减低蒸汽分压使之不能达到应有的温度。

手提式高压蒸汽灭菌器：为金属圆筒，分为二层，隔层内盛水，有盖，可以旋紧，加热后产生蒸汽。锅外有压力表，当蒸汽压力升高时，温度也随之相应升高。该灭菌器体积小，可自发蒸汽，便于携带。

操作方法如下：在灭菌器中盛水 3000mL；将拟灭菌的物品随同盛装的桶放入灭菌器内；将盖子上的排气软管插于铝桶内壁的方管中；盖好盖子，拧紧元宝螺丝，勿使漏气；锅下加热，打开排气活门，放出冷空气（一般在水沸后排气 10~15 分钟左右），关闭放气活门，使压力逐渐上升至 103kPa，温度达 121.3℃，维持 20 分钟后，排气至 "0" 时，慢慢打开盖子。如果突然开盖，冷空气大量进入，蒸汽凝成水滴，使物品潮湿，且玻璃类易发生爆裂。

卧式高压蒸汽灭菌器；其结构原理同手提式高压蒸汽灭菌器，因其体积大，一次可灭菌大量物品。操作人员须经专业培训，合格后方能上岗。

后再关闭放气开关，待夹层压力表达到灭菌所需压力时（约 10 分钟后），将蒸汽控制阀移至 "消毒" 位置，使蒸汽进入柜室，柜室内的冷空气及冷凝水可由柜室阻气器排出，待柜室的压力升到 103~137kPa，温度达 121.3~126.2℃时，转动压力调节阀，使压力与温度保持恒定。维持 30 分钟后，将蒸汽控制阀移至 "排气" 位置，排气毕，将蒸汽控制阀移至 "干燥" 位置；物品干燥后，将蒸气控制阀移至 "关闭" 位置，待压力指针到 "0" 位置和热空气排尽后，才能打开柜门，取出物品；关紧进气阀。

预真空式高压蒸汽灭菌器；在通入蒸汽前有一预处理阶段，即柜室内抽负压至 2.6kPa（空气排除约 98%），所以，预真空高压蒸汽灭菌器除有下排气式所具备的灭菌系统、蒸汽输送系统、控制系统、安全系统和仪表监测指示系统外，增加抽负压系统和空气过滤系统。机器运转由电脑控制。

预真空式高压蒸汽灭菌器湿可达 132~135℃，具有灭菌周期快、效率高，完成整个灭菌周期只需 25 分钟，节省人力、时间和能源；冷空气排除较可靠与彻底；对物品的包装、排放要求较宽，而且真空状态下物品不易氧化损坏的特点。但设备费、维修费较高，对柜体密封性要求较高，漏气量每分钟不得使负压升高值超过 0.13kPa。存在小装量效应，即欲灭菌物品放得过少，灭菌效果反而较差。小装量效应的发生主要由于物品体积愈小，在柜内残留空气愈多，对蒸汽接触物品的阻隔作用愈大所致，瓶装液体不用此法灭菌。

操作方法如下：打开蒸汽管道阀门，首先将柜室夹层和管道内的空气和积水排净，使夹套内达到预定压力和温度（104~167℃），将待灭菌物品装入柜室，关紧柜门。柜室内抽负压至 2.6kPa，向柜室内输入蒸汽，将控制阀移至 "消毒" 的位置。随后机器按一定程序自动运行，诸如："恒温"、"排气"、"干燥"、"关闭" 等。待恢复常压后打开柜门取出物品。灭菌时使压力达 206kPa，温度为 132℃，维持 4~5 分钟。

高压蒸汽灭菌法的注意事项：

第一、无菌包不宜过大（小于 50cm×30cm×30cm），不宜过紧，各包裹间要有间隙，使蒸汽能对流易渗透到包裹中央。消毒前，打开贮槽或盒的通气孔，有利于蒸汽流通。而且排气时使蒸汽能迅速排出，以保持物品干燥。消毒灭菌完毕，关闭贮槽或盒的通气孔，以保持物品的无菌状态。

第二、布类物品应放在金属类物品上，否则蒸汽遇冷凝聚成水珠，使包布受潮。阻碍蒸汽进入包裹中央，严重影响灭菌效果。

第三、定期检查灭菌效果。经高压蒸汽灭菌的无菌包、无菌容器有效期以1周为宜。

高压蒸汽灭菌效果的监测：有以下三种方法。

第一种是工艺监测，又称程序监测。根据安装在灭菌器上的量器（压力表、温度表、计时表）、图表、指示针、报警器等，指示灭菌设备工作正常与否。此法能迅速指出灭菌器的故障，但不能确定待灭菌物品是否达到灭菌要求。此法作为常规监测方法，每次灭菌均应进行。

第二种是化学指示监测。利用化学指示剂在一定温度与作用时间条件下受热变色或变形的特点，以判断是否达到灭菌所需参数。常用的有：

自制测温管：将某些化学药物的晶体密封于小玻璃管内（长2cm，内径1~2mm）制成。常用试剂有苯甲酸（熔点121~123℃）等。灭菌时，当湿度上升至药物的熔点，管内的晶体即熔化，事后，虽冷却再凝固，其外形仍可与未熔化的晶体相区别，此法只能指示温度，不能指示热持续时间是否已达标，因此是最低标准。主要用于各物品包装的中心情况的监测。

3M压力灭菌指示胶带：此胶带上印有斜形白色指示线条图案，是一种贴在待灭菌的无菌包外的特制变色胶纸。其粘贴面可牢固地封闭敷料包、金属盒或玻璃物品，在121℃经20分钟，130℃经4分钟后，胶带100%变色（条纹图案即显现黑色斜条）。3M胶带既可用于物品包装表面情况的监测，又可用于对包装中心情况的监测，还可以代替别针，夹子或带子使用。

第三种是生物指示剂监测。利用耐热的非致病性细菌芽胞作指示菌，以测定热力灭菌的效果。菌种用嗜热脂肪杆菌，本菌芽胞对热的抗力较强，其热死亡时间与病原微生物中抗力最强的肉毒杆菌芽胞相似。生物指示剂有芽胞悬液、芽胞菌片以及菌片与培养基混装的指示管。检测时应使用标准试验包，每个包中心部位置生物指示剂2个，放在灭菌柜室的5个点，即上、中层的中央各一个点，下层的前、中、后各一个点。灭菌后，取出生物指示剂，接种于溴甲酚紫葡萄糖蛋白胨水培养基中，置55~60℃温箱中培养48小时至7天，观察最终结果。若培养后颜色未变，澄清透明，说明芽胞已被杀灭。达到了灭菌要求。若变为黄色混浊，说芽胞未被杀灭，灭菌失败。

【干热灭菌与湿热灭菌的比较】

干热与湿热灭菌虽然都是利用热的作用杀菌，但由于本身的性质与传导介质不同，所以其灭菌的特点亦不一样（表37~2）。

湿热与干热各有特点，互相很难完全取代，但总的说来，湿热的消毒效果较干热好，所以使用也普遍。湿热较干热消毒效果好的原因有三；①蛋白质在含水多时易变性，含水量多，愈易凝固；②湿热穿透力强，传导快。③蒸汽具有潜热，当蒸

表 38~2　干热灭菌与湿热灭菌的比较

	干热	湿热
对物品影响适用对象作用温度作用时间杀菌能力	空气 烤焦 金属玻璃与其他不畏焦化物品 高(160~400℃) 长(1~5 小时) 较差	水和蒸汽 濡湿(皮革损坏) 棉织品水液等不畏湿热物品 低(60~134℃)短(4~60 分钟) 较强

汽与被灭菌的物品接触时，可凝结成水而放出潜热，使湿度迅速升高，加强灭菌效果。

2.国徽消毒灭菌包括光照消毒和电离国徽。光消毒主要是利用紫外线照射，使菌体蛋白发生光解、变性，菌体内的氨基酸、核酸、酶遭到破坏而致细菌死亡。紫外线通过空气时，可使空气中的氧气电离产生臭氧，加强了杀菌作用。紫外线穿透性差，不能透过玻璃，尘埃，纸张和固体物质；透过空气能力较强，透过液体能力很弱。光照消毒对杆菌杀菌力强，对球菌较弱，对霉菌、酵母菌更弱。对生长期细菌敏感，对芽胞敏感性差。光照消毒因地区、季节、环境的影响，效果有所差异，当温度低于 4℃，湿度超过 50%时，杀菌能力减弱。因此，消毒时，必须提高温度，延长消毒时间，一般室温保持在 10~25℃为宜。减少空气中的尘埃，直接照射物品，可提高消毒的效果。

(1) 日光曝晒法日光由于其热、干燥和紫外线作用，具有一定的杀菌力，将物品放在直射日光下，曝晒 6 小时，定时翻动，使物体各面均受日光照射。此法多用于被褥、床垫、毛毯、书籍等物品的消毒。

(2) 紫外线灯管消毒法紫外线因其光谱位于紫色可见光之外，故称紫外线。紫外线灯管是一种人工制造的低压汞石英灯管，管内注入压强 0.4~0.6kPa 的氩气和水银数滴，管子两端用钨丝作成螺旋状电极。通电后，氩气先电离，然后冲击水银电离，发放紫外线。经 5~7 分钟后受紫外线照射的空气，才能使氧气产生臭氧。因此消毒时间应从灯亮 5~7 分钟后计时，紫外线杀菌能力与其波长有密切关系。最佳杀菌波长为 2537nm（是细菌对紫外线吸收最快的波长）。

常用的紫外线灯管有 15W、20W、30W、40W 四种，可采用悬吊式，移动式灯架照射，或紫外线消毒箱内照射。紫外线灯配用抛光铝板作反向罩，可增强消毒效果。

用于物品消毒时，如选用 30W 紫外线灯管，有效照射距离为 25~60cm，时间为 25~30 分钟（物品要摊开或挂起，扩大照射面）。

用空气消毒时，室内每 10m² 安装 30W 紫外线灯管 1 支，有效距离不超过 2m。照射时间为 30~60 分钟，照射前清扫尘埃，照射时关闭门窗，停止人员走动。

注意事项：①注意眼睛、皮肤的保护，照射时嘱病人勿直视紫外线光源，可戴墨镜，或有用纱布遮盖双眼。用被单遮盖肢体，以免引起眼炎或皮肤红斑。②紫外线灯管保持清洁透亮。灯管要轻拿轻放。关灯后应间隔 3~4 分钟后才能再次开启。一次可连续使用 4 小时。③定期监测消毒效果。紫外线的杀菌力取决于紫外线输出量的大小，灯管的输出强度随使用时间的增加而减弱。故日常消毒多采用紫外线强度计或化学指示卡进行监测，新管（30W）不低于 $100\mu W/cm^2$；使用中的旧管在 $50\text{~}70\mu W/cm^2$，则需延长消毒时间；低于 $50\mu W/cm^2$ 者必须更换。定期进行空气细菌培养，以检查杀菌效果。

（3）臭氧灭菌灯（电子灭菌灯）消毒法灭菌灯内装有 1~4 支臭氧发生管，在电场作用下，将空气中的氧气转换成高纯臭氧。臭氧主要依靠其强大的氧化作用而杀菌。使用灭菌灯时，关闭门窗，确保消毒效果。用于空气消毒时，人员须离开现场，消毒结束后 20~30 分钟方可进入。

（4）电离辐射灭菌法应用放射性同位素 r 源或直线加速器发生的高能量电子束进行灭菌。适用于忌热物品的常温灭菌方法。又称"冷灭菌"。尤其对一次性应用的医疗器材、密封包装后需长期储存的器材、精密医疗器材和仪器，以及移植和埋植的组织和人工器官，节育用品等特别适用。

3.空气净化空气本身缺乏细菌维持生活所需的营养物，再加上日光对细菌的影响，故空气中细菌很少。但如果室内光照和通风较差，同时微生物不断地从室内人群的呼吸道、皮肤排出，以及室内物品表面的浮游菌。使室内空气中细菌比室外多。利用通风或空气过滤器可使室内空气中的细菌、尘埃大降低，达到净化目的。

（1）自然通风定时开放门窗，以通风换气，这样可降低室内空气含菌的密度，短时间内使大气中的新鲜空气替换室内的污浊空气。通风是目前最简便、行之有效的净化空气的方法。通风的时间可根据湿度和空气流通条件而定。夏季应经常开放门窗以通风换气；冬季可选择清晨和晚间开窗，每日通风换气两次，每次 20~30 分钟。

（2）空气过滤除菌是医院空气净化措施中采取的现代化设备。即使空气通过孔隙小于 0.2μ 的高效过滤器，利用物理阻留、静电吸附等原理除去介质中的微生物。通过过滤除菌使病室、手术室或无菌药物控制室内的空气达到绝对净化的目的。

凡在送风系统上装备高效空气过滤器的房间，称生物洁净室。适用于无菌护理室、无菌手术室等。空气净化的进展，为重大手术的开展和治疗大面积烧伤病人防止感染，提供了更加有利的条件。

4.超声波消毒法是利用频率在 20~200kHz 的声波作用下，使细菌细胞机械破裂和原生质迅速游离，达到消毒目的。如超声洗手器，用于手的消毒。超声洗涤机，用于注射器的清洁和初步的消毒处理。

（二）化学消毒灭菌法

利用化学药物渗透细菌的体内，使菌体蛋白凝固变性，干忧细菌酶的活性，抑制细菌代谢和生长或损害细胞膜的结构，改变其渗透性，破坏其生理功能等，从而起到消毒灭菌作用。所用的药物称化学消毒剂。有的药物杀灭微生物的能力较强，可以达到灭菌，又称为灭菌剂。

凡不适于物理消毒灭菌而耐潮湿的物品，如锐利的金属、刀、剪、缝针和光学仪器（胃镜、膀胱镜等）及皮肤、黏膜，病人的分泌物、排泄物、病室空气等均可采用此法。

1.化学消毒灭菌剂的使用原则

（1）根据物品的性能及病原体的特性，选择合适的消毒剂。

（2）严格掌握消毒剂的有效浓度、消毒时间和使用方法。

（3）需消毒的物品应洗净擦干，浸泡时打开轴节，将物品浸没于溶液里。

（4）消毒剂应定期更换，挥发剂应加盖并定期测定比重，及时调整浓度。

（5）浸泡过的物品，使用前需用无菌等渗盐水冲洗，以免消毒剂刺激人体组织。

2.常用化学消毒灭菌方法

（1）浸泡法选用杀菌谱广、腐蚀性弱、水溶性消毒剂，将物品浸没于消毒剂内，在标准的浓度和时间内，达到消毒灭菌目的。

（2）擦拭法选用易溶于水、穿透性强的消毒剂，擦拭物品表面，在标准的浓度和时间里达到消毒灭菌目的。

（3）熏蒸法加热或加入氧化剂，使消毒剂呈气体，在标准的浓度和时间里达到消毒灭菌目的。

适用于室内物品及空气消毒或精密贵重仪器和不能蒸、煮、浸泡的物品（血压计、听诊器以及传染病人用过的票证等），均可用此法消毒。

①纯乳酸常用于手术室和病室空气消毒。每 100m² 空间用乳酸 12mL 加等量水，放入治疗碗内，密闭门窗，加热熏蒸，待蒸发完毕，移去热源，继续封闭 2 小时，随后开窗通风换气。

②食醋 5~10mL/m³ 加热水 1~2m³，闭门加热熏蒸到食醋蒸发完为止。因食醋含 5%醋酸可改变细菌酸碱环境而有抑菌作用，对流感、流脑病室的空气可进行消毒。

此外，尚可应用甲醛或过氧乙酸等进行熏蒸灭菌（详见表 5~2）。

（4）喷雾法借助普通喷雾器或气溶胶喷雾器，使消毒剂产生微粒气雾弥散在空间，进行空气和物品表面的消毒。如用 1%漂白粉澄清液或 0.2%过氧乙酸溶液作空气喷雾。对细菌芽胞污染的表面，每立方米喷雾 2%过氧乙酸溶液 8mL 经 30 分钟（在 18℃以上的室温下），可达 99.9%杀灭率。

（5）环氧乙烷气体密闭消毒法将环氧乙烷气体置于密闭容器内，在标准的浓度、湿度和时间内达到消毒灭菌目的。

环氧乙烷是广谱气体杀菌剂，能杀灭细菌繁殖体及芽胞，以及真菌和病毒等。穿透力强，对大多数物品无损害，消毒后可迅速挥发，特别适用于不耐高热和温热的物品，如精密器械、电子仪器、光学仪器、心肺机、起搏器、书籍文件等，均无损害和腐蚀等副作用。本品沸点为 10.8℃,只能灌装于耐压金属罐或特制安瓿中。

操作方法：灭菌可用柜室法或丁基橡胶袋法。

①柜室法可在环氧乙烷灭菌柜内进行。将物品放入柜室内，关闭柜门，预温加热至 40~60℃，抽真空至 21kPa 左右，通入环氧乙烷，用量 1kg/m³，在最适相对温度（60~80%）情况下作用 6~12 小时。灭菌完毕后排气打开柜门，取出物品。

②丁基橡胶袋法在特制的袋内进行。将物品放入袋内，挤出空气，扎紧袋口。

环氧乙烷给药可事先放安瓿于袋内,扎紧袋口后打碎,使其气体扩散;亦可将钢瓶放在 40~50℃温水中气化后与袋底部胶管相通,使气体迅速进入,用药量为 2.5g/L。将橡胶袋底部通气口关闭,放入 20~30℃室温中放置 8~24 小时。

注意事项

①环氧乙烷应存放在阴凉、通风、无火源、无电开关处。用时轻取轻放,勿猛烈碰撞。②消毒时,应注意环境的相对湿度和温度。钢?瓶需加温时,热水不可超过70℃。③消毒容器不能漏气(检测有无漏气,可用浸有硫代硫酸钠指示剂的滤纸片贴于可疑部位。如有漏气,滤纸片由白色变粉红色)。袋内物品放置不宜过紧。④环氧乙烷有一定吸附作用,消毒后的物品,应放置在通风环境,待气体散发后再使用。⑤本品液体对皮肤、眼及黏膜刺激性强,如有接触,立即用水冲洗。⑥在环氧乙烷消毒的操作过程中,如有头昏头痛等中毒症状时,应立即离开现场,至通风良好处休息。

3.消毒剂的性质与消毒水平

(1) 高水平消毒剂杀菌谱广、消毒方法多样,如环氧乙烷、过氧乙酸、甲醛、戊二醛、含氯消毒剂(漂白粉、三合一、次氯酸钠、优氯净等)。高水平消毒剂性质不稳定,需现用现配。

(2) 中等水平消毒剂其特点是溶解度好、性质稳定、能长期贮存,但不能作灭菌剂。如碘伏、碘酒、乙醇、煤酚皂、高锰酸钾等。

(3) 低水平消毒剂性质稳定、能长期贮存,无异味,无刺激性,但杀菌谱窄,对芽胞只有抑制作用。如季胺盐类(新洁尔灭、杜米芬、消毒净)、洗必太等。

4.消毒剂浓度稀释配制计算法

消毒剂原液和加工剂型一般浓度较高,在实际应用中,必须根据消毒的对象和目的加稀释,配制成适宜浓度使用,才能收到良好的消毒灭菌效果。

稀释配制计算公式:$C_1 \cdot V_1 = C_2 \cdot V_2$

C_1——稀释前溶液浓度

C_2——稀释后溶液浓度

V_1——稀释前溶液体积

V_2——稀释后溶液体积

例:欲配 0.1%新洁尔溶液 3000mL,需用 5%新洁尔灭溶液多少毫升?

代入公式:$5\% \times X = 0.1\% \times 3000$

$X = 60mL$

答:需用 5%新洁尔灭 60mL。

5.常用化学消毒剂使用方法(37-3)

表 38-3　常用化学消毒剂使用方法

消毒剂名称	消毒水平	作用原理	使用范围	注意点
Alcohol	中效	使菌体蛋白凝固变性，但对肝炎病毒及芽胞无效	1 以 70%~75%溶液作为消毒剂，多用于消毒皮肤 295%溶液可用于燃烧灭菌	1 易挥发需加盖保存并定期调整其浓度低于 70%浓度则消毒作用差 2 因有刺激性不宜用于黏膜及创面的消毒
Tr.Iodine	高效	使细菌蛋白氧化变性能杀灭大部分细菌真菌芽胞和原虫	1、2%溶液用于皮肤消毒擦后 20S 再用 75%乙醇脱碘；2、2.5%溶液用于脐带断端的消毒，擦后 20s，再用 75%乙醇脱碘	1 对皮肤有较强的刺激作用高浓度不能用。更不能用于黏膜消毒，如会阴肛门阴囊眼口鼻部手术消毒以免引起灼伤；2 皮肤过敏者禁用
（新洁尔灭）Bromo－geraminum	低效	是阳离子表面活性剂能吸附带阴电的细菌破坏细菌的细胞膜，最终导致菌体自溶死亡，又可使菌体蛋白变性而沉淀	1、0.01%~0.05%溶液用于黏膜消毒；2、0.1%~0.2%溶液用于皮肤消毒；3、0.1%~0.2%溶液用于消毒金属器械，浸泡 15~30min（加入 0.5%亚硝酸钠以防锈）	1、对肥皂碘高锰酸钾等阴离子表面活性剂有拮抗作用；2、有吸附作用，会降低药效，所以溶液内不可投入纱布棉花等
（新洁尔灭）Tin.Bromog－eraminum	中效	同上	用于皮肤黏膜消毒	取苯扎溴铵（新洁尔灭)1g+曙红 0.4g+95%乙醇 700mL+蒸馏水至 1000mL
Hibitane	低效	具有广谱抑菌杀菌作用	1、0.02%溶液用于手的消毒浸泡 3min；2、0.05%溶液用于创面消毒；3、0.1%溶液用于物体表面的消毒	同苯扎溴铵（新洁尔灭）
Formalin（37%~40%）的甲醛溶液	高效	菌体蛋白变性酶活性消失。能杀灭细菌真菌芽胞和病毒	1、空气消毒加热法取福尔马林 12.5mL/m³ 加入等量水加热蒸发成气雾待药蒸发完毕断绝热源继续封闭 6h 以上。2、熏柜消毒加热法取福尔马林 40~80mL/m³ 柜内置电灯泡通电加热，密封熏蒸 3~24h。3、氧化法取福尔马林 10mL+高锰酸钾 5g/m³ 密封熏蒸 6h 以上	熏蒸穿透力弱，衣服最好挂起消毒
Ethylene Oxide	高效	与菌体蛋白结合，使酶代谢受阻而导致死亡能杀灭细菌真菌病毒立克次体和芽胞	1、用于电子仪器和不耐高温物品如皮革皮毛化纤织物一次性高分子医疗器材等的灭菌处理；2、少量物品可装入塑料袋或丁基橡胶袋中消毒，大量物品则用环氧乙烷灭菌器加温密闭消毒。常用剂量为 0.12%~0.8%，温度为 20~37℃，时间为 6~24h；3、投药量为 0.4~0.8kg/m³	1、此药易燃易爆且有一定毒性必须熟悉使用方法并严格遵守安全操作程序；2、放置阴凉通风无火源及电源开关处，严禁放入电冰箱；3、贮存湿度不可超过 40℃，以防爆炸；4、灭菌后的物品应清除环氧乙烷残留量后方可使用
PeraceticAcid（P.A.A.）	高效	能产生新生态氧，将菌体蛋白质氧化，使细菌死亡，能杀灭菌真菌芽胞，病菌	1、0.2%溶液用于手的消毒浸泡 1~2min；2、0.2%~0.5%溶液用于物体表面的擦拭或浸泡 10min；3、0.5%溶液用于餐具消毒浸泡 30~60min；4、1%~2%溶液用于室内空气消毒	1、浓溶液有刺激性及腐蚀性配制时要戴口罩和橡胶手套须谨慎防止溅到它处；2、因腐蚀性强不宜用金属器皿盛装；3、存于阴处，防高温引起爆炸；4、易氧化分解可降低浓度和杀菌力，故须现配现用
Chlorloeof lime	中高效	在水溶液中放出有效氯，破坏细菌酶的活性而致死亡。能杀灭各种致病菌病毒芽胞	1、0.5%漂白粉澄清液用于餐具消毒，浸泡 30min；2、1%~2%澄清液用于肝炎患者的餐具消毒，浸泡 1~2h；3、1%~3%澄清液喷洒(100~300mL/m³)消毒 30min 后通风或擦拭病室物品及厕所；4、干粪 5 份加漂白粉 1 份搅拌，放置 2h，尿液 100mL 加入漂白粉 1g 放置 1h	1、配制的澄清液性质不稳定，密封保存时间不可超过 1 周；2、有腐蚀及退色作用不宜用于金属制品，有色衣物及油漆家具布类消毒后应立即清洗，以防被腐蚀

消毒剂名称	消毒水平	作用原理	使用范围	注意点
Gluaraldchyde	高效	与菌体蛋白质反应,使之灭活能杀灭细菌真菌病毒和芽胞	1、2%溶液用于各种内窥镜消毒,浸泡 1h;2、2%溶液用于不耐热手术器械导管注射器口镜口腔科器械,透析器械消毒,浸泡 10h	1、消毒后的物品于使用前用无菌生理盐水冲洗 2、内窥镜连续使用需间隔消毒 10min,每天使用前后各消毒 30min 消毒后用冷开水冲洗,3 每周过滤 1 次,每 2~3 周更换消毒剂 1 次
(达尔美净化剂)PVP~I	中高效	是碘与表面活性剂的不定型结合物能杀灭细菌芽胞。还有清洁作用	1、3%溶液用于体温计消毒浸泡 30min;2、0.5%~1%碘伏液用于手术前皮肤消毒和手消毒	1、体温计消毒前将唾液揩净浸泡 30min 后,用冷开水洗净揩干使用;2、皮肤消毒后留有色素可用水洗清
(双氧水)Hydrogenpre-oxide	高效	过氧化氢能破坏蛋白质的基础分子结构从而具有抑菌与杀菌作用	1、3%~6%溶液用于烯酸树脂制成的外科体内埋植物的消毒;2、10%~25%溶液用于不耐热的塑料制品消毒	1、使用前用无菌生理盐水冲洗;2、易氧化分解降低浓度应存于阴凉处不宜用金属器皿盛装
消毒灵	高效	同漂白粉	1、0.5%溶液用于针筒针头、输液、输血器的消毒浸泡 1h;2、1%溶液用于胃管肛管导尿管等消毒,浸泡 1h;3、1%溶液用于体温计消毒,第一次浸泡 5min 第二次浸泡 30min	消毒后物品,使用前需用无菌生理盐水冲洗

注:高效可杀灭一切微生物。

中效可杀灭细菌繁殖体、结核杆菌、病毒、不能杀灭芽胞。

低效可杀灭细菌繁殖体、真菌,不能杀灭芽孢和病毒

附:几种常用去污渍法

(1)陈旧血渍:浸入过氧化氢溶液中,然后洗净。

(2)龙胆紫污渍酒精或草酸擦拭。

(3)凡士林或石蜡油污渍:将污渍折夹在吸水纸中,然后用熨斗熨烙以吸污。

(4)墨水污渍:新鲜污渍用肥皂、清水洗、不能洗净时再用稀盐酸或草酸溶液洗。也可用氨水或双氧水褪色。

(5)铁锈污渍:浸入 1%热草酸后用清水洗,也可用热醋酸浸洗。

(6)蛋白银污渍:可用盐酸及氨水擦洗。

(7)高锰酸钾污渍:可用 1%维生素 C 溶液洗涤,或 0.2%~0.5%过氧乙酸水溶液浸泡清洗。

第四节　无菌技术

无菌技术是医疗、护理操作中预防和控制交叉感染及传播的一项重要基本操作。在无菌操作过程中,任何一个环节都不得违反操作原则,否则就可能造成交叉感染的机会,给病人带来不应有的痛苦和危害。因此,必须加强无菌观念,准确熟练地掌握无菌技术,严格遵守无菌操作规程。

一、无菌技术的概念和原则

（一）无菌技术的概念

1.无菌技术是指在执行医疗、护理技术过程中，防止一切微生物侵入机体和保持无菌物品及无菌区域不被污染的操作技术和管理方法。

2.无菌物品经过物理或化学方法灭菌后，未被污染的物品称无菌物品。

3.无菌区域经过灭菌处理而未被污染的区域，称无菌区域。

4.非无菌物品或区域未经灭菌或经灭菌后被污染的物品或区域，称非无菌物品或区域。

（二）无菌技术操作原则

1.环境清洁进行无菌技术操作前半小时，停止卫生处理，减少人员走动，以降低室内空气中的尘埃。治疗室每日用紫外线灯照射消毒一次。

2.工作人员无菌操作前，衣帽穿戴整洁，口罩遮住口鼻，修剪指甲、洗手。

3.物品管理无菌物品必须存放于无菌包或无菌容器内，无菌包外注明物品名称，有效期一周为宜，并按有效期先后顺序排放。无菌物品和非无菌物品应分别放置。无菌物品一经使用或过期，潮湿应重新进行灭菌处理。

4.取无菌物操作者身距无菌区20cm，取无菌物品时须用无菌持物钳（镊），不可触及无菌物品或跨越无菌区域，手臂应保持在腰部以上。无菌物品取出后，不可过久暴露，若未使用，也不可放回无菌包或无菌容器内。疑有污染，不得使用。

5.一物一人，一套无菌物品，只供一个病人使用，以防交叉感染。

二、几种无菌技术的基本操作法

（一）工作帽的应用

戴工作帽可防止头发上的灰尘及微生物落下造成污染。护理传染病人时，也可保护自己，工作帽大小适宜，头发全部塞入帽内，不得外露。每周更换两次，手术室或严密隔离单位，应每次更换。

（二）口罩的应用

戴口罩可防止飞沫污染无菌物品。口罩应盖住口鼻，系带松紧适宜，不可用污染的手触及。不用时不宜挂于胸前，应将清洁面向内折叠后，放入干净衣袋内。口罩一经潮湿，则病菌易于侵入，应及时更换。

（三）洗手、刷手、消毒手

1.洗手护理病人前后，执行无菌操作、取用清洁物品之前，接触污染物之后均应洗手。

方法：用肥皂搓洗手掌、手背、指间、手指及关节，以环形动作搓擦。而后用流水冲洗双手，将皂沫全部冲净，必要时反复冲洗，最后用清洁小毛巾擦干双手。

2.涮手即利用机械及化学作用去除手上污物及微生物的方法，是做好消毒隔离、预防交叉感染的重要措施。

方法：取无菌刷蘸肥皂乳（或肥皂块），先刷指尖、然后刷手、腕、前臂、肘部到上臂下 1/2 段，特别要刷净甲沟、指间、腕部，无遗漏地刷洗三遍，每遍 3 分钟。刷洗时，双手稍抬高。每遍刷完后，用流水冲去肥皂沫，水由手、上臂至肘部淋下，手不能放在最低位，以免臂部的水返流到手。刷洗毕，用无菌小毛巾依次拭干手、臂。手、臂不可触碰其他物品，如污染必须重新刷洗。

3.消毒手消毒液泡手能有效地去除手上的微生物。常用泡手的消毒液有：0.2% 过氧乙酸、碘伏、洗必泰等。

方法：刷洗后，双手及上臂下 1/3 伸入盛有消毒液的桶内，用无菌小毛巾轻擦洗皮肤 5 分钟，手不可触及桶口。浸泡毕，拧干小毛巾，揩去手、臂、消毒液，晾干。双手保持于胸前半伸位准备穿手术衣。

（四）无菌持物钳（镊）的类别和使用法

1.持物钳（镊）的类别临床常用的持物钳（镊）有卵圆钳、三叉钳和长、短镊子。

卵圆钳：钳的柄部有两环，使用时手指套入环内，钳的下端（持物端）有两个小环，可用以夹取刀、剪、钳、镊、治疗碗及弯盘等。由于两环平行紧贴，不能持重物。

三叉钳：结构和卵圆钳相似。不同处是钳的下端为三叉类，呈弧形向内弯曲。用以夹取盆、盒、瓶、罐等较重的物品。

镊子：镊的尖端细小，使用时灵巧方便。适用于夹取棉球、棉签、针头、注射器、缝针等小物品。

2.无菌持物钳（镊）的使用法

（1）无菌持物钳（镊）应浸泡在盛有消毒溶液的无菌广口容器内，液面需超过轴节以上 2~3cm 或镊子 1/2 处。容器底部应垫无菌纱布，容器口上加盖。每个容器内只能放一把无菌持物钳（镊）。

（2）取放无菌持物钳（镊）时，尖端闭合，不可触及容器口缘及溶液面以上的容器内壁。手指不可触摸浸泡部位。使用时保持尖端向下，不可倒转向上，以免消毒液倒流污染尖端。用后立即放回容器内，并将轴节打开。如取远处无菌物品时，无菌持物钳（镊）应连同容器移至无菌物品旁使用。

（3）无菌持物钳（镊）不能触碰未经灭菌的物品，也不可用于换药或消毒皮肤。如被污染或可疑污染时，应重新消毒灭菌。

（4）无菌持物钳（镊）及其浸泡容器，每周消毒灭菌 1 次，并更换消毒溶液及纱布。外科病室每周 2 次，手术室，门诊换药室或其他使用较多的部门，应每日灭菌 1 次。

（五）无菌容器的使用法

经灭菌处理的盛放无菌物品的器具称无菌容器。如无菌盒、贮槽、罐等。

4.无菌容器应每周消毒灭菌一次。

（六）无菌包的使用法

无菌包布是用质厚、致密、未脱脂的棉布制成双层包布。其内可存放器械、敷料以及各种技术操作用物，经灭菌处理后备用。

1.无菌包的包扎法将物品置于包布中间，内角盖过物品，并翻折一小角，而后折盖左右两角（角尖端向外翻折），盖上外角，系好带子，在包外注明物品名称和灭菌日期。

2.无菌包的打开法取无菌包时，先查看名称，灭菌日期，是否开启、干燥。将无菌包放在清洁干燥的平面上，解开系带卷放于包布角下，依次揭左右角，最后揭开内角，注意手不可触及包布内面。用无菌钳取出所需物品，放在已备好的无菌区域内。如包内物品一次未用完，则按原折痕包好，注明开包时间，有效期为24时。如不慎污染包内物品或被浸湿，则需要重新灭菌。

取小包内全部物品时，可将包托在手上打开。解开系带挽结，一手托住无菌包，另一手依次打开包布四角翻转塞入托包的手掌心内，准确地将包内物品放入无菌容器或无菌区域内（勿触碰容器口缘），盖好。

（七）无菌盘的铺法

将无菌治疗巾铺在清洁、干燥的治疗盘内，使其内面为无菌区，可放置无菌物品，以供治疗和护理操作使用。有效期限不超过4小时。

1.无菌治疗巾的折叠法将双层棉布治疗巾横折2次，再向内对折，将开口边分别向外翻折对齐。

2.无菌治疗巾的铺法手持治疗巾两开口外角呈双层展开，由远端向近端铺于治疗盘内。两手捏住治疗巾上层下边两外角向上呈扇形折叠三层，内面向外。

3.取所需无菌物品放入无菌区内，覆盖上层无菌巾，使上、下层边缘对齐，多余部分向上反折。

（八）无菌溶液的倒取法

取无菌溶液瓶，擦净灰尘，核对标签，检查瓶盖有无松动，瓶壁有无裂痕，溶液有无沉淀、混浊、变色、絮状物。符合要求方可使用。

揭去铝盖常规消毒瓶塞，以瓶签侧面位置为起点旋转消毒后，用无菌持物钳将瓶塞边缘向上翻起，再次消毒。以无菌持物钳夹提瓶盖，用另一手食指和中指撑入橡胶塞盖内拉出。先倒少量溶液于弯盘内，以冲洗瓶口，再由原处倒出溶液于无菌容器中；倒溶液时瓶签朝上。无菌溶液一次未用完时，按常规消毒瓶塞、盖好。注明开瓶时间，有效期不超过12小时。

（九）无菌手套的戴法

1.戴无菌手套洗净擦干双手。核对手套号码及有效期。打开手套袋，取滑石粉涂抹双手，注意避开无菌区。手套可分别或同时取出。双手分别捏住袋口外层，打开，一手持手套翻转折部分（手套内面），取出；另一手五指对准戴上。将戴好手套的手指插入另一只手套的翻折面（手套外面），取出，同法将另一手套戴好，戴手套时不可强拉。最后将两手套翻折面套在工作衣袖外面。注意手套外面为无菌区，应保持其无菌。手套戴好后，双手置胸前，以免污染。

2.脱手套将手套口翻转脱下，不可用力强拉手套边缘或手指部分。

第五节　供应室工作

供应室是医院供应无菌医疗器械和敷料的专业部门。它的主要任务是对医疗用品进行加收、清洗、包装、消毒、保管和发放工作，以保证医疗、护理、教学和科研工作的顺利完成，各级医院无论编制床位多少，都需要有一个设置完整的消毒供应室和相应的人员配备。目前，国外有越来越多的医院设立了中心消毒部，这无疑加强供应室工作的科学化管理，保证灭菌物品的质量，加快物质合理周转使用和节约能源都具有积极的意义。

一、供应室的设置与布局

供应室的设置和布局，应根据医院的条件决定。一般要求靠近院部和门诊部之间，周围环境清洁、无污染源，成为一个相对独立的区域。室内应有足够的照明、通风、净化和污水排放设施，墙面、地面应光滑，便于冲洗。供应室一般可分为三个区，即污染区、清洁区和无菌区。清洁、消毒物品的路线不可逆行。

（一）污染区

1.回收室负责回收各种用过的污染物品，进行分类。

2.洗涤室负责清洗各种回收物品，如注射器、针头、输液器、导管及各种治疗物品。

（二）清洁区

1.包装室将已清洗的物品进行包装，标明名称，送灭菌处理。

2.敷料室负责加工各种敷料。

3.贮藏室贮藏各种器械和未加工的原料，如棉花、纱布等。

（三）无菌区

1.高压蒸汽灭菌室应单独设置，由专人负责将包装好的物品进行灭菌处理。

2.发放室负责给灭菌的物品标明失效期，存放已灭菌物品和分发各种无菌物品。

二、供应范围与方法

（一）供应范围

1.各种无菌器械、敷料及其他有关物品，如注射器、针头、输液输血用具、治疗包、引流瓶、导管、手套及其他橡皮类、搪瓷类、金属类、敷料类等用物。

2.特殊医疗用具：如科研用具、动物试验器材及特殊敷料等，则由各科自行准备，送供应室消毒。

（二）供应方法

1.预约供应各科室所需器械，敷料等物品应在使用前一天通知供应室，如遇特殊器械，应在2~3天前通知。

2.固定供应各科室日常所需的物品，可固定一个基数，每天由供应室负责下送下收，或由各科室向供应室按时领取。

3.临时借用遇有特殊情况，或急诊抢救时所需物品器械，随时向供应室借用，并办理借物手续，用后及时归还。

三、物品的准备与灭菌

（一）无菌包

1.清洗金属器械放入1%肥皂水中煮沸15分钟，再用清水刷洗、冲净、擦干，整理包装，锐利器械分开轴节，浸没于第一次消毒液内，按时取出。再用肥皂水刷洗，清水、蒸馏水冲净、擦干，分开轴节浸没于第二次消毒液内，达消毒时限方可使用。

2.检查和包装根据无菌包的物品清单卡，备齐物品，检查物品质量。各种穿刺针头应放在有软垫的试管内，针头向下，以保护针头的锐利。各种器械应放置妥当。特殊的无菌包，还应写上包装者的姓名。最后用双层包布包裹，外面标明无菌包名称。

3.灭菌包装的物品进行灭菌处理，灭菌结束后，首先检查无菌检测标本，关闭贮槽的通气孔。取出的物品如仍潮湿，应立即烘干，或放在通风处，散发残留的气体，再将无菌物品送至发放室。

（二）注射器

用消毒液浸泡一定时间后清洗。清洗前，将活塞拉出，每副注射器的活塞与空筒按号顺序放入格子时，盖上压板，放入超声波洗涤机，洗涤3分钟，蒸馏水冲净，干后对号装配，检查注射器是否完整无损，刻度是否清晰，最后包装，注明标签，送灭菌处理。

（三）针头

先用消毒液浸泡，洗去血痕，浸入0.2%沸腾的碳酸氢钠溶液中5~10分钟后取出，热水清洗。油剂针头用1%洗洁精或1%皂水煮沸，再用清水煮沸上述各种针头放入超声波洗涤机洗涤20分钟。针头接上喷水器头，检视通畅情况，最后用蒸馏水冲净。检查针头是否锐利、笔直，按型号分别插于纱布上，装盒，注明标签，送灭菌处理。

（四）导管

导管用后分类浸入消毒液中，然后清水冲洗或煮沸后清洗，用乙醚擦去胶布痕迹，皂水刷洗，用机器挤压或用手揉擦，最后清水冲净。检查导管有否老化或破损，装盒，注明标签，送灭菌处理。

（五）手套

先用消毒液浸泡洗净、晾干正反面，检查有否漏气破损。手套正反两面均撒上滑石粉。按号码整理，将手套口向外反折7cm，左右分开，放入双层布套内，内放小包滑石粉。包装，标明手套号码，送灭菌处理。

严禁反复使用的物品，如头皮静脉穿刺针头，一次性输液器、输血器、注射器，一次性手套，各种一次性导管等，使用后浸于消毒液内，集中统一回收处理。

四、敷料的加工

（一）敷料制备原则

1.敷料应用脱脂棉或纱布制成。敷料质量根据用途选择，如方纱布、长纱布用一般纱布，纱条用稀纱布；引流条用纱带或稀纱布。

2.敷料的包装不宜过多，以免长期不用而污染。灭菌后的敷料应放于通风干燥处贮存，并作好标记。

（二）敷料加工法

1.纱布类

（1）方纱布用于覆盖伤口等

大方纱取 21cm×32cm 纱布，折成 8cm×8cm

小方纱取 16cm×22cm 纱布，折成 6cm×6cm

（2）纱球用于各种擦洗等。取 32cm×16cm 纱布，折成条状，卷成 4cm×5cm 的纱球。

（3）引流条用于各种伤口引流，取 0.5cm、1cm、2cm 宽纱带或稀纱布，除去引流条边缘的碎纱，扇形折叠，每个用纸包装，并注明标签。

（4）凡士林纱布、纱条用于保护皮肤和伤口引流。除去纱布或纱布条边缘的碎纱，毛边向内，折叠敷料，放于盒内。倒入已溶化的凡士林，经高压蒸汽灭菌后备用。

2.棉花类

（1）棉球人工或机器制成棉块或棉球。

（2）棉签取小片棉花，紧卷在细签上，顶端略大。棉签长短应根据临床需要而定。

（3）棉垫取双层纱布，中间夹棉花制成。

3.布类

（1）治疗巾取棉布，制成 75cm×45cm 的长方形布。

（2）洞巾取棉布，制成 80cm×85cm 布块，中央开一直径 12cm 的圆洞。折叠时，圆洞须露在外面。

（3）包布取 108cm、75cm、45cm 见方的 3 种规格棉布，缝制成双层，一角有双带。

4.其他

（1）有带纱球取 12cm×12cm 纱布，内包一团棉花，制成 4cm 圆球，开口处用线扎紧，线尾长 40cm。

（2）一次性成品纱布，棉签和棉垫等。

有关各专科应用的敷料，可由各科自制，送供应室消毒灭菌后使用。

（龙电玲　时均梅）